LIT

立足新媒体时代的牙科摄影准则

The Simple Protocol for Dental Photography in the Age of Social Media

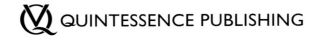

QUINTESSENCE PUBLISHING

Berlin | Chicago | Tokyo
Barcelona | London | Milan | Mexico City | Moscow | Paris | Prague | Seoul | Warsaw
Beijing | Istanbul | Sao Paulo | Zagreb

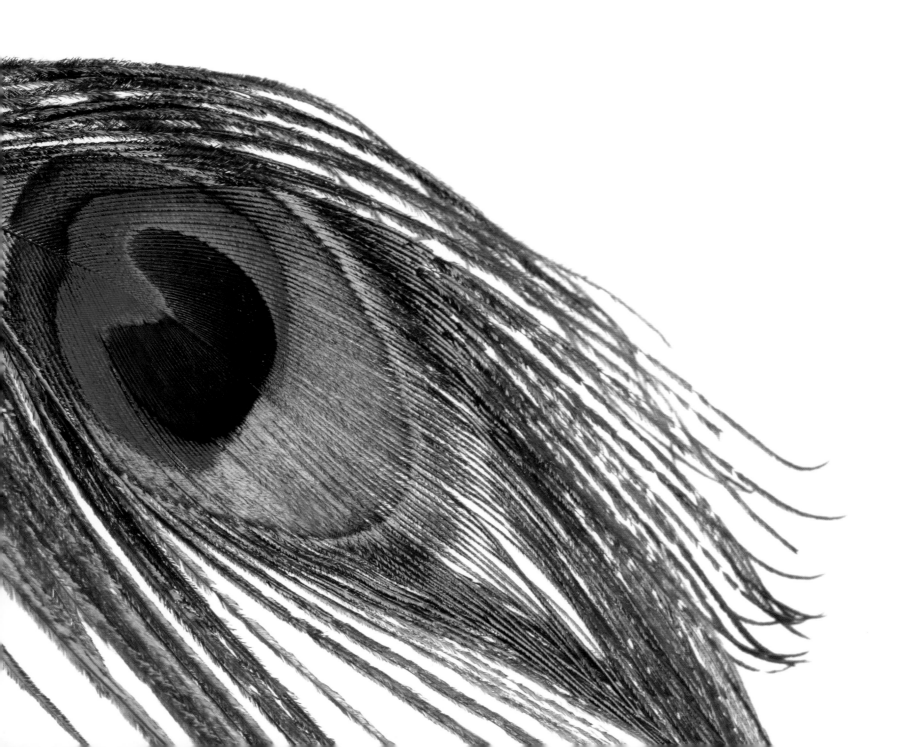

LIT

立足新媒体时代的牙科摄影准则

The Simple Protocol for Dental Photography in the Age of Social Media

（美）米盖尔·A. 奥迪兹（Miguel A. Ortiz） 著

范 翌 译

北方联合出版传媒（集团）股份有限公司
辽宁科学技术出版社
沈 阳

图文编辑：

刘 菲　刘 娜　康 鹤　肖 艳　王静雅　纪凤薇　刘玉卿　张 浩　曹 勇　杨 洋

This is a translation of LIT: The Simple Protocol for Dental Photography in the Age of Social Media
by Miguel A. Ortiz
Copyright © 2019 Quintessence Publishing Co., Inc.
All Rights Reserved.

© 2022，辽宁科学技术出版社。
著作权合同登记号：06-2021第190号。

版权所有·翻印必究

图书在版编目（CIP）数据

立足新媒体时代的牙科摄影准则 /（美）米盖尔·A.奥迪兹（Miguel A.
Ortiz）著；范塑译.—沈阳：辽宁科学技术出版社，2022.8
ISBN 978-7-5591-2512-5

Ⅰ.①立…　Ⅱ.①米…　②范…　Ⅲ.①口腔疾病—医学摄影　Ⅳ.①R780.4

中国版本图书馆CIP数据核字（2022）第076081号

出版发行：辽宁科学技术出版社
　　　　　（地址：沈阳市和平区十一纬路25号　邮编：110003）
印 刷 者：凸版艺彩（东莞）印刷有限公司
经 销 者：各地新华书店
幅面尺寸：285mm×210mm
印　　张：14
插　　页：4
字　　数：280千字
出版时间：2022年8月第1版
印刷时间：2022年8月第1次印刷
策划编辑：陈　刚
责任编辑：杨晓宇
封面设计：袁　舒
版式设计：袁　舒
责任校对：李　霞

书　　号：ISBN 978-7-5591-2512-5
定　　价：198.00元

投稿热线：024-23280336
邮购热线：024-23280336
E-mail:cyclonechen@126.com
http://www.lnkj.com.cn

Colleen，我爱你。

序言 Foreword

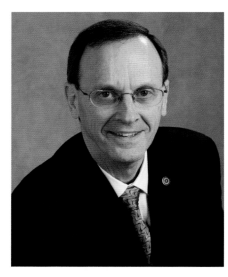

Lee M. Jameson, DDS, MS
美国芝加哥伊利诺伊大学牙学院修复科主任
美国伊利诺伊州埃文斯顿西北大学牙学院名誉院长、教授
美国口腔修复学会和美国口腔修复学院前主席

当前牙科专业对艺术摄影的需求不断增长，米盖尔·A.奥迪兹医生新书的出版无疑为满足该领域日益增长的需求做出了重要贡献。本书将摄影作品与临床实战经验完美融合。米盖尔·A.奥迪兹医生用自己充满创意的镜头语言向大家讲述了源于临床却又高于临床的牙科摄影记录技巧。他把复杂的摄影概念简单化，使临床医生也能高效地将摄影记录整合到日常的牙科治疗流程中。书中传达的理念将引领读者与米盖尔·A.奥迪兹医生一样，能够艺术性地进行医患沟通。本书也分享了他在日常临床工作中获得的成就感。

米盖尔·A.奥迪兹医生文风生动、易懂，用朋友般的口吻讲述着经验与心得。从牙科摄影所需的理论基础到相关器材的配置，皆是他多年牙科摄影课程的精华总结。书中大量篇幅致力于强调牙科摄影中最被低估的要素——布光。讨论了光源、柔光附件、工作距离与光线夹角等要素间的相互影响，及这些要素变化时与曝光明暗、阴影投射、DOF大小、纹理质感和色彩表现等结果的关联性。分别在比色、口内及人像摄影方面做了详尽阐述。

本书绝对是一场视觉盛宴，熟读后定会提升临床沟通、病历记录及市场营销技巧。它正是为有更高远目标、渴望不断精进的临床牙科工作者量身定制的。

前言 Preface

《立足新媒体时代的牙科摄影准则》是一本追逐完美微笑的书。你或许认为身为牙科摄影师的我执着于每一个微笑。你说得对，也不全对。伏案写书的源动力其实是你会心的一笑——那个我还未曾有机会亲手记录的微笑。

历时数年，我打造了世界上最好的单日牙科摄影实操课程。这是我历经10余载心血反复试错的成果（更别提我穷尽积蓄不停买器材的辛酸史），尽管最终成文是看似简单的基础知识和进阶技巧。我的使命是替医生同行们走尽各种弯路，只把最实用的精华在短时间内浓缩呈现给大家。

容我描绘这样的一个场景：世界上任何一座城市，35位牙科专业人士、模特、化妆师、专业布光加上一场互动演讲，由我来串起这一切。大家会在那里学习摄影基础、相机设定、附件选择、口内摄影标准、布光原则、牙科静物摄影等。课上会分组练习，还会有专业模特带着完美的笑容等待大家纵情创作。学员通过实操将学习到的知识牢记并应用到临床实战中。我们一起记录下精彩的影像，那些是你曾经以为的，只有摄影天才或人气博主才能在社交平台晒出的美图。那般完美的照片，竟然唾手可得。

回过神来，我渴望的微笑终于出现了。它们并不在任何一张照片中，也不是专业模特脸上的职业微笑，正是你和各位学员满足的笑脸，

我亲爱的同行们，正是你们的笑脸。你拍到了自己梦想中的照片，环顾四周，大声分享这份喜悦，然后这份热情如潮水般席卷整个课堂。你们都拍到了自己渴望的照片，喜悦之余体会到其实摄影说难也不难，只要已经理解了一些基础原理、用光技巧再加上些许提示。你早就购置了所有的器材，距离用好器材拍出佳作，确实就只差那么一点点距离。

推心置腹地说："在牙科摄影领域，我始终坚信'台上一分钟，台下十年功'。"

"等等，米盖尔·A.奥迪兹！就这？我只需要把布光和角度做对就能行吗？"

"我真的不需要买那台最贵的相机？要不再买几个镜头？甚至搭建一个专业摄影棚？"

"你说丢掉环形闪光灯是什么意思？以后都不需要它了吗？"

"真的可以在自己紧凑的诊室内拍到所有的好照片？"

对！没错！就是这样！正如我说的一样，真的很简单，千真万确。

我承认自己有些沉迷于大家满意的笑脸，《立足新媒体时代的牙科摄影准则》一书应运而生。关于艺术性牙科摄影的一切，我努力简化再简化。从基础开始，不仅会教你怎么拍出水润的嘴唇和光亮的牙齿，也会把你训练成一位摄影师，能独立拍摄各种照片、各种你想拍的照片。

设想考驾照的你发现教练只想教会你在小区路面上怠速滑行，那就

算考出了驾照，我也不敢与你同车远行，更别提万一路上遇到什么意外情况。我要教会你应对任何问题的方法，只要你愿意，你想走多远，就能走多远。

　　首先我会用各种示范图和类比的方式，可视化地讲解摄影原理。然后便是人像摄影。为什么是人像？因为人像摄影无疑是最适合将所学付诸实战的场景。拍摄人像要求摄影师理解相机、用光和各种空间关系。人像摄影也为练习和熟悉手动对焦提供机会。相信我，你不会希望患者使用开口器时才开始熟悉手动对焦。等掌握了人像摄影之后——相信我，这并不太难，再聊聊临床工作中所需的器材：相机机身、镜头、布光、附件等。

　　至此，你已经全面掌握了足以信步牙科摄影天地的理论知识。你问我刚才说的天地是什么？那是一套用10分钟，在小诊室有限的空间内也能顺利完成的牙科口内摄影流程。甚至在这个过程中你和你的患者、牙椅、布光都基本不需要移动。没错，你没看错。本书会教你真正的"简化流程"。

　　传统的摄影教学可能就到此为止了，但我的摄影教学没有止步。进入21世纪后，社交媒体逐渐成为每个人生活中必不可少的一部分。谁不想拍出晒病例时的那种艺术感满满的照片？因此，接下来我会继续教大家获得同样视觉冲击的技术和技巧，相信我这并不难，真的不难。

　　我的本职工作是技师，因此有专门的一个章节分享技师该如何展示他们的作品。技师朋友们，本书也是为你们写的，我会毫无保留地分享如何把自己的技艺、灵感和在技师领域的工作激情通过照片表现出来。

　　我为各位写下的《立足新媒体时代的牙科摄影准则》一书，是一本简明而又完整的牙科摄影书。它将改变你的摄影流程，书中的技巧也将会让你受用终生。我知道有一天你终将爱上本书，那一刻我的嘴角也会轻轻上扬。

米盖尔·A. 奥迪兹（Miguel A. Ortiz）

私人修复医生

www.DentLit.com的创始人

马萨诸塞州，波士顿

致谢
Acknowledgments

本书是我投入大量时间、精力后的成果。无论是在执业时还是在授课时，无论是在环游世界的航班上还是在不做"世界飞人"的碎片时间里，我都一直在为本书倾注心血，只为使同行们的笑容更灿烂。我挚爱牙科专业与摄影。传授牙科和摄影知识都是我的执念。

本书封面上写着我的名字，但如果说完成如此浩大的工程仅靠我一人，那是绝对不可能的。本书的完成离不开家人、挚友和导师们的无私奉献。完全无法想象自己能够在诊所全职出诊的情况下，飞往33个地区、完成35次线下课程，还要兼顾自己身为父亲的职责。

正是父母对工作所秉持的道德观与价值观成就了今天的我。无论世事多么艰难，我的父母——Nestor和Mabel，都竭尽全力为我们提供成长所需的一切。

感谢我的兄长Carlos，你一路成长为真正的男子汉。无论是作为朋友、父亲还是丈夫，你都是我的榜样。感谢你的太太Silvina和你们的孩子——Abril、Nacho和Leire。

感谢督促我追求自我的朋友们：Tien、Samira、Lauren、Camille、Edu、Randold、Ghaith、Ryan、Santiago、Mauro、Ashley、Nick、Kanika、Bharat、Paiyal、Sam和Alan。但Rags不在其中……

感谢那些远远走在我前面的导师们，感谢你们花时间帮助我确认思路和想法是否准确。

感谢Neda Shah-Hosseini医生、Faheem Rasool医生、Lee Jameson医生以及Rand Harlow医生。

感谢精萃出版社，特别是Bryn Grisham和Sue Zubek，你们对本书的付出不亚于我。

感谢Christie，对本书提出了宝贵的意见和建议。

感谢我家的小男子汉们——Lucas、Marcos和Tadeo。真心希望有一天你们能在书架上看到这本书，这是本为你们写的书。它会告诉你们：没有什么可以阻碍你们前进的步伐。不管你们最终想做什么工作，放手去做就对了。只要努力工作，诚实地努力工作，世上就没有什么事会难倒你们。如果有幸，你们中有人也选择了牙科事业，那我现在做的会使你们的前路变得更平坦一些。我希望如此。你们是我的全部，对你们的爱是无边无际的。

感谢我的太太Colleen。你是我心灵的向导和我灵感的源泉。没有你的无私奉献，我所做的一切都无从谈起。对我的每个项目、每个痴狂的念头，你一开始都会无情地吐槽"放弃吧，绝对不可能！"，然后却给予我十二分的支持，直到我们一起成功。把对你的感谢放在最后，无疑是因为你是我生命中最重要的人。感谢你对我的呵护与真情。你是我生命的基石与中流砥柱，让我时刻谨记生命中最重要的事情是什么。我亏欠你和孩子们实在太多，未来的日子里我会努力让你们更幸福。

目录 Contents

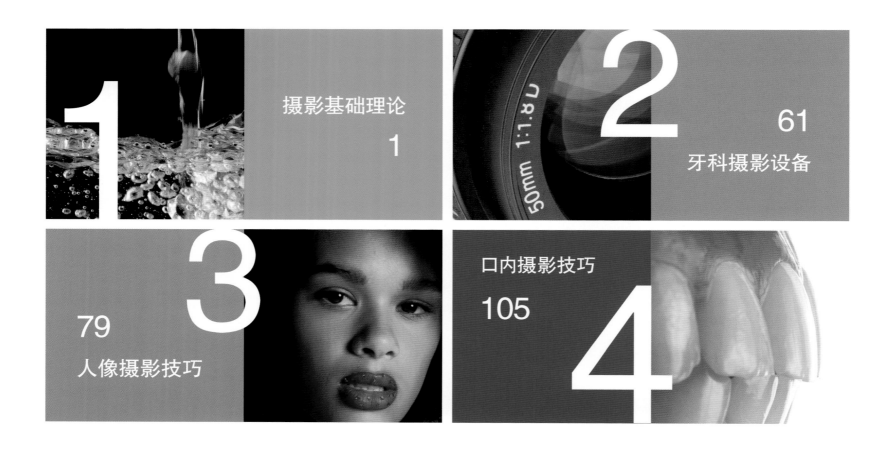

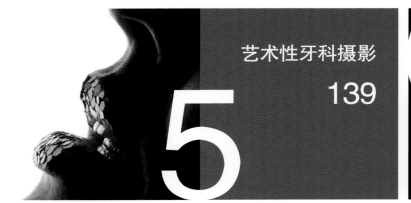
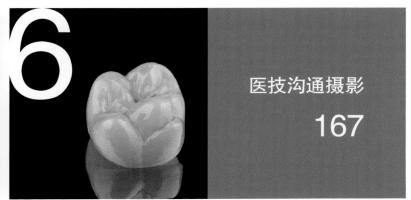
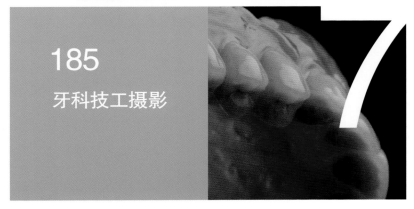

本书配有译者精彩讲解视频，请按照以下说明操作获取。根据书中译者注释序号观看对应视频。

兑换码激活说明

新用户注册：

1. 刮开涂层，获取兑换码。

2. 扫描二维码，点击关注。进入公众号界面，手动输入 SYZZ。

3. 点击书名，跳转页面。输入兑换码，点击立即兑换。

4. 点击兑换记录，可观看、下载视频。

老用户登录：

1. 刮开涂层，获取兑换码。

2. 扫描二维码，进入公众号界面，手动输入 SYZZ。

3. 点击书名，跳转页面。输入兑换码，点击立即兑换。

4. 点击兑换记录，可观看、下载视频。

注：本内容可反复观看，具体方法为：再次进入公众号界面，手动输入 SYZZ →点击书名→点击兑换记录

★有任何疑问可添加微信号：LK–717 咨询

1

摄影基础理论
Fundamentals of Photography

五大要素

五大要素指的是在牙科摄影中最重要的5个核心概念。掌握这5个概念将赋予你对摄影结果的全面控制。学习并掌握它们后，就能真正驾驭手动曝光模式。从此刻起停止使用相机的任何自动模式，你的照片应该由你做主，而不是相机的自动挡。

曝光

光圈

快门速度

景深范围（DOF）

白平衡

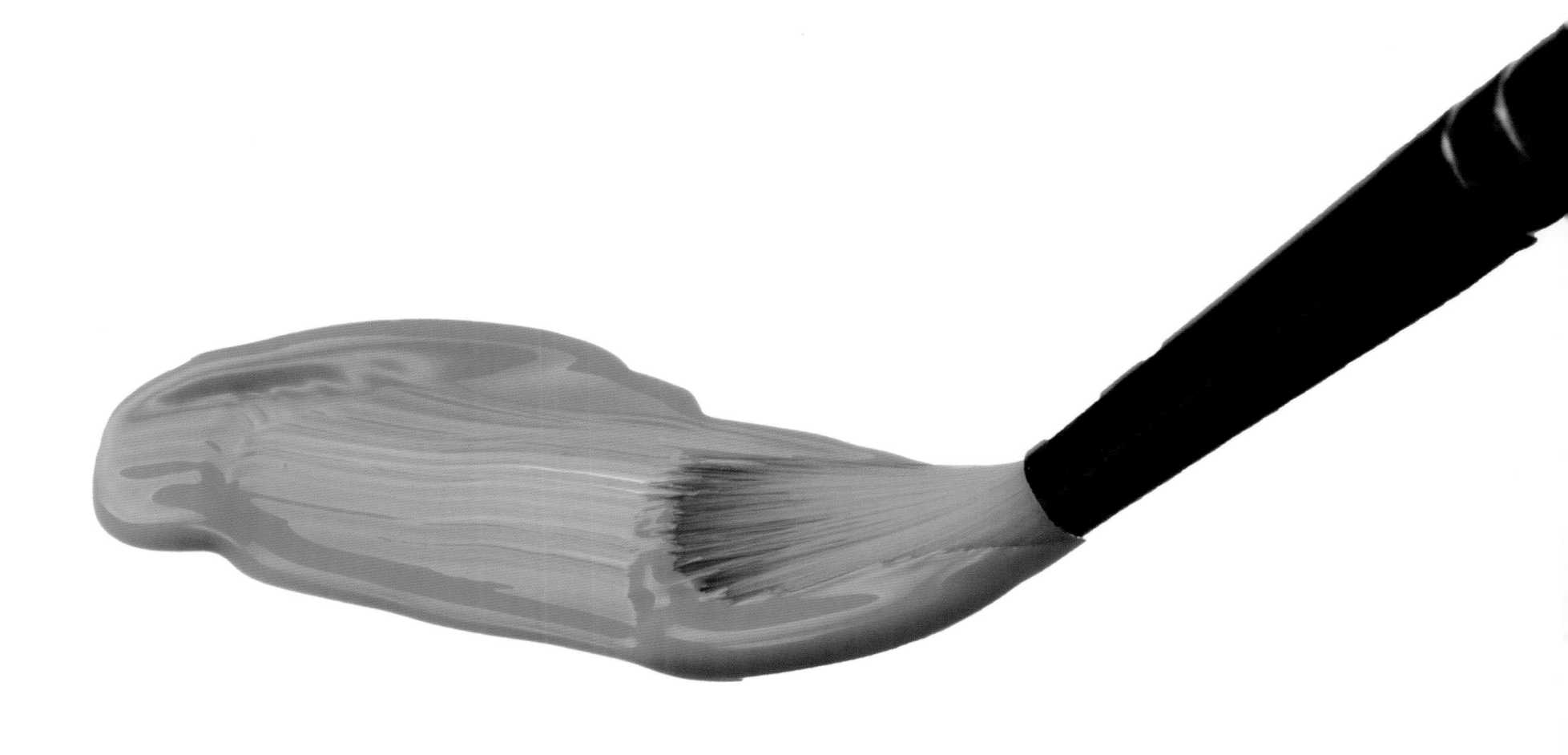

1/5: Exposure

曝光

进入相机，并抵达传感器表面的**光线**总量。

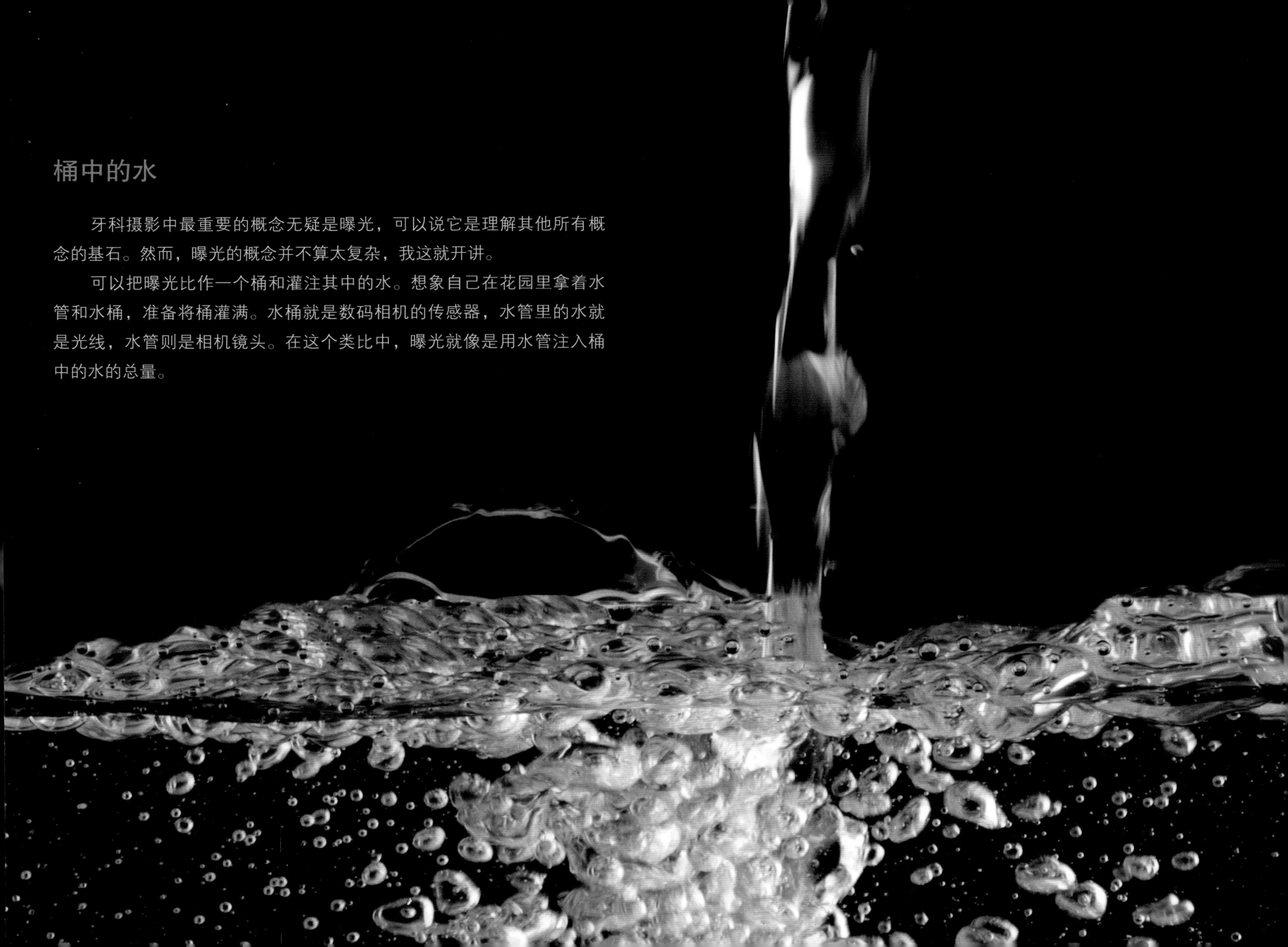

桶中的水

牙科摄影中最重要的概念无疑是曝光，可以说它是理解其他所有概念的基石。然而，曝光的概念并不算太复杂，我这就开讲。

可以把曝光比作一个桶和灌注其中的水。想象自己在花园里拿着水管和水桶，准备将桶灌满。水桶就是数码相机的传感器，水管里的水就是光线，水管则是相机镜头。在这个类比中，曝光就像是用水管注入桶中的水的总量。

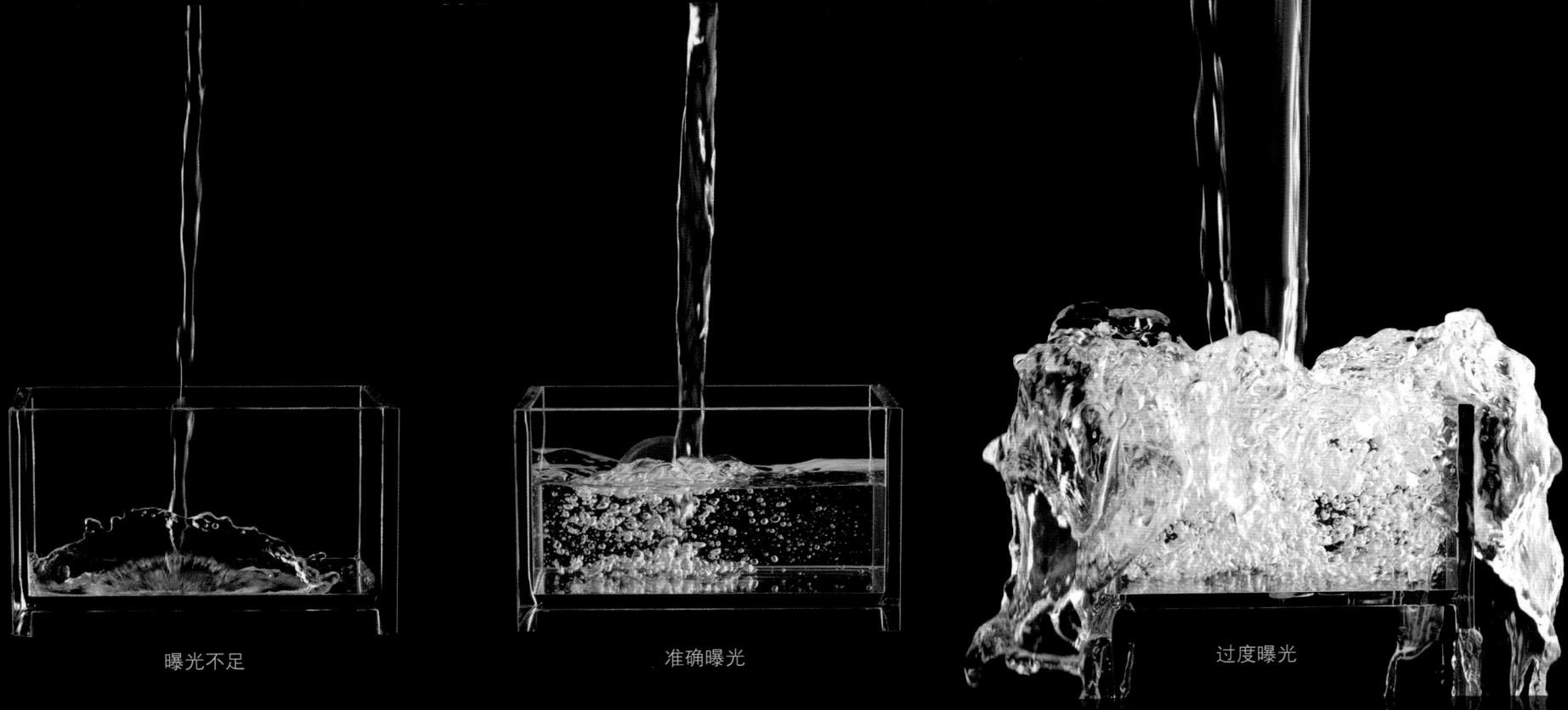

曝光不足　　　　　　　　　　准确曝光　　　　　　　　　　过度曝光

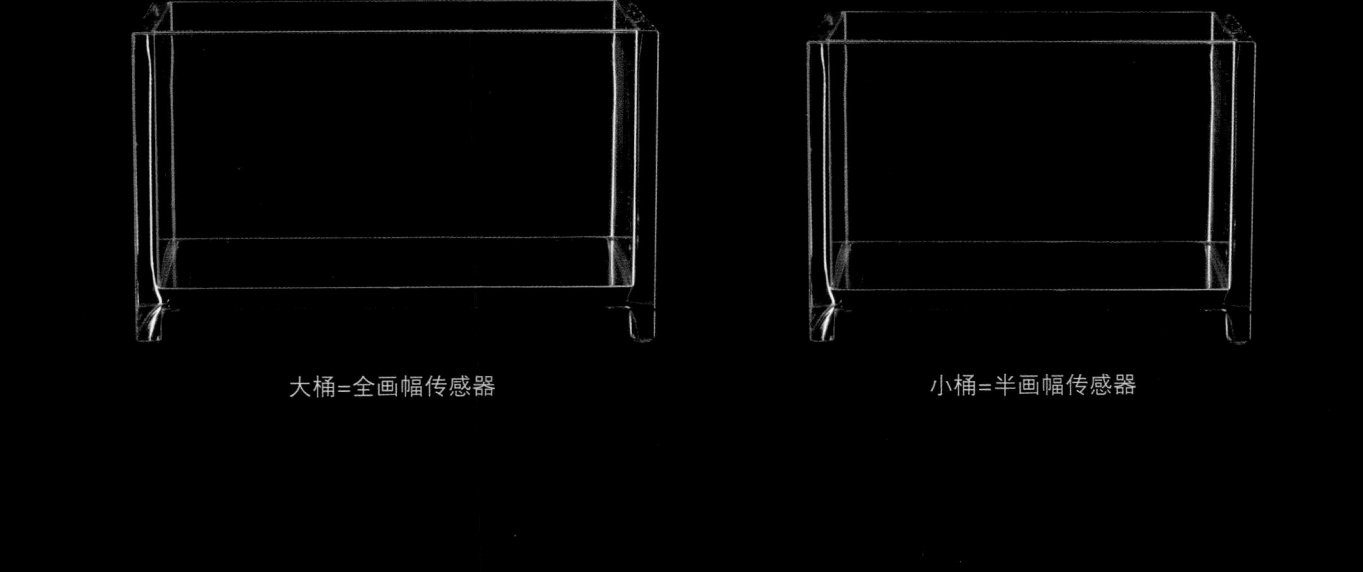

大桶=全画幅传感器

小桶=半画幅传感器

可以有不同尺寸的水桶（传感器尺寸）：只灌了少量一层水的水桶（曝光不足），恰好灌满水的水桶（准确曝光），满到溢出水的水桶（过度曝光）。可以装纯净水（经校准色温的光线）或者有颜色的水（未经校准色温的光线）。水管（镜头）也会有粗细之分（光圈孔径大小）。水管粗一点或细一点，单位时间内流到水桶中（传感器）的水量（光线量）前者多后者少。换一个角度思考，水压（光线强度）也可高可低，在给定的

时间内（曝光时长）流到水桶中的水也会有多有少。最后水龙头是快开快关（较快的快门速度/较短的曝光时间）让水只有片刻流淌的时间，这是一种使用方法。当然也可以一直开着水龙头（长曝光），就像让水不停地注入水桶里一样。

在之后的章节中会发现不是所有水桶（传感器）的尺寸都相同，没错，尺寸很关键。

如你所见，拿水桶灌水来类比概念时，曝光的概念还可被分解为几个不同的构成。每一个构成都可以单独调控。灌水谁不会，你的控制技巧必定是完美的。你能控制注入液体的类型以及注满水桶的速度。那么现在用光线和传感器替换掉水和水桶，你应该也有一样的完美控制水准了。

等读完本书，你会对相机设置有更全面的把控，对相机传感器的曝光会分毫不差。

water in a bucket

和我一起重复一遍：曝光就是进入相机并抵达传感器的光线总量。
摄影是运用光线的艺术，如果没有光，那就什么都没有。既然已经充分
理解了曝光，接下来就可以开始研究怎样填满那个水桶了。

五大要素：解决了1个，还有4个……

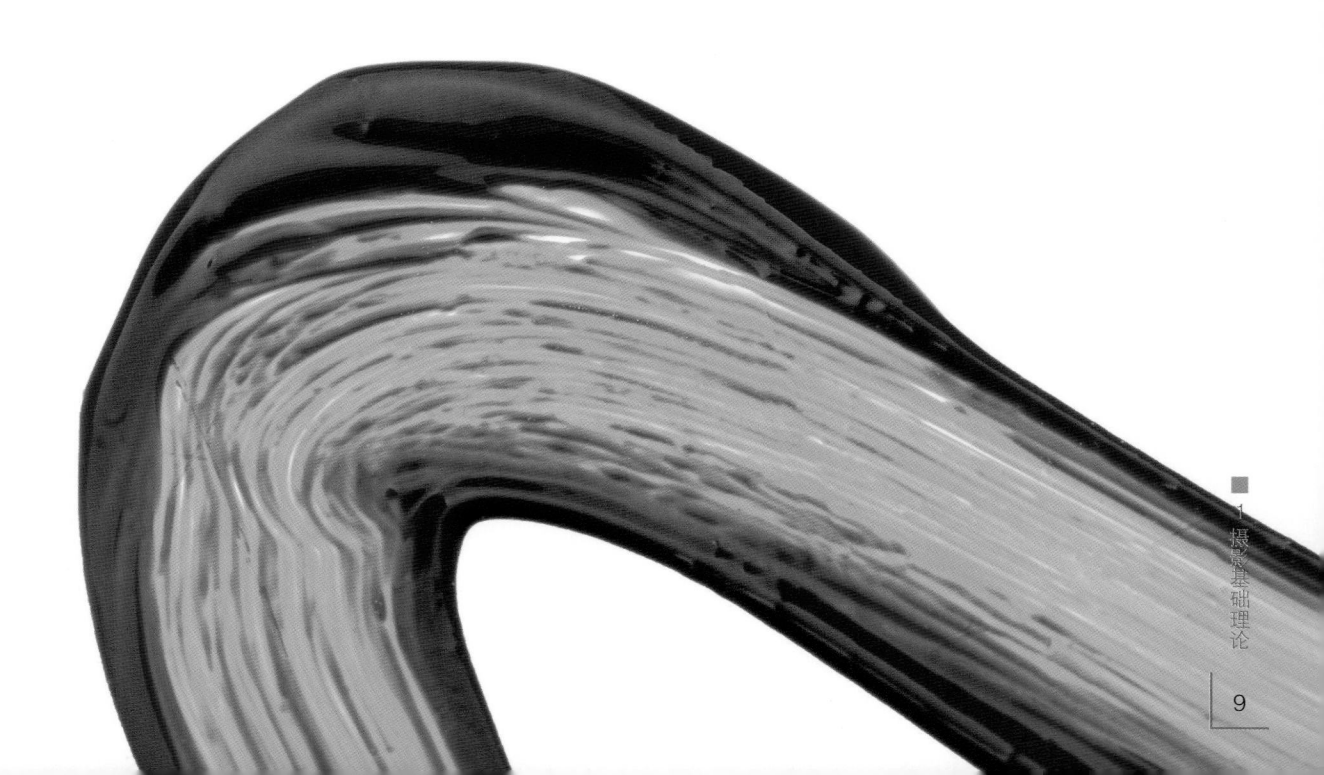

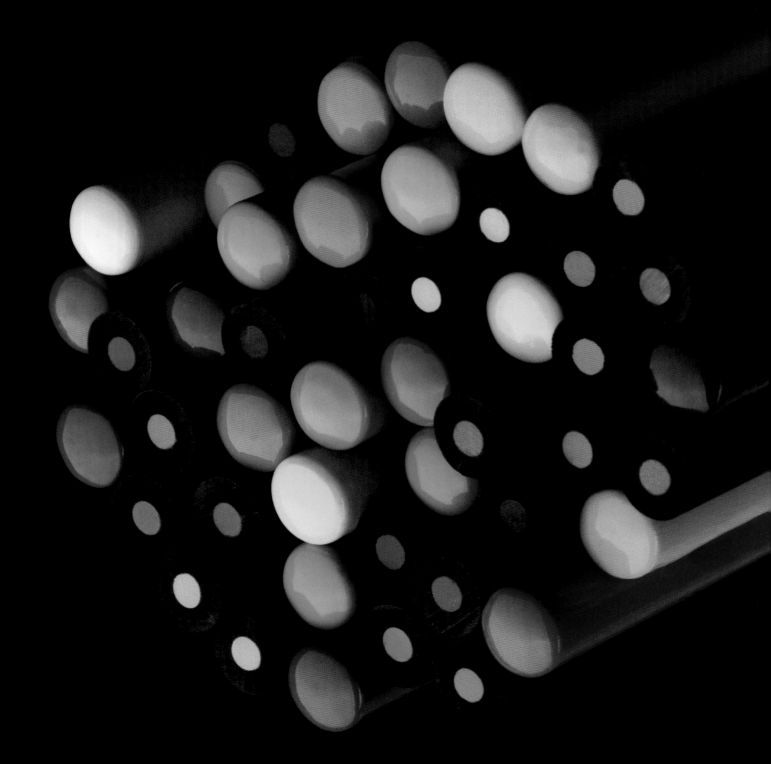

光圈

镜头内可调节通光孔径大小的装置。通过调节孔径，**控制**单位时间内抵达传感器的光线**总量**。

光圈位于镜头内，被设计成近圆形，且可调整孔径的结构。光圈可以缩小成很小的圆孔，也可以开大到几乎与镜头自身直径一样大。镜头内这个结构的设计目的是调整单位时间内进入相机并抵达传感器的光线总量。这是几个控制曝光结果的参数之一。

19世纪初期的摄影师很快就意识到无法控制抵达感光底片的光线总量。那时候让一张底片过度曝光就意味着很大的经济损失。于是当时的摄影师设计了光圈结构。他们灵感的获得可谓是水到渠成，因为这个结构就近在眼前——在每个人的眼睛里。想象一下你的眼睛和瞳孔。你的瞳孔在肌肉的作用下发挥了与镜头光圈相同的作用。其原理在摄影术语中称为光阑（diaphragm）。瞳孔的放大和缩小能够改变单位时间内进入眼睛的光量。还记得生理课上学过的视网膜上的视杆细胞和视锥细胞吗？

夜晚且室内昏暗时，你的大脑命令瞳孔全开，以达到让更多光线进入的目的。这是为了避免你家3岁孩童落在地上的乐高玩具被你无意间一脚踏碎。再举个例子，当你一个人关灯，静静地躺在黑暗的卧室里，瞳孔全开并沉思着明早第一个患者该如何处置时，你的爱人突然走进卧室并点亮了灯。你反射性地用手挡住眼睛的瞬间，瞳孔也立刻收缩以适应突然变强的光线，使单位时间内进入视网膜感受器的光线减少。如果少了这一步生理反射，即便是突然开灯这样的生活小细节，也会令你觉得痛苦万分。

在摄影中发生的情形与此一模一样。镜头中的光阑就像是眼睛中的瞳孔。光圈既可以打开也可以缩小到很小的圆孔，这一切都是为了控制单位时间内抵达传感器的光线总量。

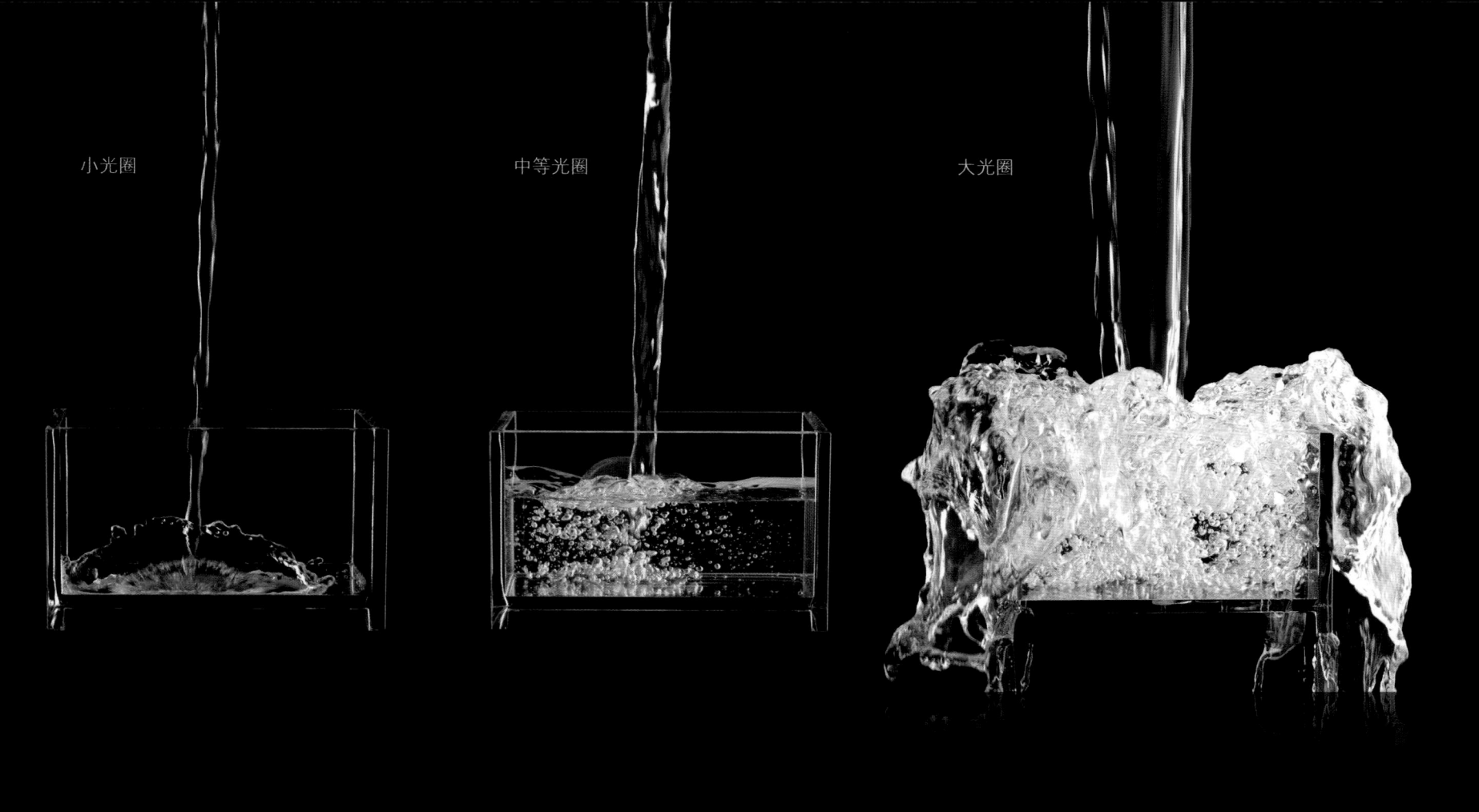

小光圈　　　　　　中等光圈　　　　　　大光圈

光圈 = 水管的尺寸

（光阑开放程度）

F挡位

调整数码单反（DSLR）相机光圈的方式是改变镜头的f挡位（也叫作f值）。f值是DSLR相机上最主要的两个可调整参数之一。大多数相机都会为光圈f值和快门速度预留最显眼的控制滚轮或按钮。快门速度会在之后的章节中详细展开。

光圈挡位被用看似不相关联的几何标尺标注。比如f/1、f/1.4、f/2、f/2.8、f/4、f/5.6、f/8、f/11、f/16、f/22、f/32、f/45、f/64、f/90、f/128等。数值1代表了完全开放的光阑，且此时光阑直径等于镜头焦距。光圈从f/1调整到f/1.4时，镜头中央近圆形的通光孔径面积**减少一半**。当光圈从1/1.4变化到f/2，以及从f/2变化到f/2.8时效果都是相同的，以此类推。

因为光圈的通光孔径随调整光圈挡位变化，上文中每次光圈的整挡位变化，都会令单位时间内通过光圈抵达传感器的光线总量减半。请注意，特别容易混淆的问题出现了。

f/32

f/22

f/16

f/11

f/8

f/5.6

f/4

f/2.8

这是大多数初学者都容易犯错的地方。很容易得到曝光不足（太暗）的结果。摄影师都知道通过调整光圈可增强曝光，于是他们把光圈的数值调大。但要牢记增大光圈数值（f挡位）会令光圈中近圆形的通光区域减小，也就是说抵达传感器的光线反而减少了。如果需要更多的光线，f值应该减小。举个例子，假如用f/16拍摄照片的结果太暗的话，就应该试试f/11或f/9。

f值越大，光圈孔径越小。此时更少的光线会达到传感器，令曝光不足，也就是结果偏暗。

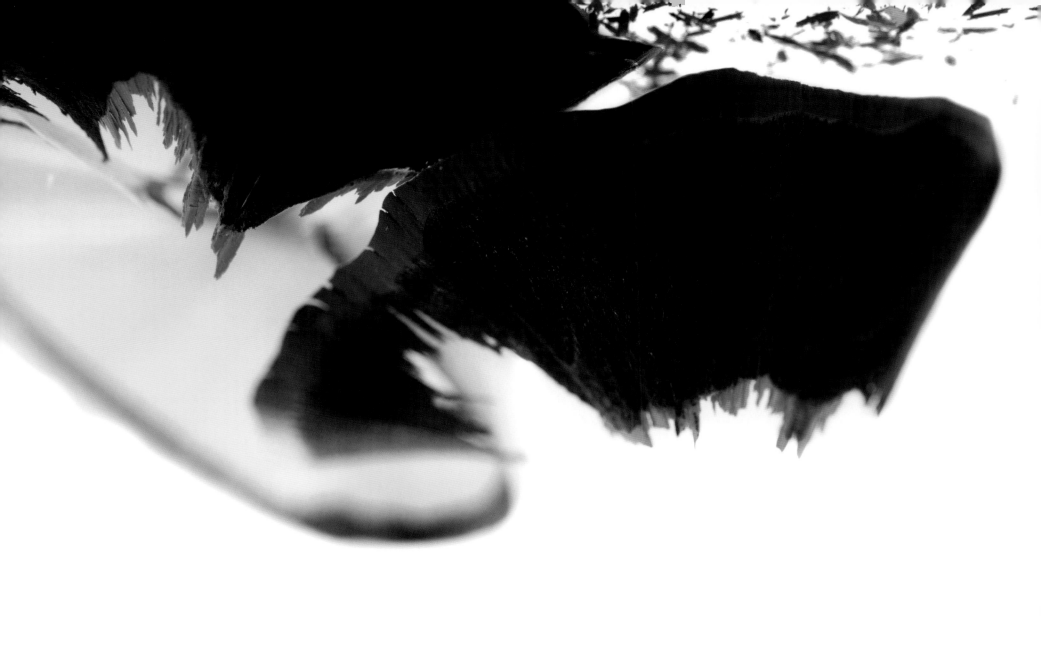

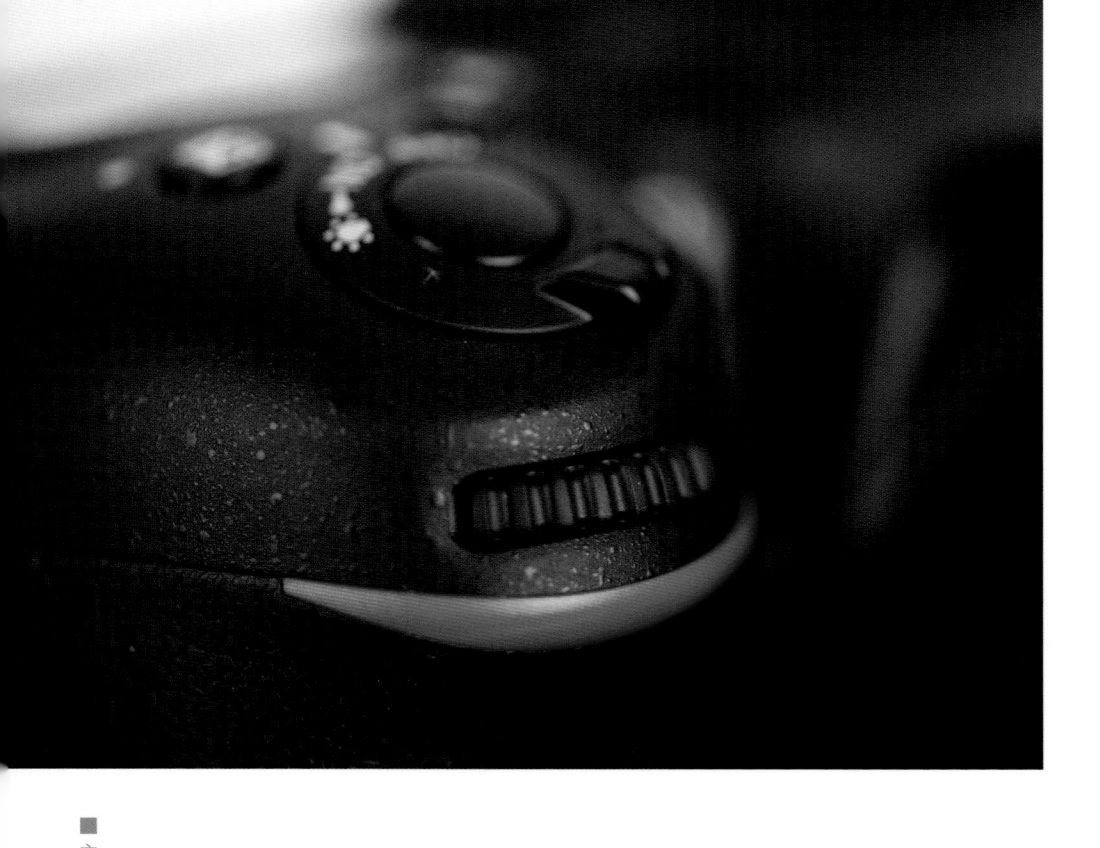

滚轮

　　人生来平等，可相机不是这样。但是，我可以非常确信地说，如果你的相机有左图里类似的滚轮结构，它很有可能就是负责调整光圈和/或快门的。部分尼康相机机身有前后两个滚轮，其中一个负责调整光圈而另一个负责调整快门速度。大多数佳能相机只有一个滚轮，且很大概率这个滚轮是负责调整快门速度的。这种情况下，机身上还会有一个功能键，大致图形是黑白色三角形配"+/–"号（参考第23页插图），按住这个功能键再滑动滚轮就可切换调整光圈和快门速度了。

快门速度并不是你以为的那种速度。

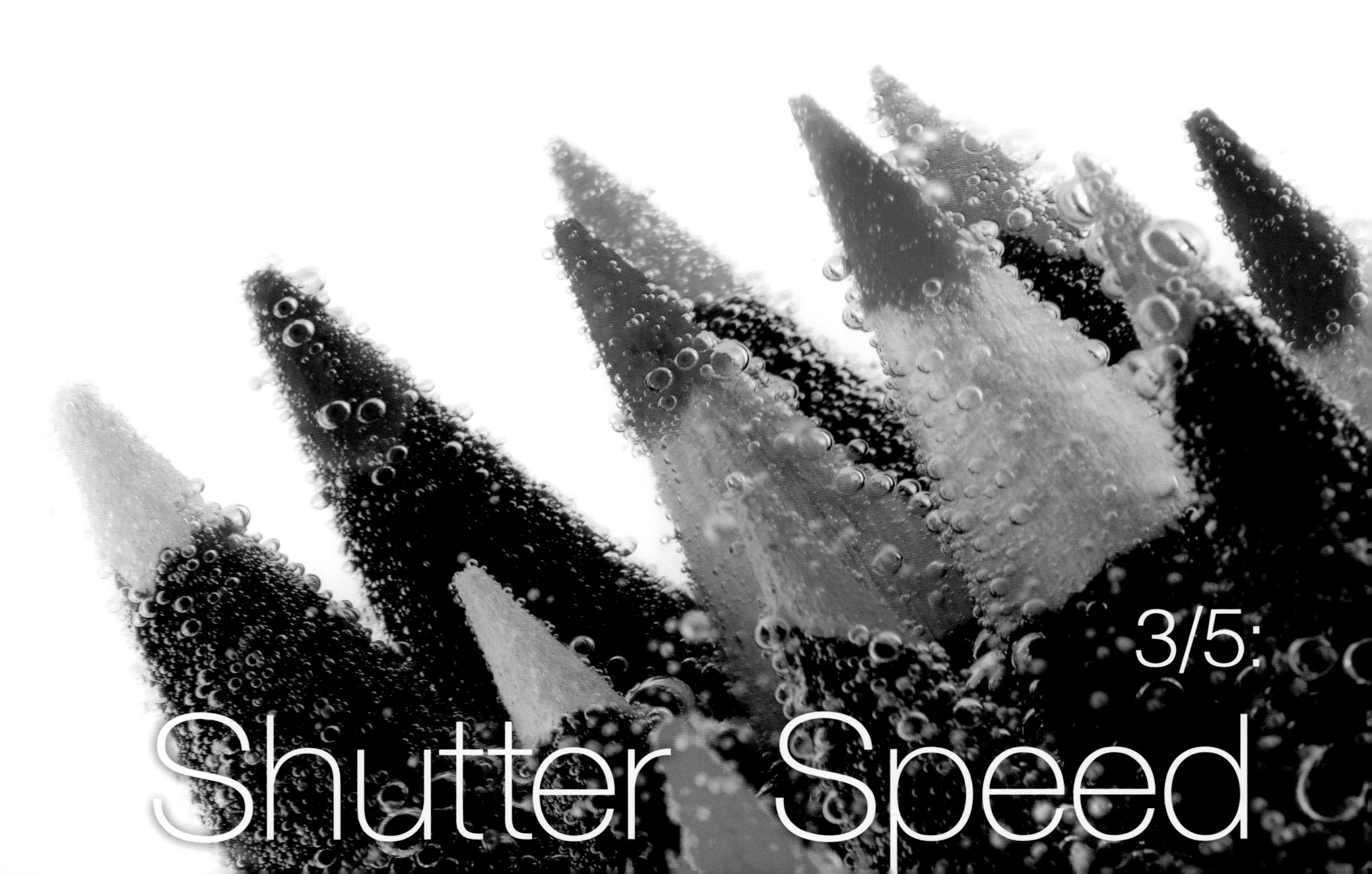

3/5:
Shutter Speed

快门速度

由用户设定的、相机传感器暴露于进入相机的光线下的**时间长短**。

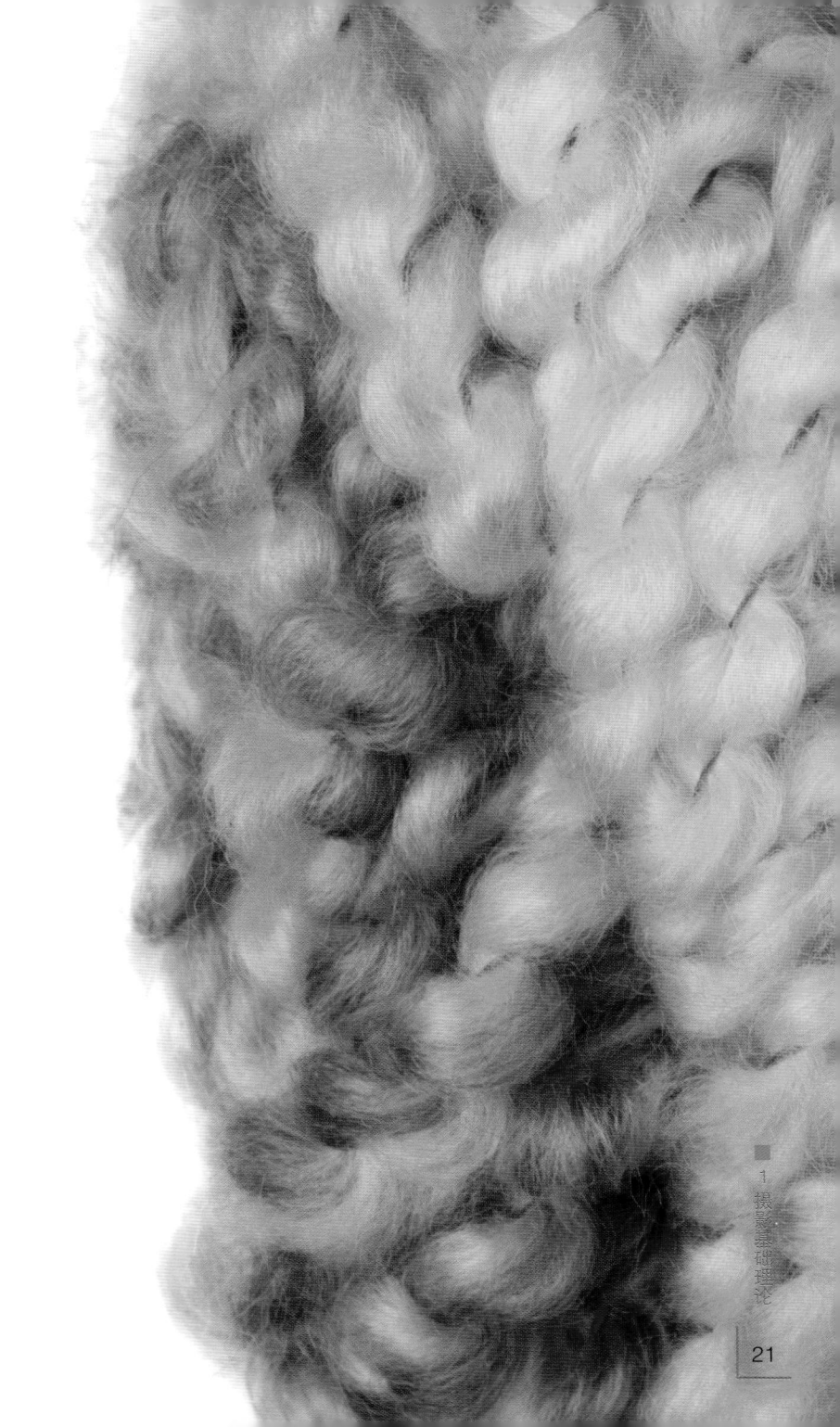

　　快门速度并不是物体运动的速度，更形象的说法应该是某种时间间隔的长短。它是相机传感器暴露于进入相机光线下的时间长短。

　　传感器暴露于光线下的过程是怎么实现的？用快门帘，它是一种位于传感器正前方的遮挡结构。当按下相机的快门释放按钮时，没错，平时就简称它为"快门"：快门帘就会打开，然后关闭。

　　这下你懂了拍照时按下的快门释放按钮的名字的由来，按下它时会打开快门帘（传感器前方的遮挡结构）并让光线直达传感器。

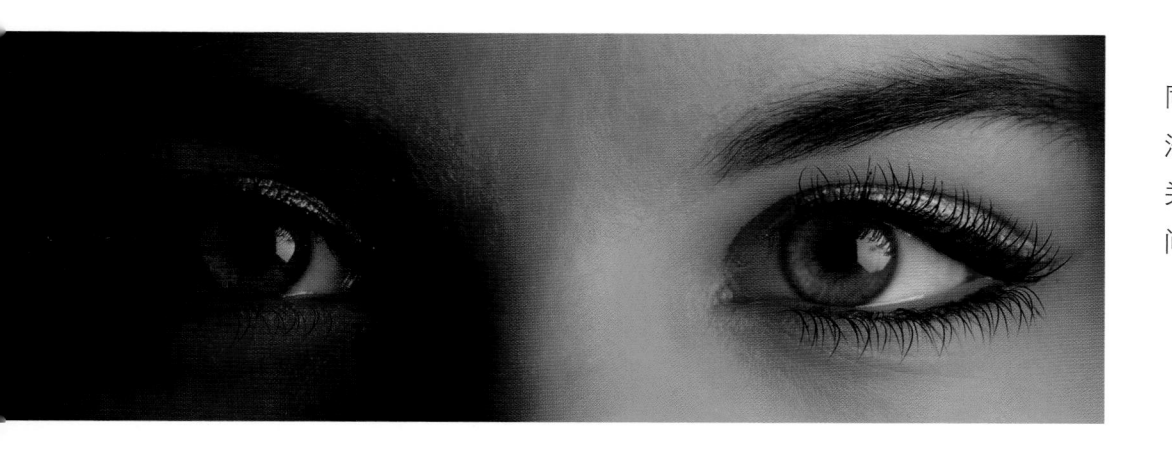

想象此时你是相机，你的眼球是镜头。注意这里会有一点不同。相机的"眼睛"——快门帘一直保持关闭状态。光线平时是无法抵达传感器的。只有按下快门释放按钮时，快门帘打开后又迅速关闭，这个开闭的时间间隔令光线抵达传感器。这段开闭之间的时间长短，正是快门速度[1]。

注①为译者注，扫描二维码获取视频讲解。

Shutter speed is a fraction.
Blink and you'll miss it.

如果你是佳能用户，很有可能你的相机只有一个滚轮以及一个如右图所示的功能键。按下功能键后可令滚轮切换两种不同的功能。默认状态下滚轮的功能是调整快门速度，按下功能键后再转动同一个滚轮就可以调整f值（光圈）。右侧照片中展示的"Av +/–"按钮，在部分佳能相机上负责切换滚轮功能，按下前后可分别调整快门速度或光圈数值。

尼康相机上，有时候会有前后两个滚轮，各司其职。但是，现在越来越多的相机通过背面的触摸屏就可以调整光圈、快门等参数了。

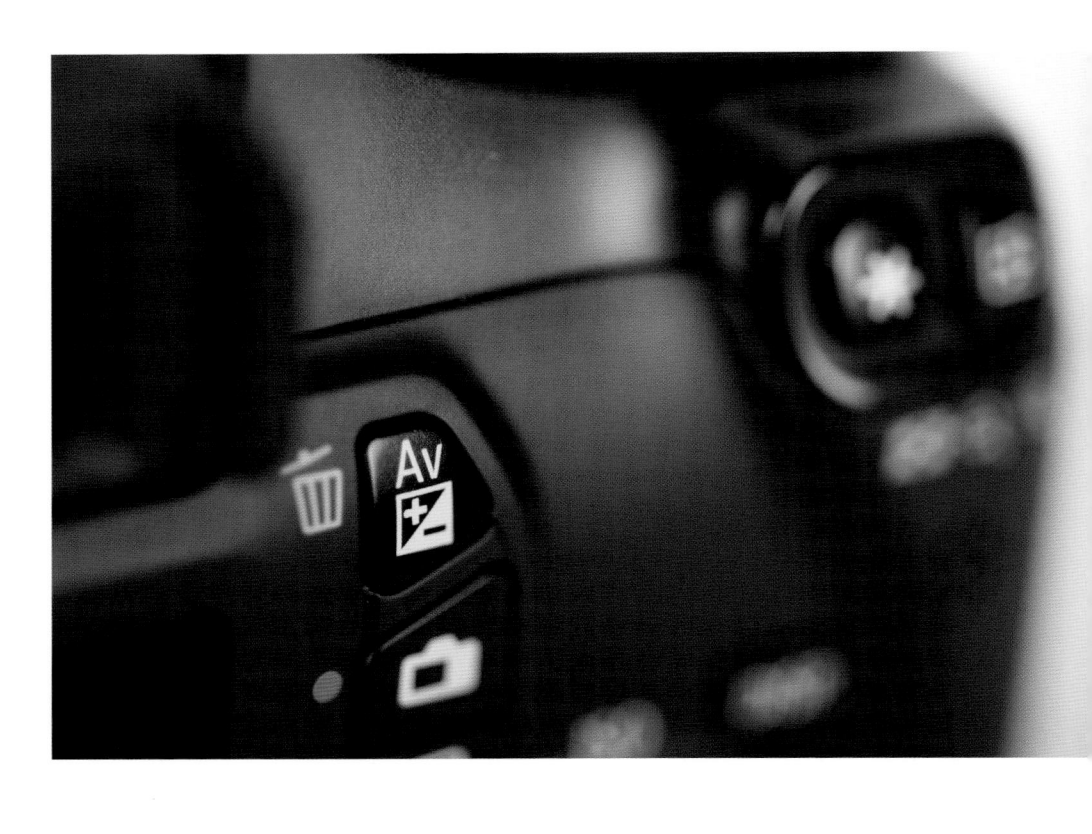

快门速度的具体作用

快门速度在曝光中具体扮演什么角色？简单来说就是控制光线抵达传感器的时间长短。举个例子，假设设置快门速度为1/100秒（1秒的百分之一）拍摄一张照片，结果照片过度曝光了（进光太多），那应该怎样调整快门速度获得恰当的曝光呢？如果你回答：增加快门速度，回答正确。增加快门速度，要注意了，意思是增加快门速度这个分数中的分母数值。举个例子，从1/100秒改为1/160秒；1/160秒的时长短于1/100秒。一定要牢记快门速度是个分数。

快门速度与动态模糊

快门速度的快慢决定了照片中是否存在动态模糊。如果你拍到一张模糊的照片，不排除你是为了创作目的而故意引入动态模糊元素。当快门帘打开期间，你和/或你的拍摄对象移动了。正因为这个原因，为了减少照片中的抖动和/或动态模糊，应该选择更快的快门速度。在牙科摄影中较快的快门速度指的是1/125秒或更快。快门帘打开与关闭的时间间隔足够短暂，以至于不会有机会出现动态模糊，此处需排除为了创作目的故意抖动相机。反过来考虑，如果你确实想拍到动态模糊，比如说水流或者车水马龙的场景，那就应该放慢快门速度。尝试将快门帘打开的时间延长。但此时要留意：时间越长、动态模糊越强烈的同时，照片过度曝光的概率也逐渐增加。

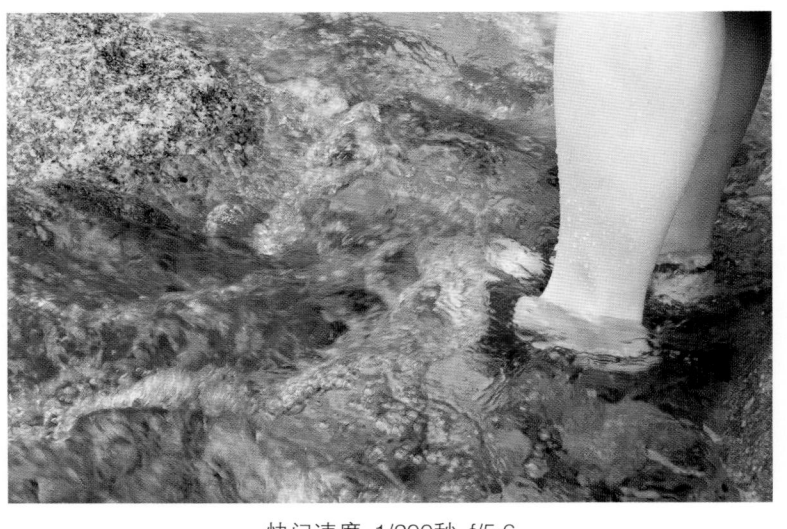

快门速度 1/200秒 f/5.6

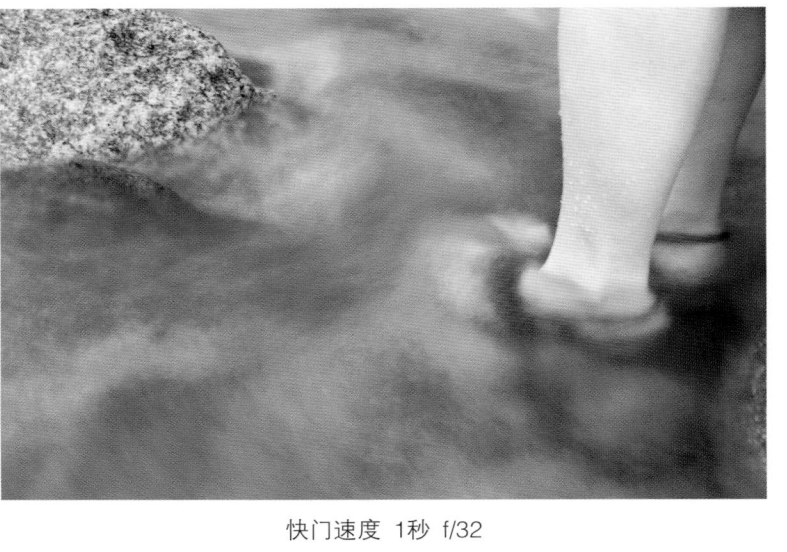

快门速度 1秒 f/32

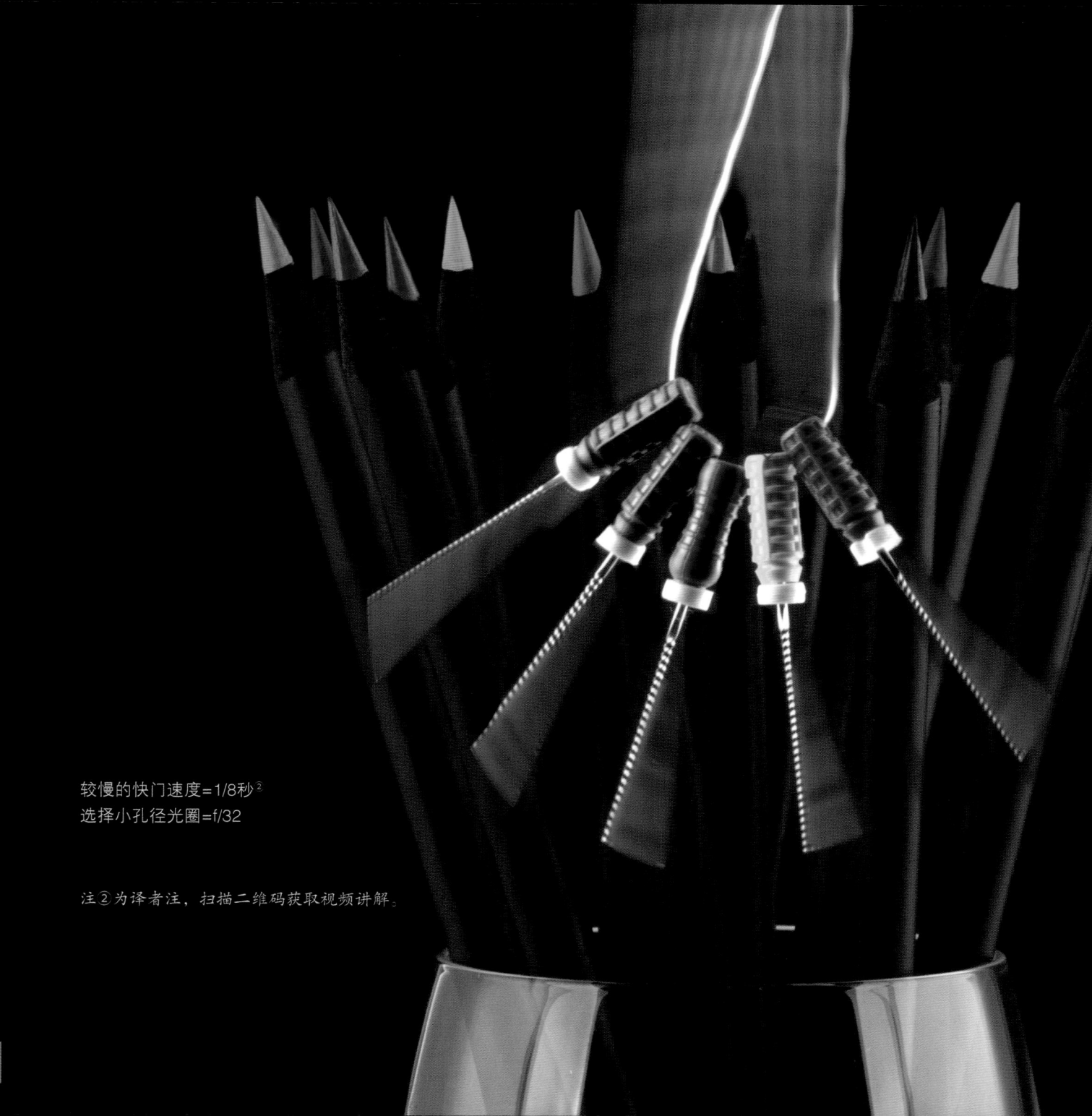

较慢的快门速度=1/8秒 [2]
选择小孔径光圈=f/32

注②为译者注，扫描二维码获取视频讲解。

较快的快门速度=1/160秒
选择大孔径光圈=f/5.6

Depth of Field

景深范围（DOF）

照片中合焦的区域，从最近点到最远点之间的**距离**。

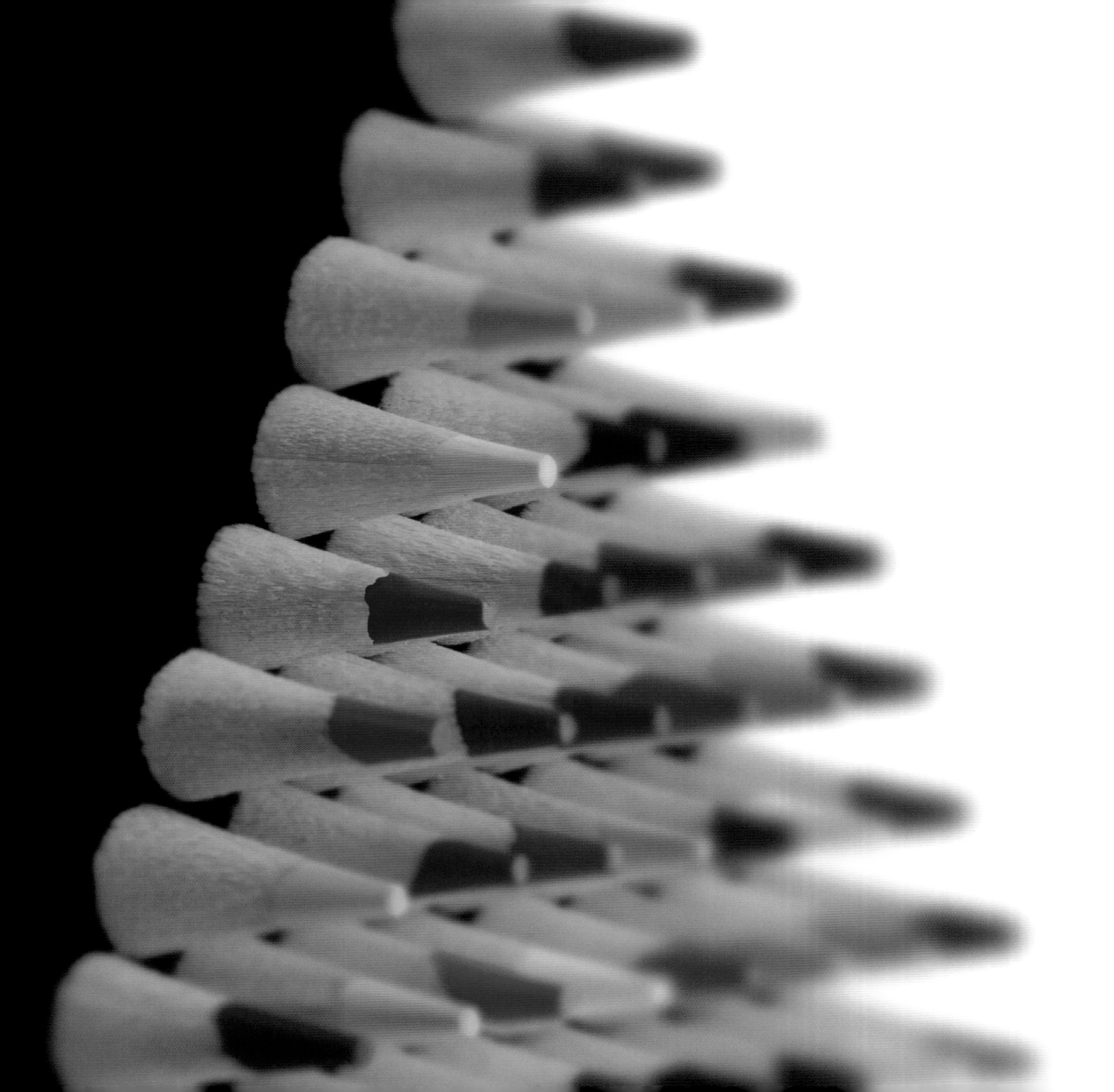

小DOF
f/2.8

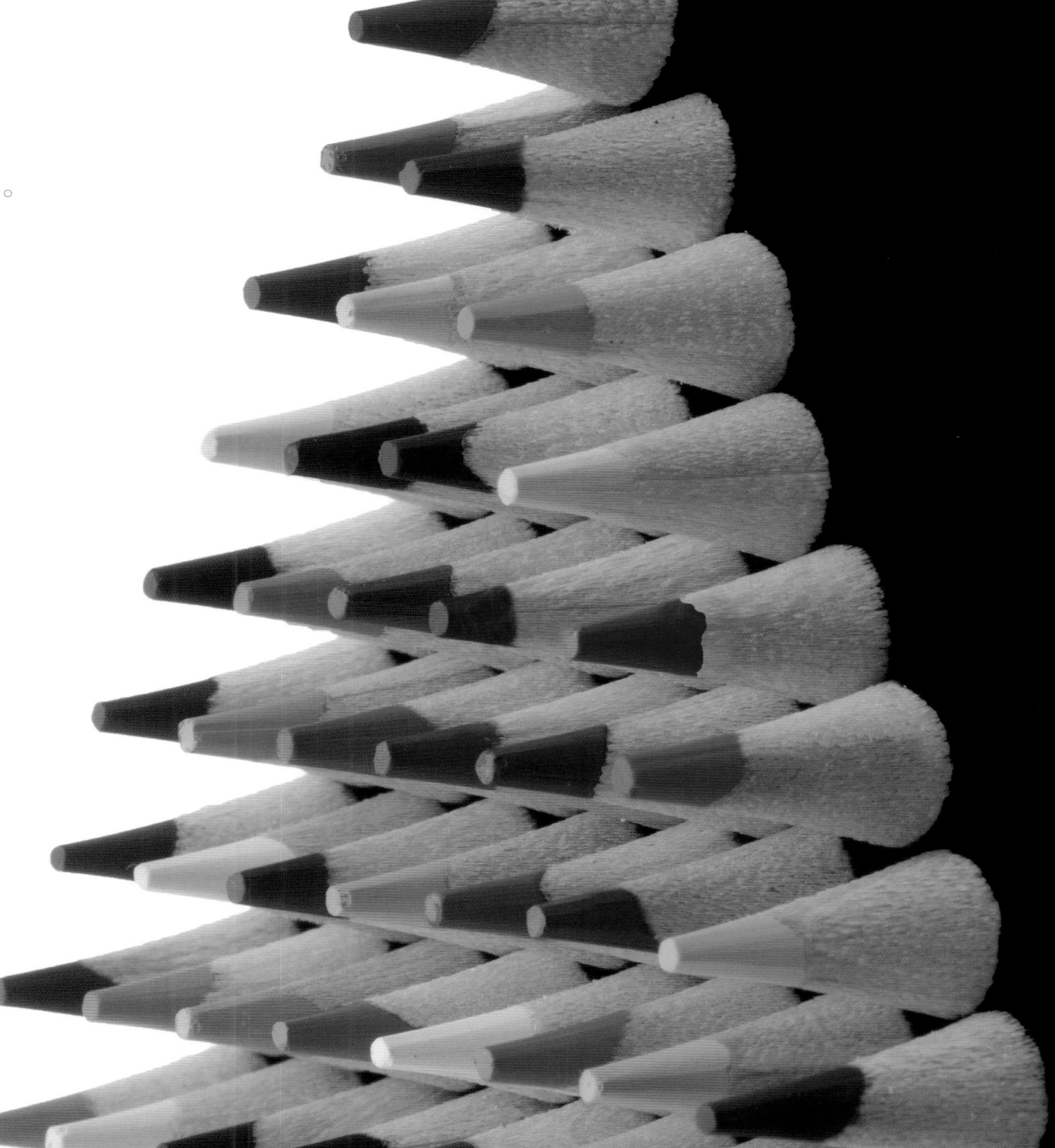

光圈控制着DOF的大小。

光圈数值越大，

DOF就越大，

能让更多的物体合焦。

大DOF
f/32

DOF与镜头的对焦相关。相机与眼睛很像，并不能时刻让视野中的所有物体都合焦。比如你正在读这一行文字，那么现在就把视线停留在这一行文字上——注意，就停在这里别动，你会感受到周围环境似乎没有合焦，视线的左右和上下边缘，其实是有一些模糊的。现在，把注意力放到这一行，你会发现周围也有些模糊了。在照片拍摄中也有一样的情况。如果你没有仔细对焦的话，就有可能出现拍摄对象失焦的情况，也就是画面模糊了。DSLR相机都有以下功能：通过半按快门释放按钮，相机就会进行自动对焦。镜头内部通过对焦马达令镜片组前后移动以获得想要的对焦结果。人眼则是通过角膜、肌肉束在瞳孔后方牵拉晶状体实现对焦。

晶状体在肌肉的牵拉作用下，厚薄发生变化，其形状的改变让眼睛在目标物体上清晰合焦。这就解释了为什么夜深人静时，在经历了一整天的高强度工作和学习后，眼睛在阅读时会出现对焦不清晰的问题。那些微小的肌肉束已经筋疲力尽了。

在相机中并不存在对镜片组的牵拉或形变，应用的技术是将对焦相关的镜片组前后移动，这样就能在拍摄场景中获得合焦的清晰结果。合焦时得到的并不只是一个清晰的对焦点，而是一个合焦平面。在合焦平面的前方靠近镜头的方向，以及后方远离镜头的方向，在一定范围内是清晰的。所以这一定清晰的范围，从距离你和镜头最近的地方算起直到距离最远处，被称为DOF，也就是景深范围。

DOF可以非常窄/小，意味着场景中清晰合焦的范围很小，在它前后的区域内，场景看上去很模糊（换句话说，失焦了）。当然DOF也可以很宽/大，那样的话会有更多场景里的物体看上去很清晰。我的意思是，DOF可以被控制。

控制DOF的3种方式

1 **与拍摄对象之间的距离**

在摄影领域，工作距离是十分常用的改变DOF的方法之一，但我个人在牙科摄影中并不常用这个方法。即便如此，我也会非常注意距离这个变量，因为在工作中时不时会凑近或远离患者，DOF也会随之发生变化。牙科工作中相机和患者的距离虽有变化，但相比其他的摄影方向来说，牙科摄影的距离变化还是很少的。所以在牙科摄影中，与其用距离调整DOF，不如用其他的方法。重点是越靠近患者时，要记住，DOF也在随之变小。

2 **镜头焦距的选择**

镜头焦距以毫米为单位，标注在镜头上，比如28mm、50mm、100mm等。在变焦镜头上，会标注两个数字分别代表最广和最长的两个焦距，比如18～55mm。当镜头焦距改变时，DOF也随之改变。镜头焦距的数字越大时，DOF越小。换句话说，当扭转变焦环让焦距变大时，DOF就随之减小。使用的微距镜头都是固定焦距的定焦镜头，也就是说，

牙科工作中并不存在改变镜头焦距引起DOF变化的问题。所以，焦距在牙科摄影里不作为DOF的调整方式。

3 **光圈的设定**

这才是牙科摄影中常用的DOF调整方法。还记得光圈的孔径吗？孔径越大，单位时间内通过的光线越多；孔径越大，光圈的数值反而越小。孔径越大，DOF越小。这意味着当你希望照片中的所有元素都清晰可见时，你需要更大的DOF。为了获得更大的DOF，就应该把光圈的孔径减小。更小的光圈孔径，也就是更大的光圈数值。如果你希望口内的32颗牙齿都能被看清楚，就需要把光圈数值设置到32。这是我的挚友及恩师Carlos de Carvalho医生给出的建议，听上去真的是非常简单明了。

为了拍清楚32颗牙齿，缩小光圈至f/32会带来的一个问题就是光圈的孔径非常小，单位时间内能够通过的光线非常少。这时候或许会考虑降低快门速度，以获得更长的时间让光线通过。但是当快门速度过慢、开放时间过长时，抖动和模糊会被引入照片中。该如何解决这个问题？简单。还有闪光灯。

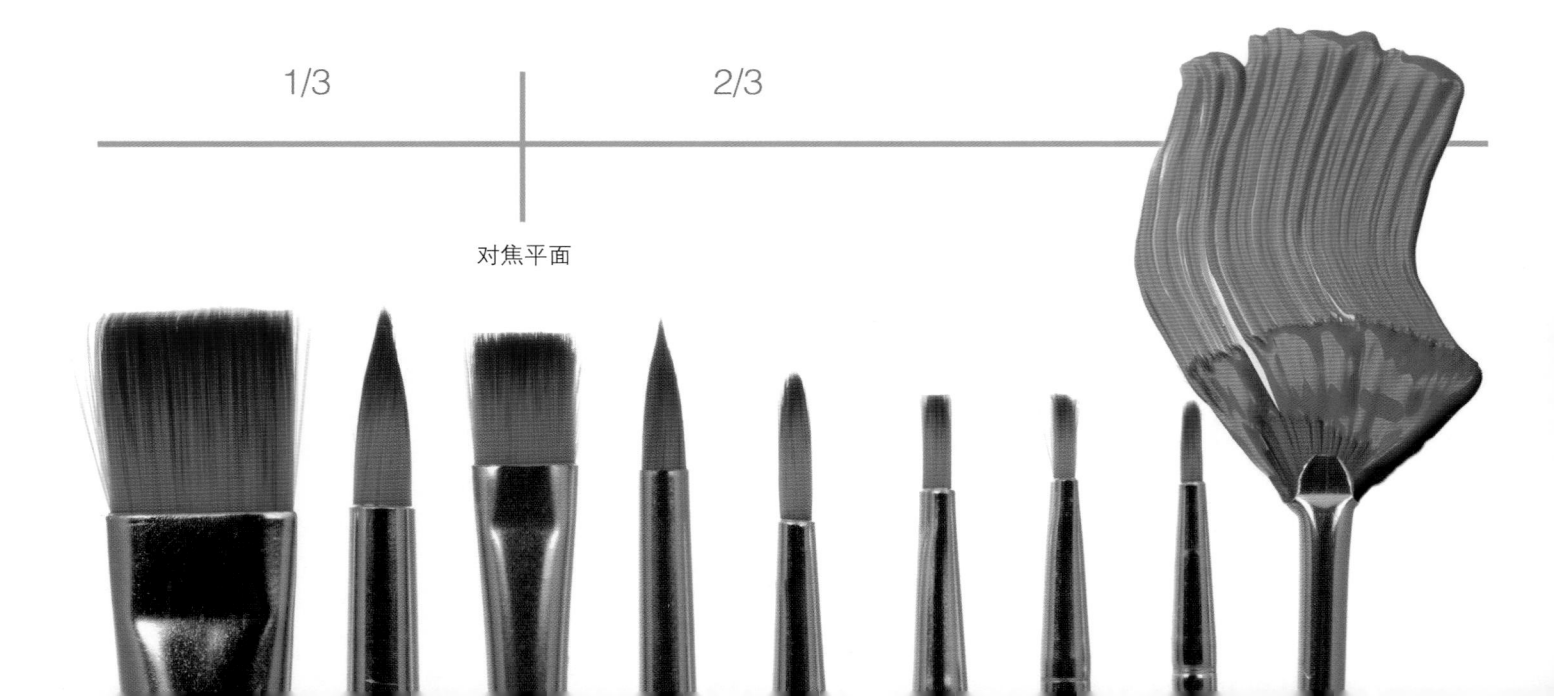

大DOF

1/3　　　　　　2/3

f/32

对焦平面

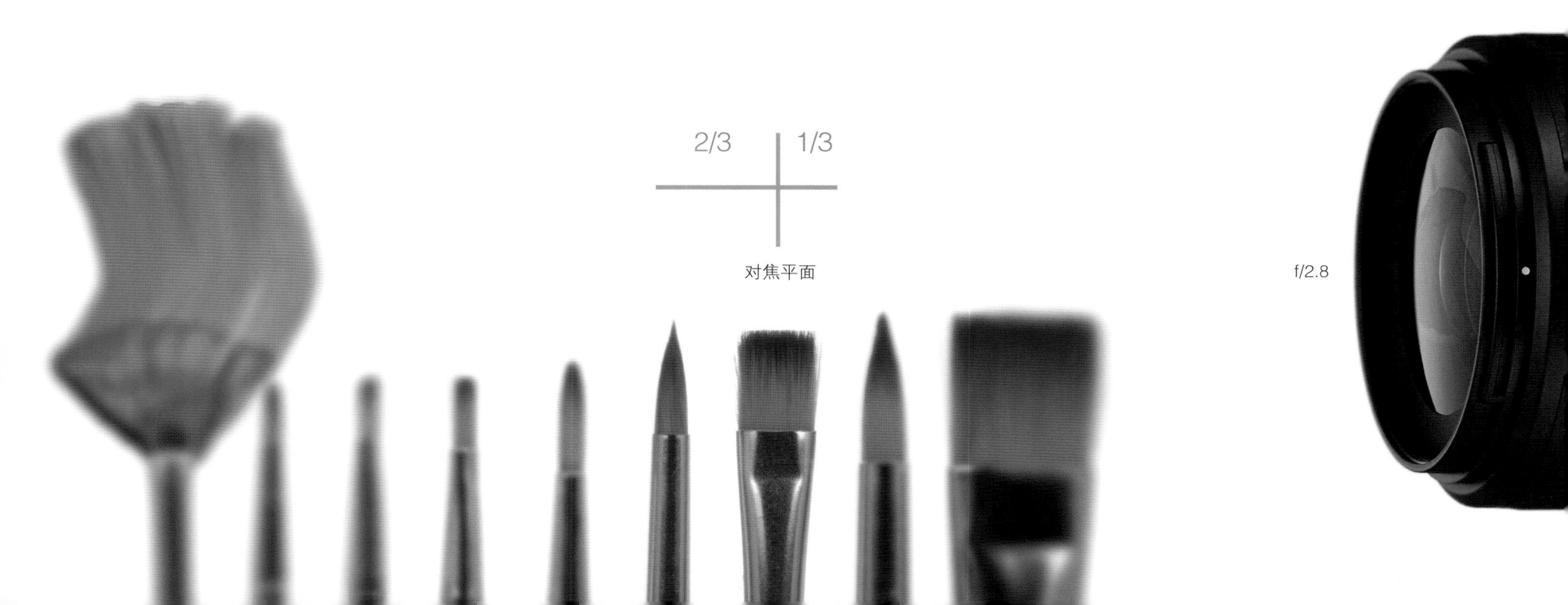

小DOF

2/3 | 1/3

对焦平面

f/2.8

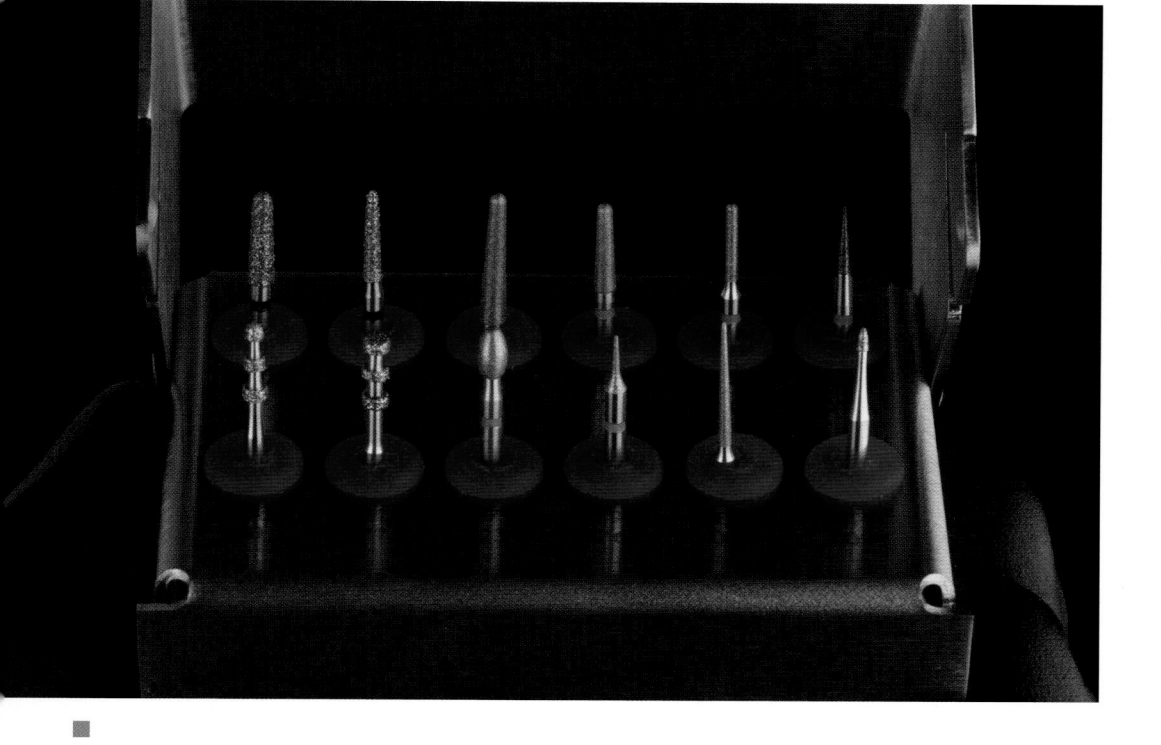

DOF的1/3、2/3定律：
1/3在前、2/3在后

    当对物体对焦时，不管DOF的大小，其中1/3位于对焦平面之前、2/3位于对焦平面之后。这个概念对于稍后要讲的牙科口内、口外摄影流程来说至关重要。

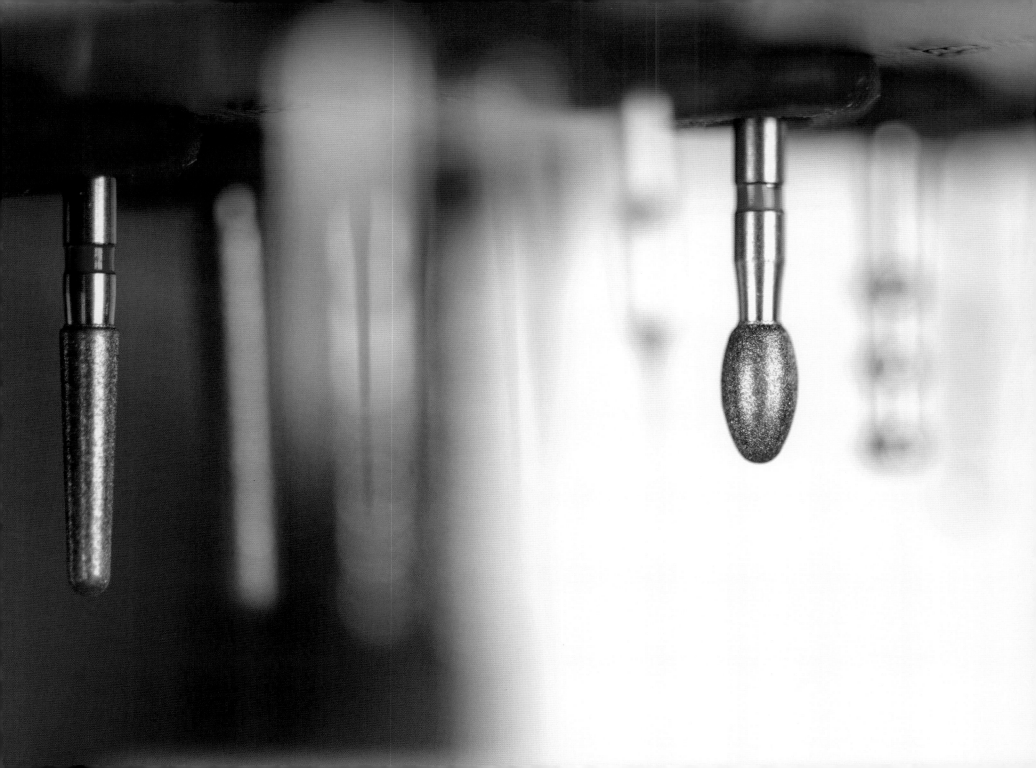

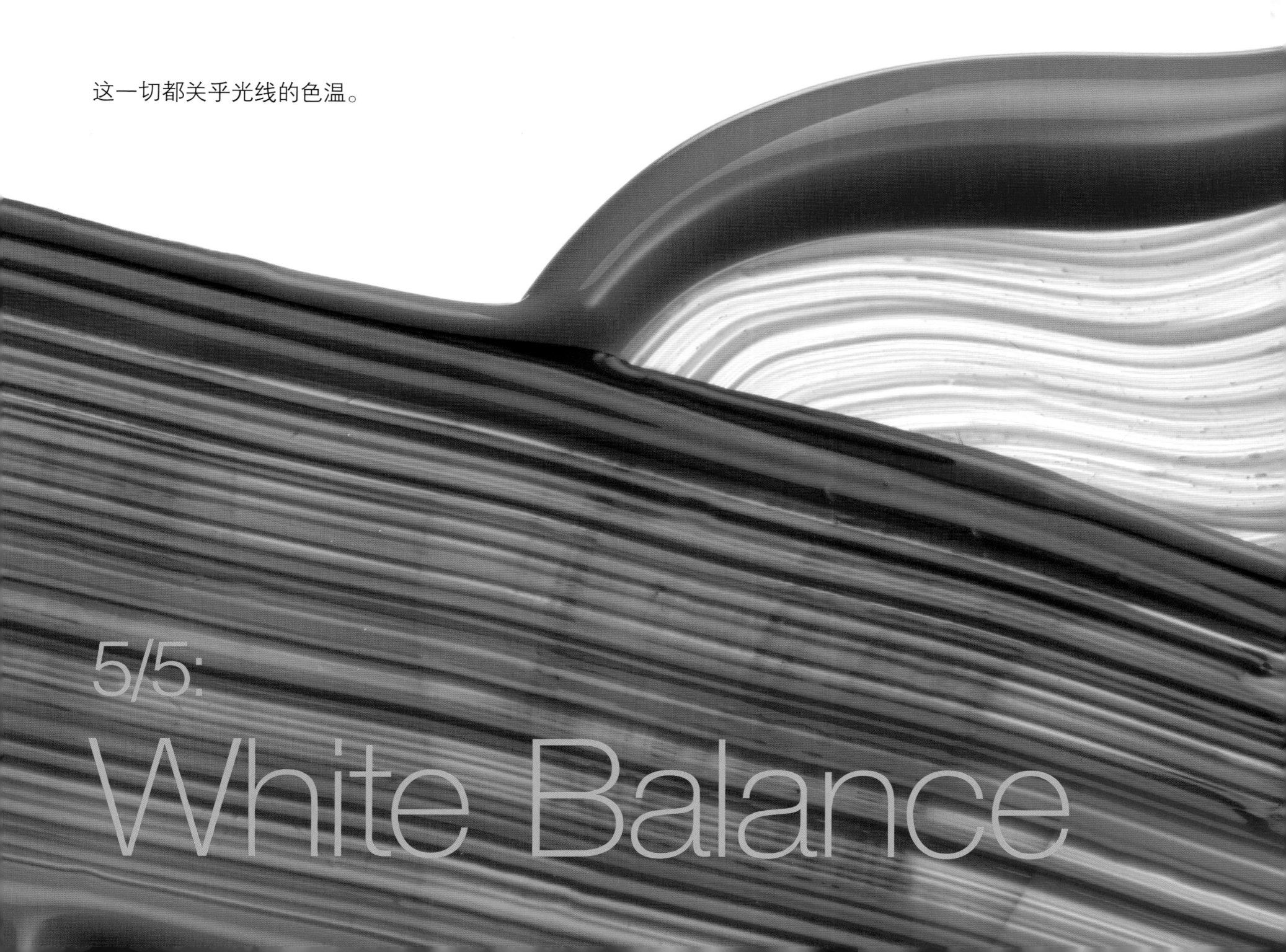

这一切都关乎光线的色温。

5/5:
White Balance

白平衡

是摄影师"告诉"相机当前拍摄使用的光线**质量/色温**的方式，
相机依据白平衡信息做出相应调整。

现在来弄清楚这个概念吧。假设你拍摄的照片，曝光从你的判断来说无可挑剔，但总是觉得照片看起来怪怪的，那或许是因为相机的白平衡设置有偏差。白平衡设定的初衷是代偿，因为相机对所在环境的颜色表达存在主观性的判断。请等一下！我手中的相机会做出主观性判断？这种表述方式略抽象，让我来把它讲清楚。

光线有不同的波长。白色光线其实是由不同波长的光线混合而成。但它们的混合比例并不总是等量的。篝火看起来以红色和橙色为主导。晴天午后的光线似乎更蓝一些。对这些显而易见的光线变化习以为常，是因为人脑在接收到这些带显著特征的颜色信息后，会做出适应性调整让自己觉得颜色是没有问题的。

这就解释了为什么明明你的眼睛看到的室内墙面是白色的，相机的结果却看起来有暖暖的橙色调。是相机坏了吗？不。此时相机表现的环境颜色相对准确，而你的大脑对环境光线做出了太多的适应性调整才让你做出了墙面是白色的判定。个人的经验告诉大脑墙面应该是白色的，故大脑以此为据做出了适应性调整。此刻你会觉得我说的是电影《黑客帝国》（《The Matrix》）的剧情，冷静地吞下蓝色胶囊继续听，接下去我要说的每一句都是真相。

那么白平衡究竟是什么？白平衡是摄影师告诉相机当前拍摄使用的光线质量/色温的方式。相机收到色温信息后会将它得到的颜色做出修正，让照片的颜色还原至更接近你大脑的处理结果。没错，这听上去像是电影《黑客帝国》的剧情。

所有DSLR相机都会有白平衡菜单，甚至有专门的白平衡（WB）按钮。此时你可以选择使用AUTO（自动白平衡，任由相机对环境做出判断并代偿）或者其他几种预设参数，比如晴天、阴天、阴影、钨丝灯等。在牙科摄影中更多使用的是两种设定，分别是闪光灯白平衡和自定义K值。上一节说过如果想让所有牙齿都清楚地显示在照片中应该使用f/32，对吗？还说过f/32的光圈孔径那么小，单位时间内通过的光线很少，所以需要使用闪光灯。使用闪光灯时有一个随之而来的好处，那就是你清楚知道闪光灯发射光线的属性。如果用K值测量闪光灯，其色温范围一般为5200～5600K，当然，为了实事求是，推荐各位翻阅闪光灯说明书找到更准确的K值。如果已经找不到说明书，可以试试利用网络查询或者干脆把白平衡设置在闪光灯白平衡上。这样可以让白平衡的设定尽可能接近准确。我猜你希望每个细节都尽可能准确，所以在之后的章节中我还会教大家测量闪光灯的准确色温。测量闪光灯色温是因为虽然闪光灯产品本身的色温可以在说明书中找到，但还会在闪光灯上使用各种柔光装置，这些调整附件会改变光线色温。别着急，稍后我会详细展开。

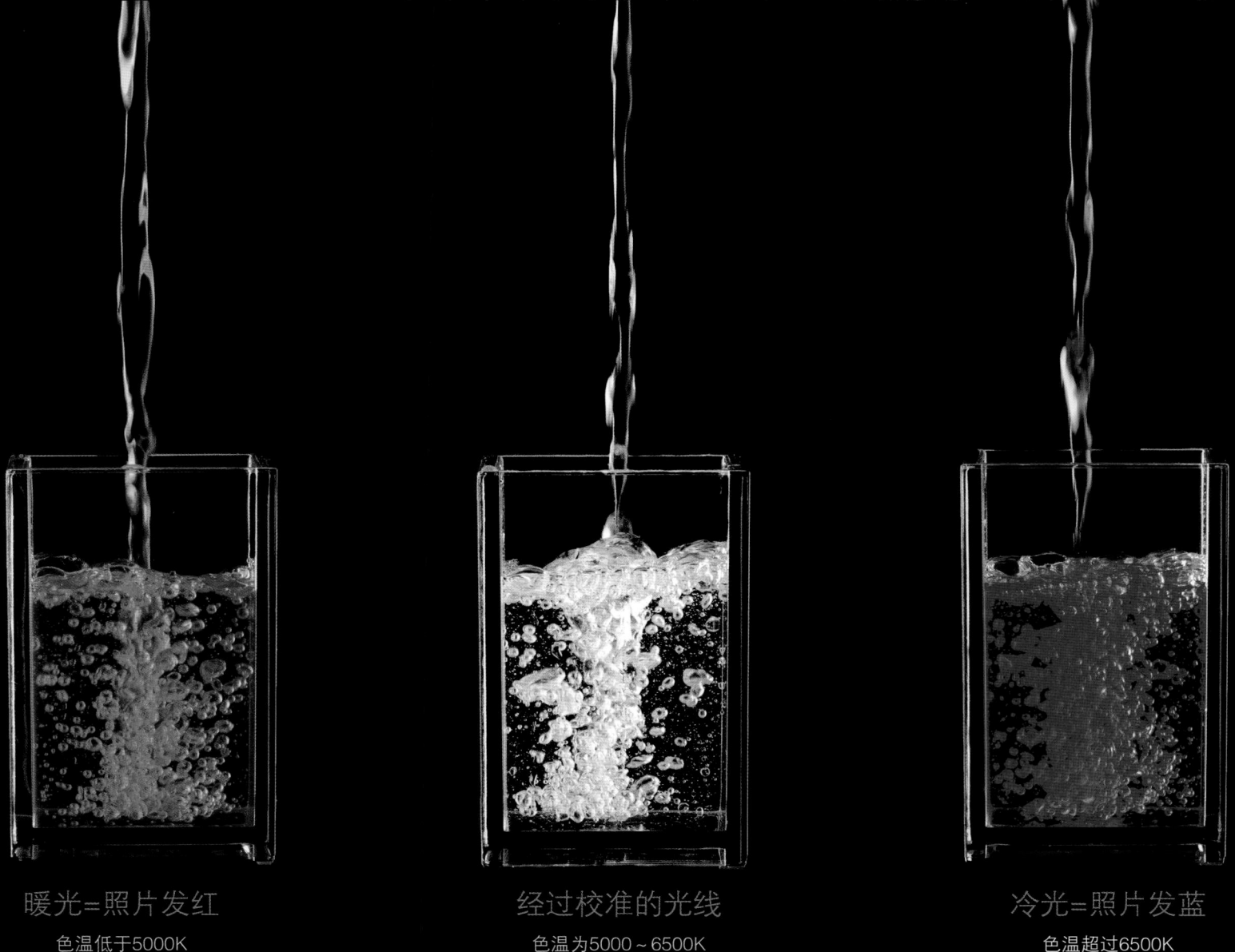

暖光=照片发红

色温低于5000K

经过校准的光线

色温为5000~6500K

冷光=照片发蓝

色温超过6500K

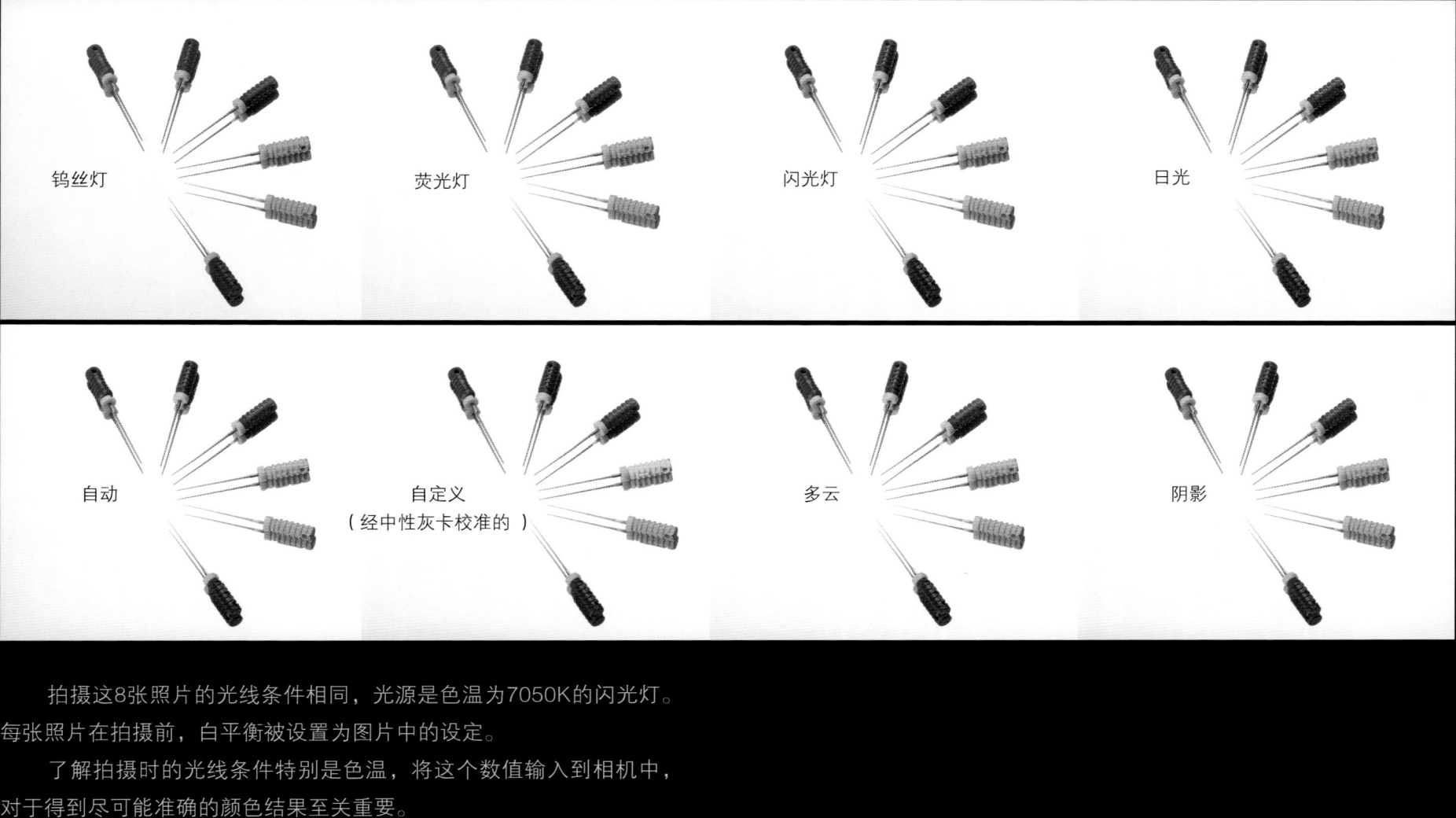

钨丝灯

荧光灯

闪光灯

日光

自动

自定义
（经中性灰卡校准的 ）

多云

阴影

　　拍摄这8张照片的光线条件相同，光源是色温为7050K的闪光灯。
每张照片在拍摄前，白平衡被设置为图片中的设定。

　　了解拍摄时的光线条件特别是色温，将这个数值输入到相机中，
对于得到尽可能准确的颜色结果至关重要。

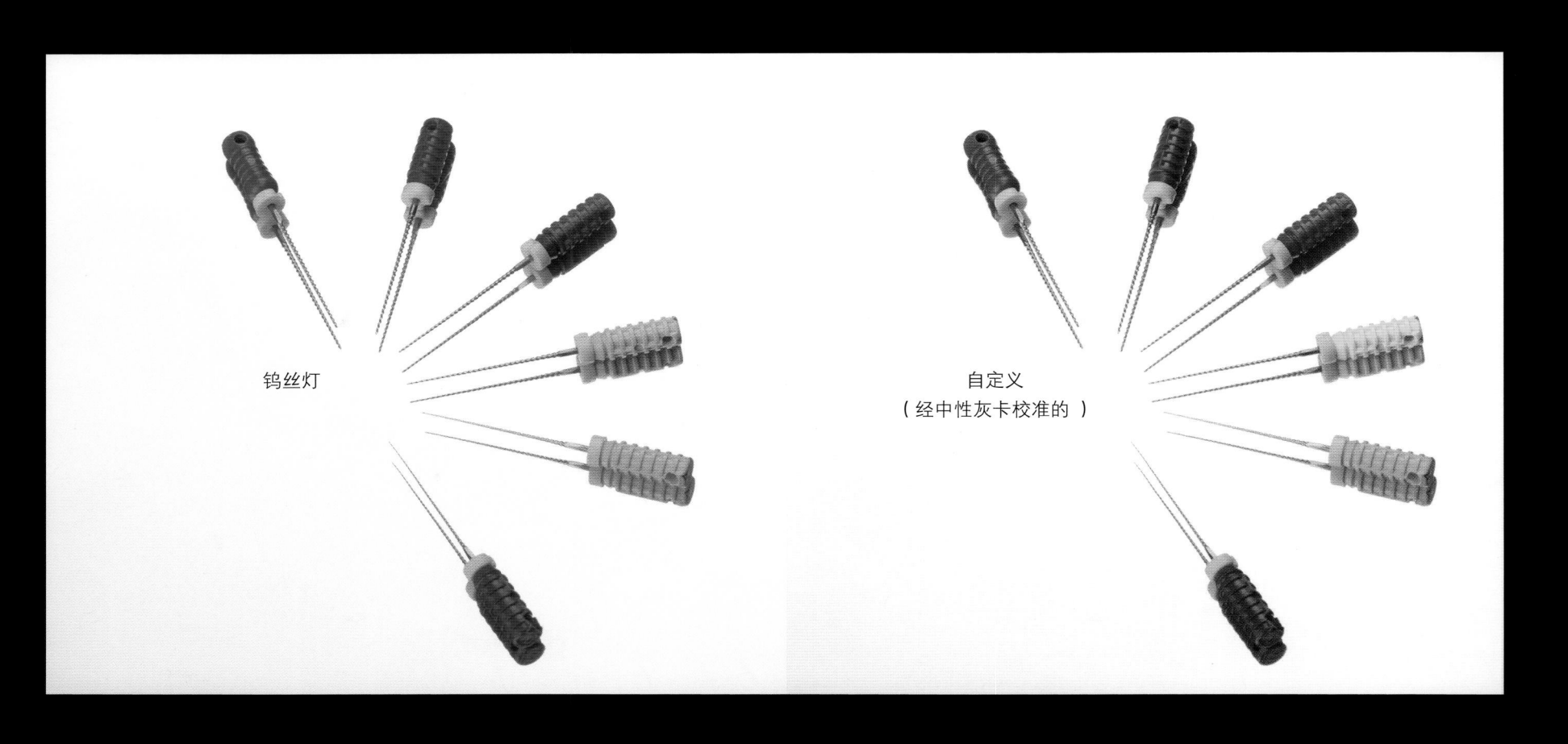

钨丝灯

自定义
（经中性灰卡校准的 ）

　　相同的光照条件下，相机的白平衡设定从左侧的钨丝灯调整为自定义（色温为6950K），
这个自定义的数字来自使用闪光灯的色温值。

进阶技巧

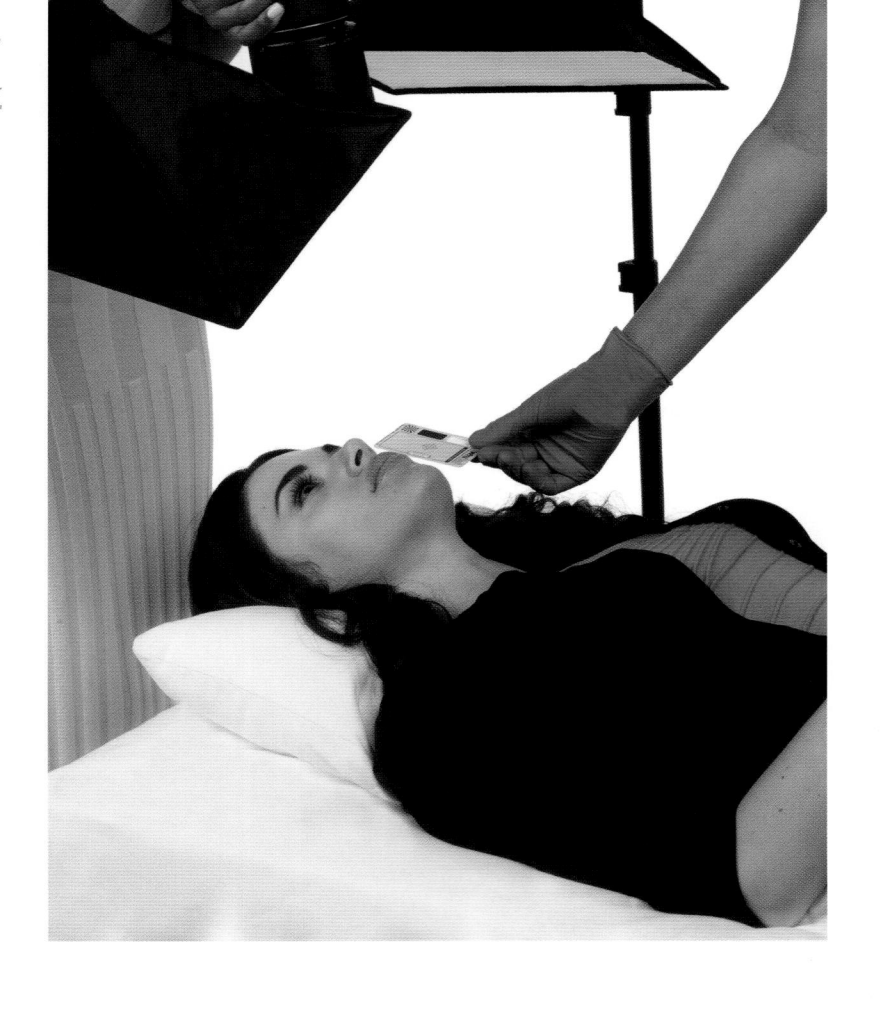

自定义白平衡

先将相机的白平衡设定到5600K，然后在闪光灯下拍摄一张包含标准灰卡的照片。打开软件Photoshop并检查照片中灰卡的RGB数值，使用滴管工具可以读取灰卡的局部信息。如果蓝色通道B的数据明显高于红色通道R和绿色通道G的数据，说明闪光灯的色温高于5600K。此时，照片颜色表达带有一丝蓝调。举个例子，我使用的闪光灯/柔光装置，组合后的色温是6950K。逐步升高相机白平衡的K值设定，从5700到5800依此类推，记得每一张照片中都要包含中性灰卡。逐一测量照片中灰卡的RGB数值，3个数值读数最接近的照片对应的K值设置，就是闪光灯/柔光装置组合的色温。只要拍摄光线条件保持不变，将测得的K值输入相机白平衡自定义菜单，便可以获得尽可能接近准确的颜色。

相机菜单里也有类似的功能，对应的功能名称叫作自定义白平衡[③]。

注③为译者注，扫描二维码获取视频讲解。

五大要素

掌握这些方能驾驭摄影：

曝光

光圈

快门速度

景深范围（DOF）

白平衡

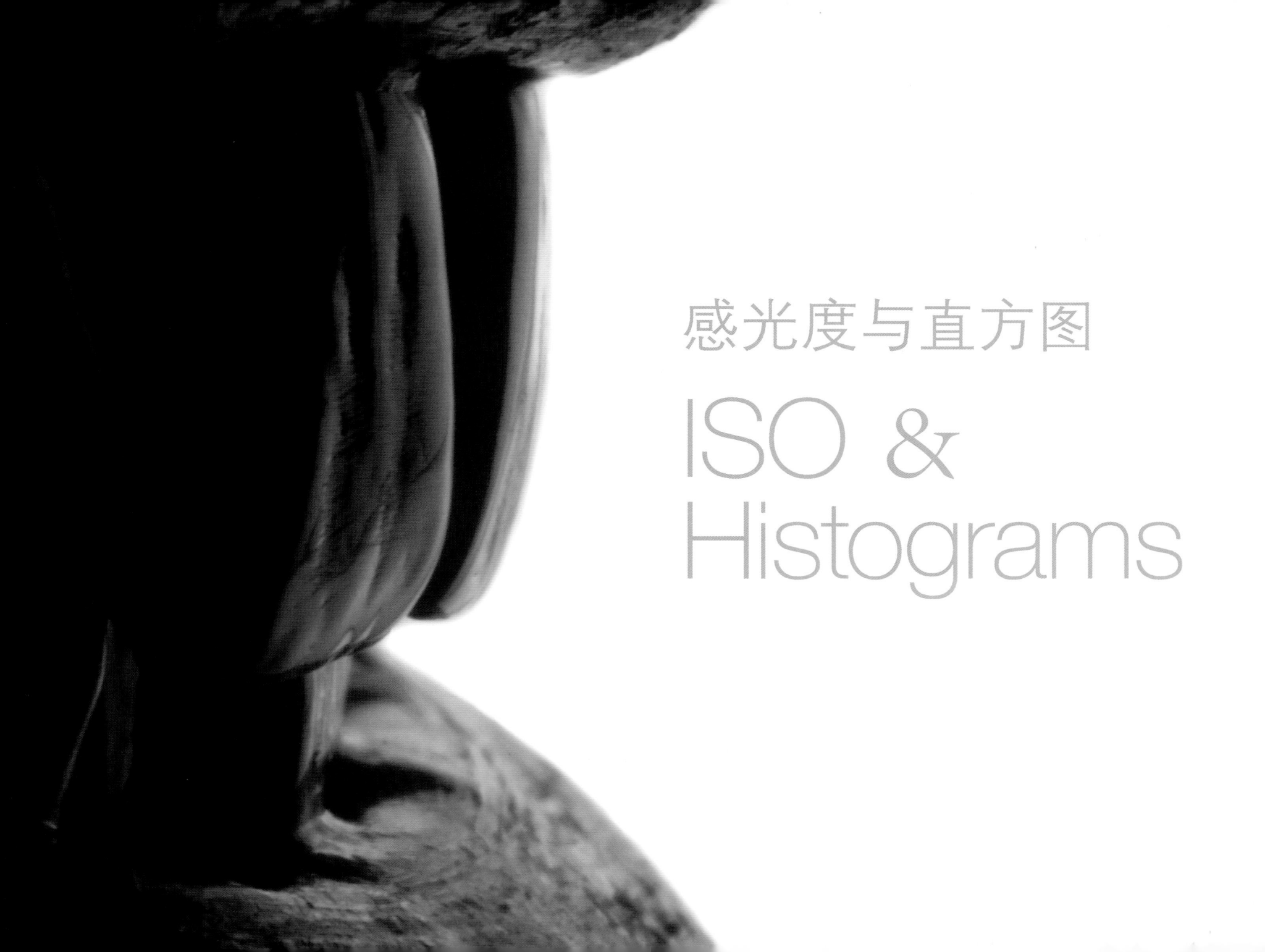

感光度与直方图

ISO &
Histograms

感光度（ISO）

　　ISO曾经是五大要素之一。慢慢地，它失去了原有的位置。并不是因为它变差了，恰恰相反，是因为ISO作为工具来说越来越好用了。有点像太阳系里的冥王星，一度被当作行星。不知道你怎么想，反正我从小都习惯了说太阳系有九大行星，突然就变成了8个行星。ISO就像冥王星一样不再位列五大要素，并不是因为不重要，事实上它变得更方便了。ISO是指传感器对光线的敏感程度。谁会不喜欢对光线更敏感的传感器呢？传统胶片摄影时代，在工作前，有机会选择使用胶片的ISO数值。普遍共识就是在弱光下工作，就应该准备ISO1600的胶片，如果能买到ISO3200的胶片更好。这些高ISO的胶片通过不同的化学涂层，在更少的光线照射下就能获得正常的曝光结果。作为交换，照片看上去颗粒感会显得更粗糙一些。现在可以通过调整ISO数值令数码相机传感器对光线更敏感。颗粒感同样会随着ISO数值的升高变得明显可见。然而，现在的相机传感器越来越好，增加ISO数值带来的画质下降程度也越来越不明显。当发现光圈和快门已经到了极限，不妨试试增加ISO数值。ISO数值越高，曝光的结果会越明亮。

　　通过调整光圈和快门速度，优先满足DOF大小和画面清晰的需求，再试试ISO的调整。这些调整固然也会有各自的极限，稍后再展开细述。

　　那么问题来了：我刚说过增加ISO数值，便可让照片的曝光增强、曝光的结果变亮。我这么说合适吗？

　　我才刚刚解释完ISO的概念，就问你我刚才说的话对不对。听上去很奇怪，是不是？其实这并不奇怪。请你先独立思考一会儿。在说五大要素的时候，对曝光的定义是什么？

　　从概念上说，曝光与抵达传感器的光线总量有关。假设现在拍摄了一张曝光不足的照片，然后单纯增加ISO数值，这时照片显得更亮一些，那算不算曝光增加了呢？答案是不算。曝光并没有增加，因为抵达传感器的光线总量并没有增加。所以，增加ISO数值并不会增加曝光，改变的仅仅是照片"曝光的呈现方式"，实话实说，这词是我自创的（自创又如何？既然都开始深入学习了，我猜此刻你也不舍得把书还回去了）。

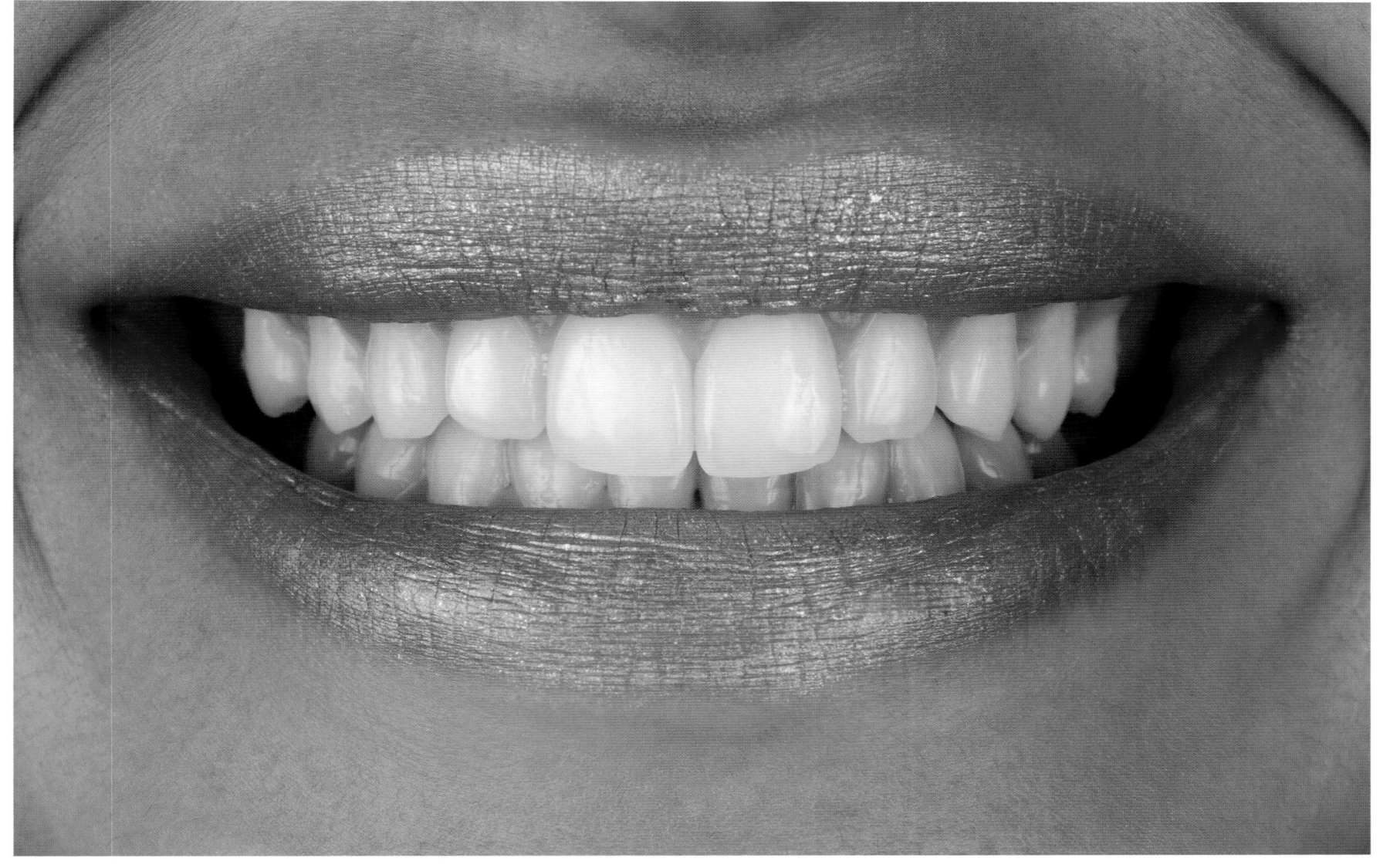

理想光线
低ISO

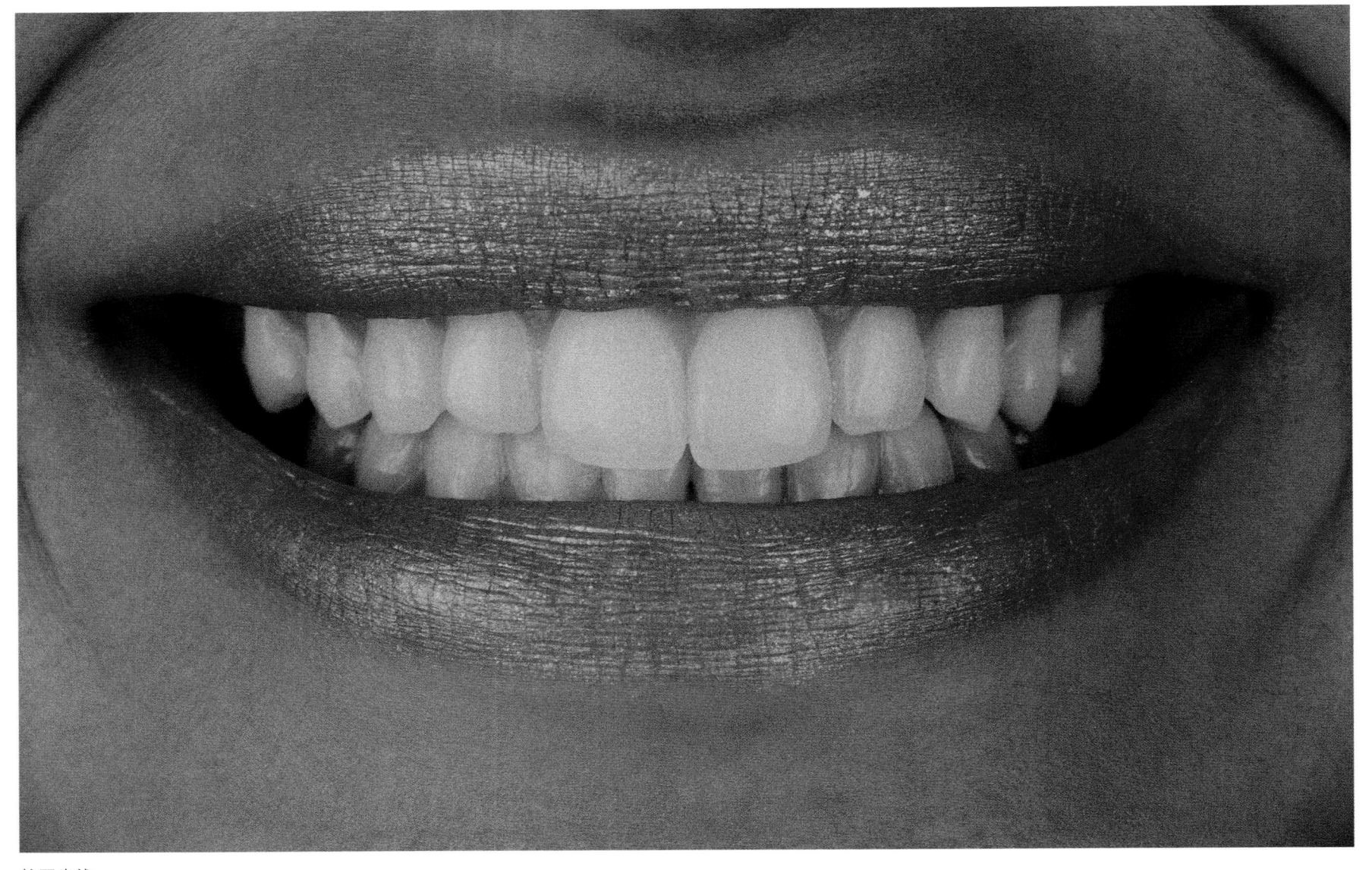

较弱光线
高ISO

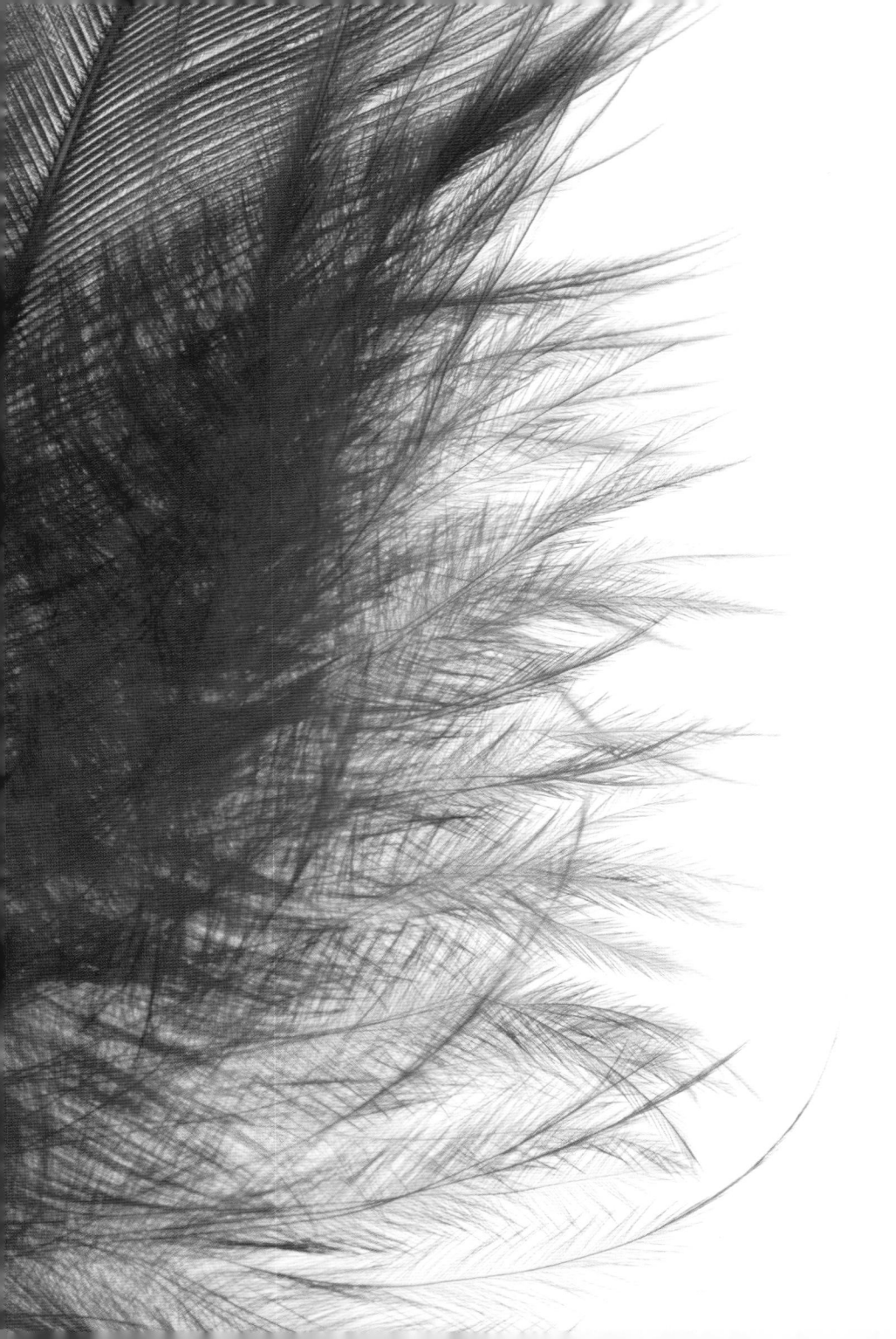

直方图是Histogram，不是Instagram

　　直方图是一张统计图，显示了照片中暗调、中调和高调像素的比例关系。是一种非常具象同时也量化展示照片中明暗关系的方法。它的图形以x和y两条轴线表现。在x轴上，可以看到0～255的标尺。0在最左侧，代表纯黑色。255在最右侧，代表纯白色。在两者之间，可以看到中调以及所有从黑到白的灰阶。在y轴上，可以观察分布在不同明暗区域的像素的大致比例关系。

The puzzle pixels

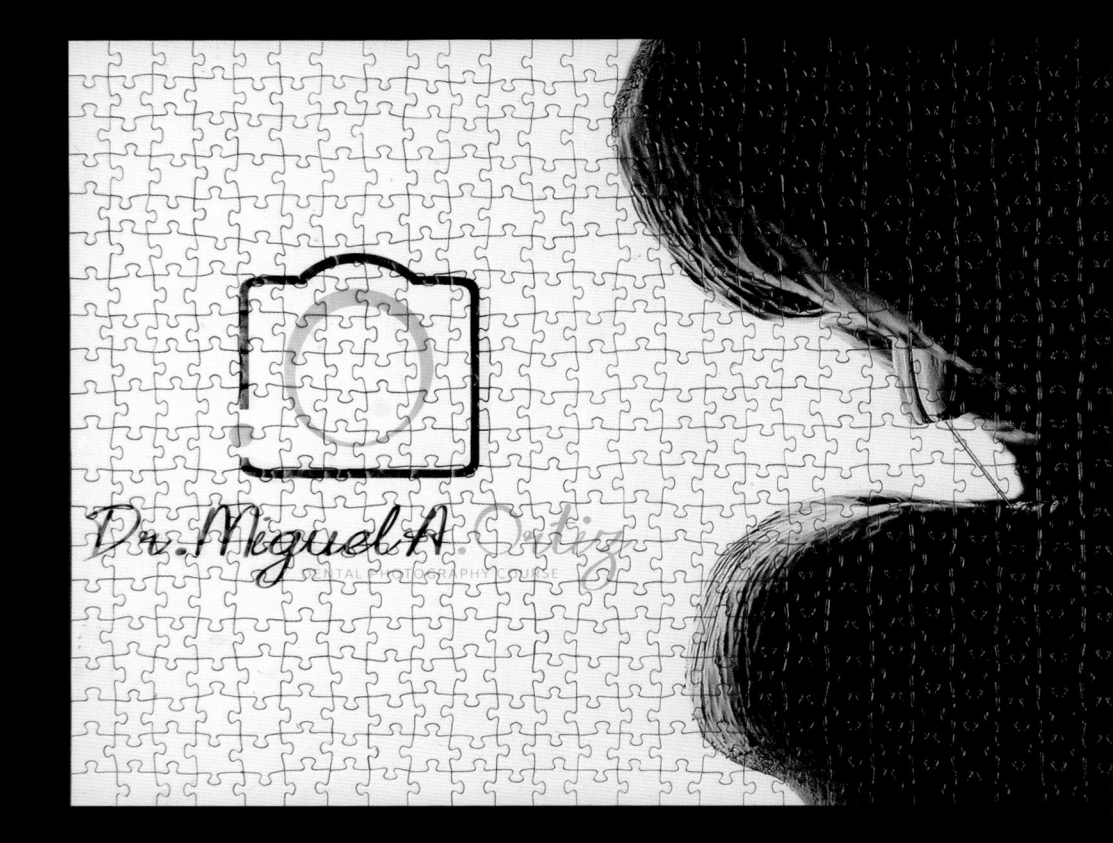

把你的照片想象成是每个单元都带有锯齿的拼图游戏，其中每一个拼图小片代表一个像素。这样的话，有的像素是深暗的，有的是浅亮的，还有些是介于两者之间的。

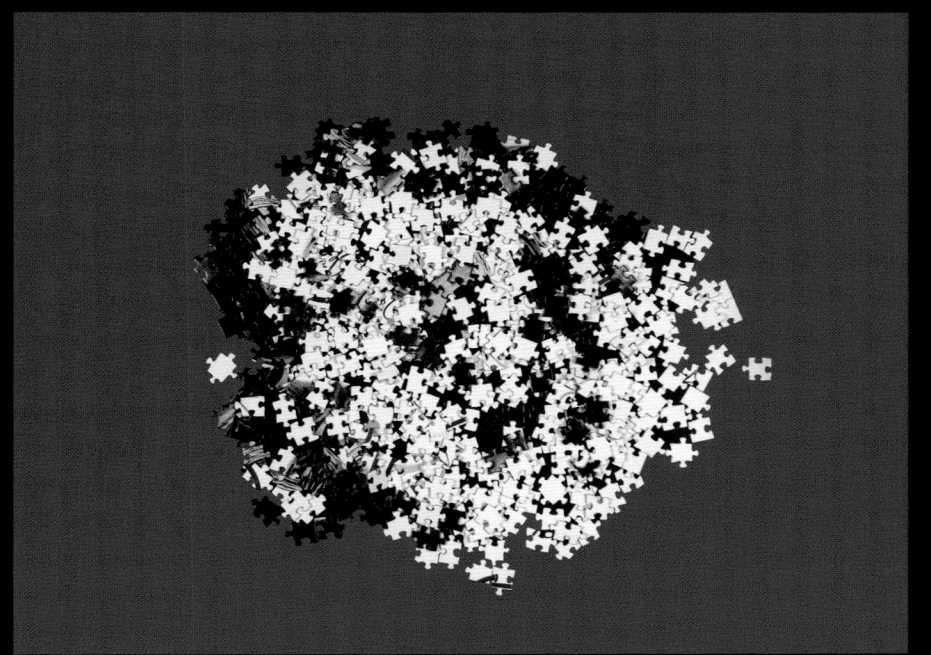

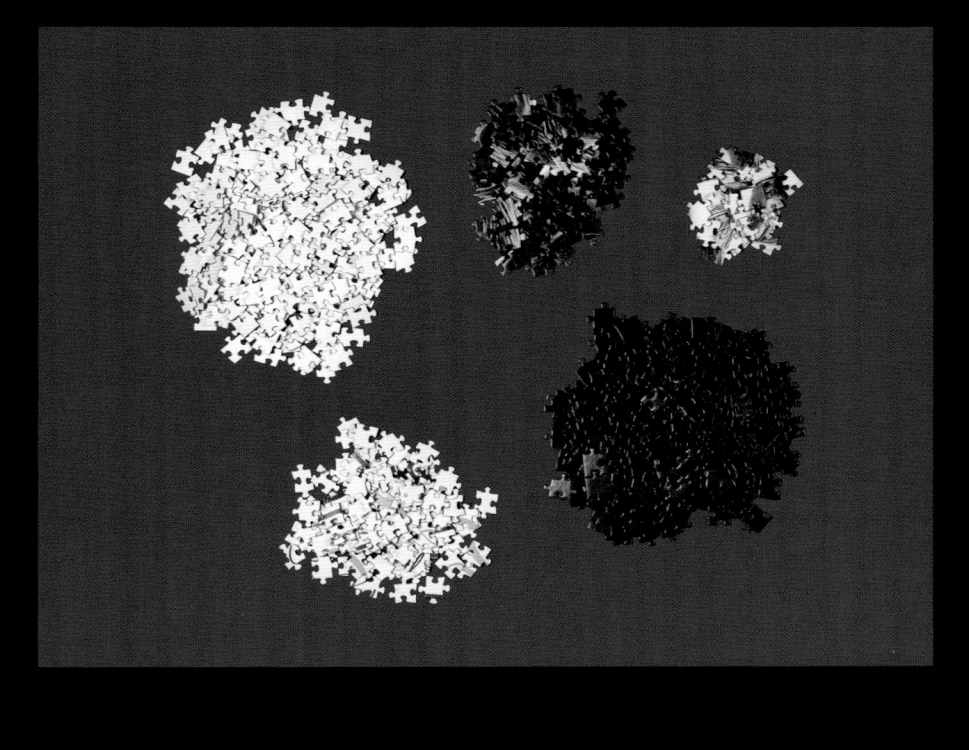

如果此时把拼图拆开、打乱，然后按照不同的明度分堆，一堆是浅亮的，一堆是深暗的。然后开始清点每一堆的片数。将最深暗的数据记录在最左侧，按亮度递增的方式依次记录。

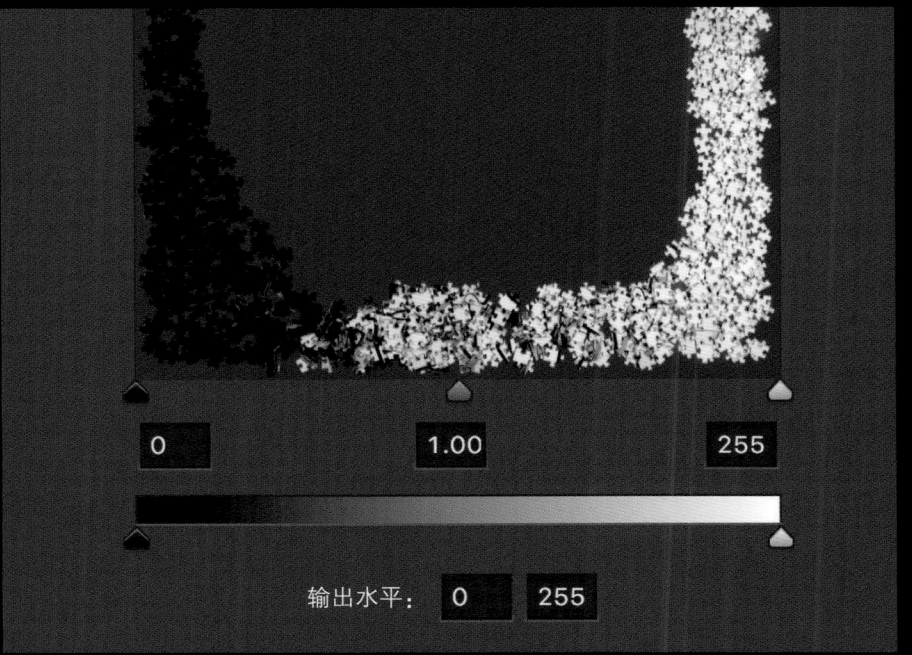

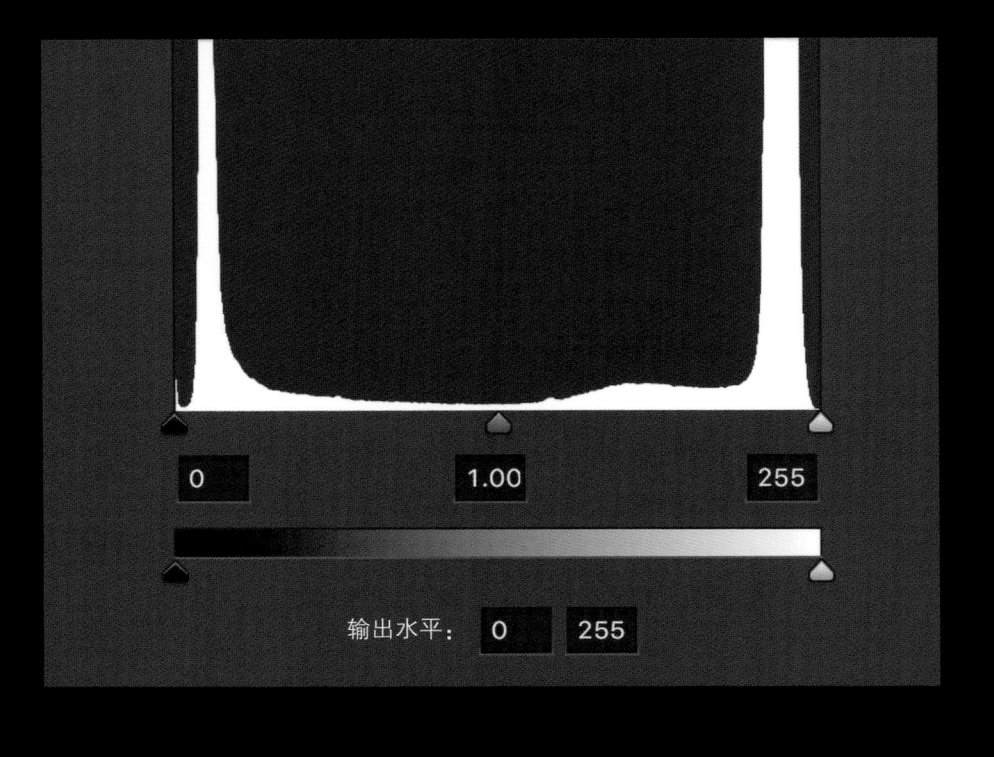

结果呈现出来的就很像相机的直方图。直方图正是一张显示照片中从黑到白不同灰阶影像比例关系的图表。

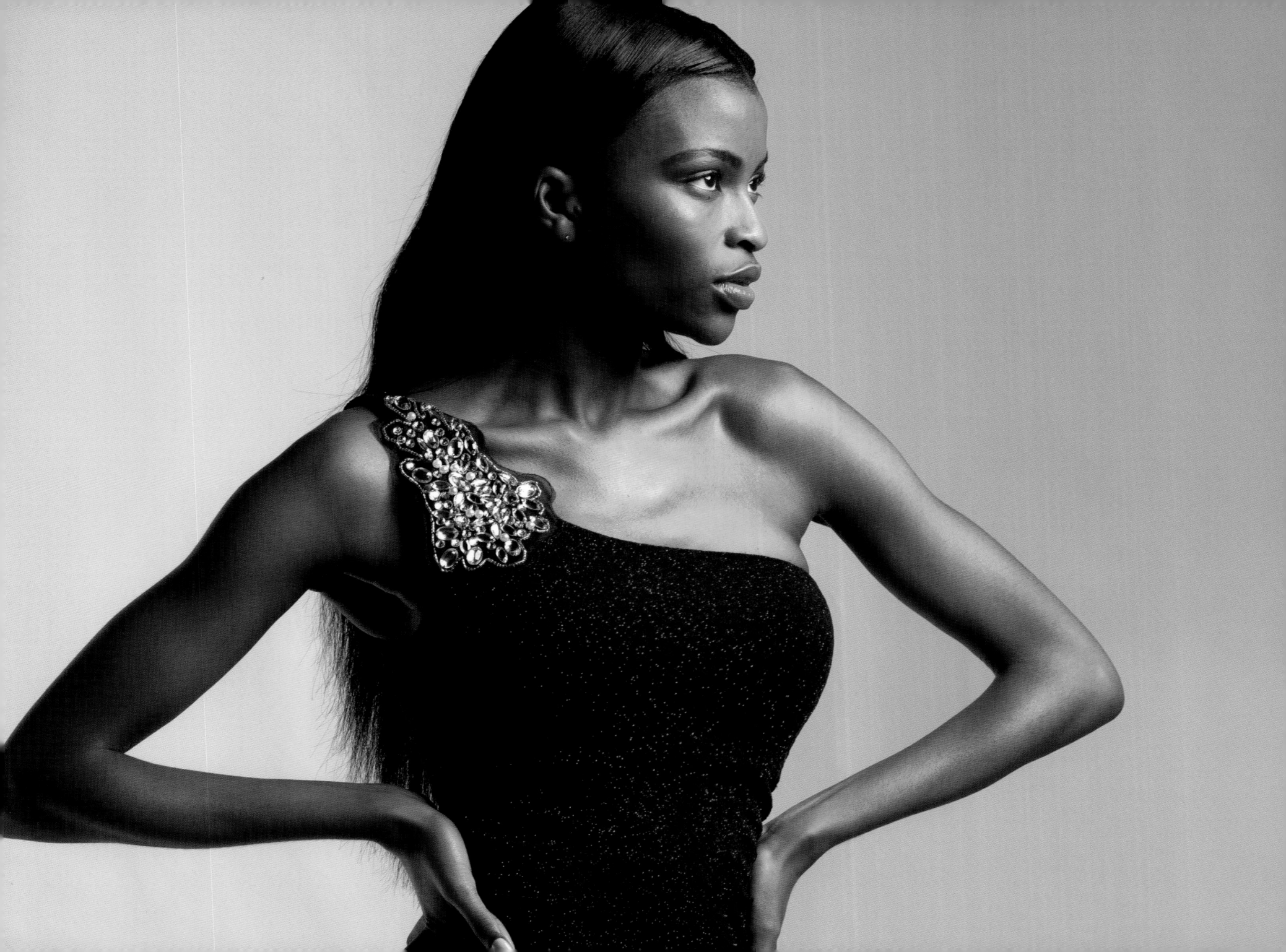

样片直方图评估

A：深色头发与着装
B：皮肤影调
C：浅灰色的背景色
D：服饰上明亮的装饰宝石

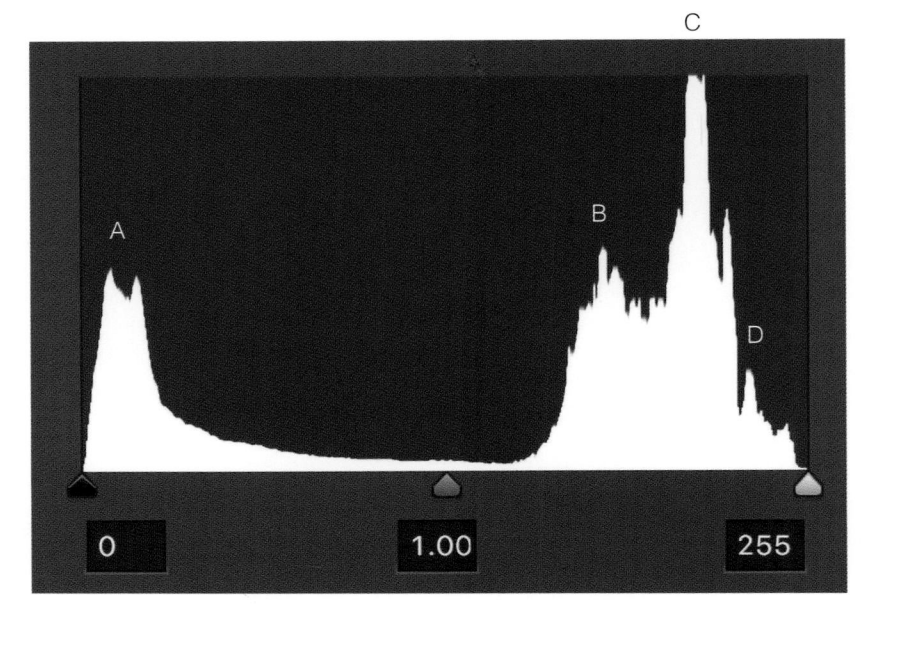

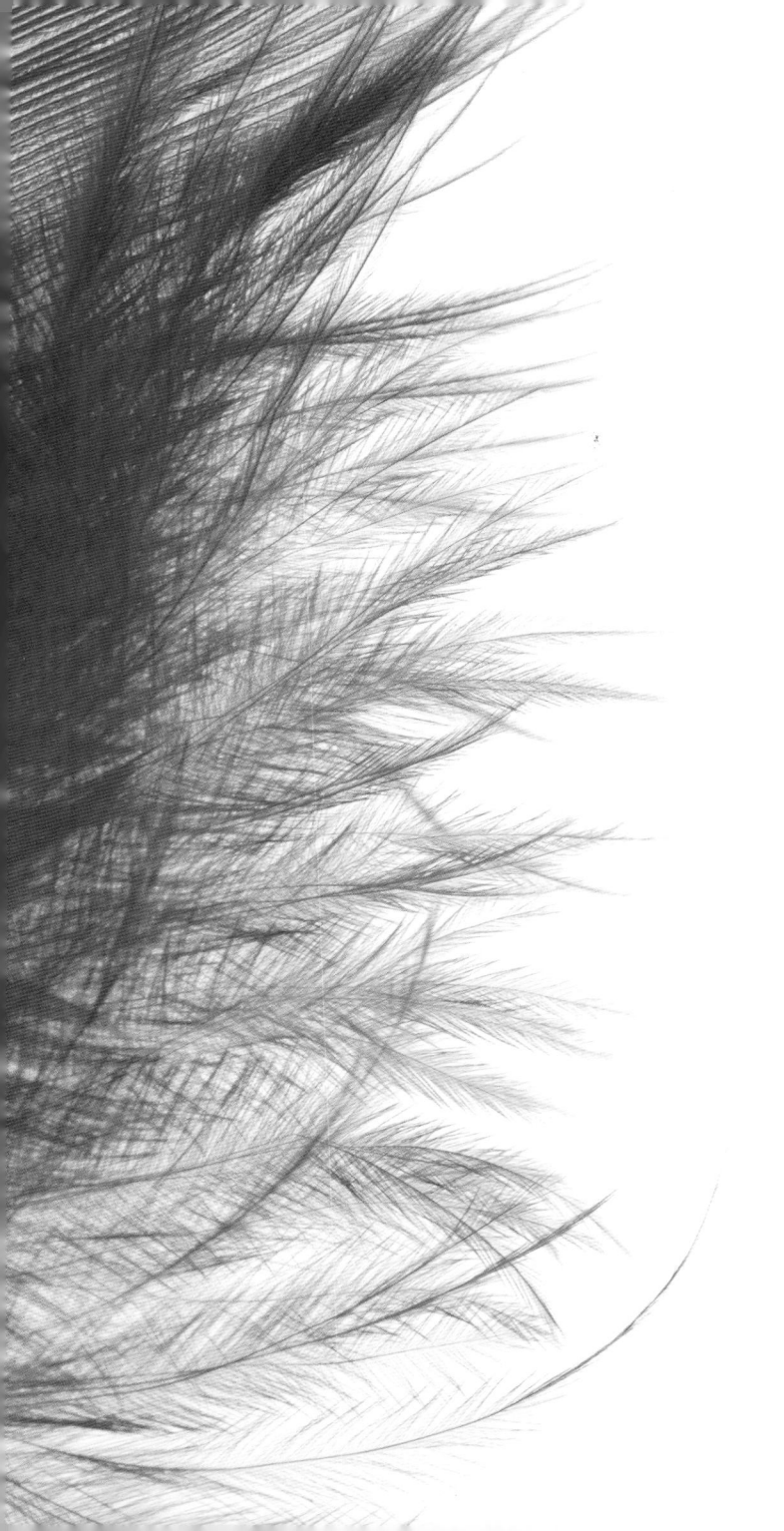

一个很有价值的工具

　　直方图可以通过设置出现在相机的背部屏幕上，就在回放拍摄照片的侧旁。如果直方图分布看起来向左侧一边倒的话，就意味着画面中有大量的深暗色的像素。如果拍摄的是一张充满整个构图的黑猫，这样的直方图是合理的。但如果是一张牙科摄影的照片，很多情况下，这样的直方图则意味着曝光不足。如此观察同样适用于直方图分布向右侧一边倒的情况。太多的明亮像素往往意味着照片的曝光过度了。我自己用直方图评估每一张照片。我在拍摄后几乎很少看照片本身，而是直接先检视直方图，并从直方图形态分布中得出想要的曝光评估。

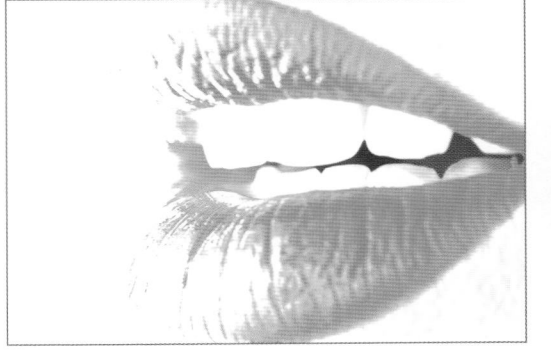
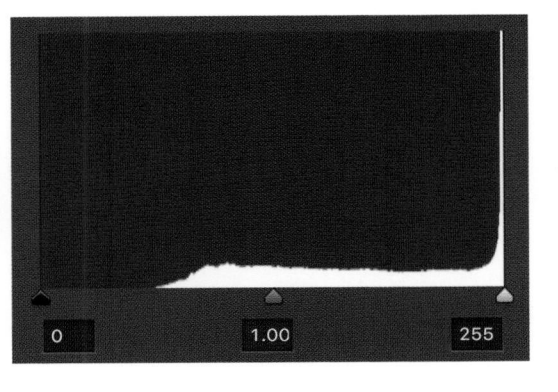

过度曝光=偏右的直方图

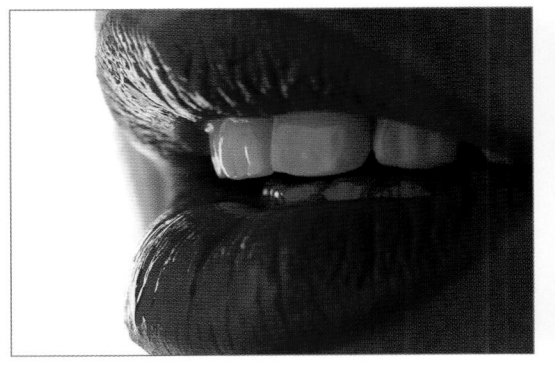
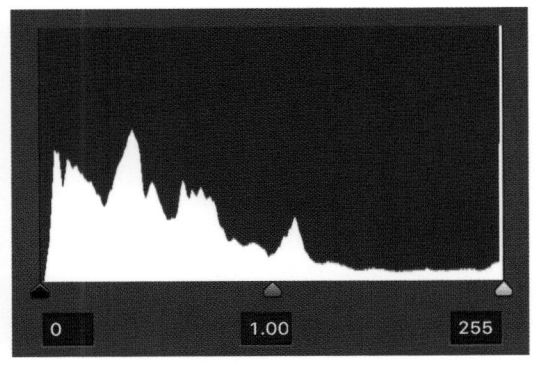

理想曝光=在图表内分布

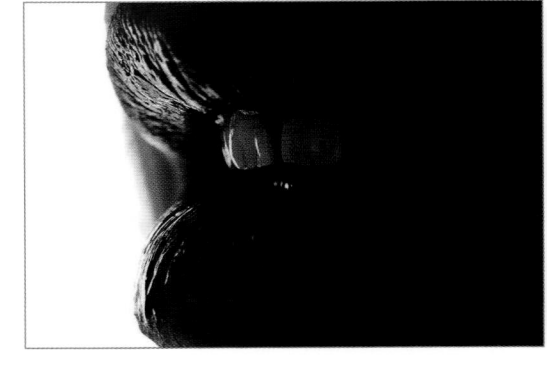
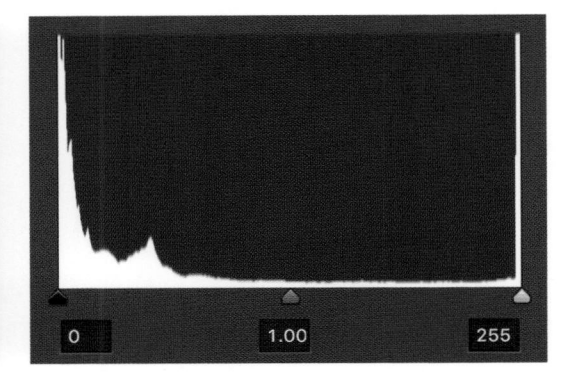

曝光不足=偏左的直方图

微笑照片的直方图

一张典型的曝光合理的微笑照片，直方图有两个主信号峰值：

A：中间，代表皮肤和嘴唇

B：中间偏右，代表牙齿

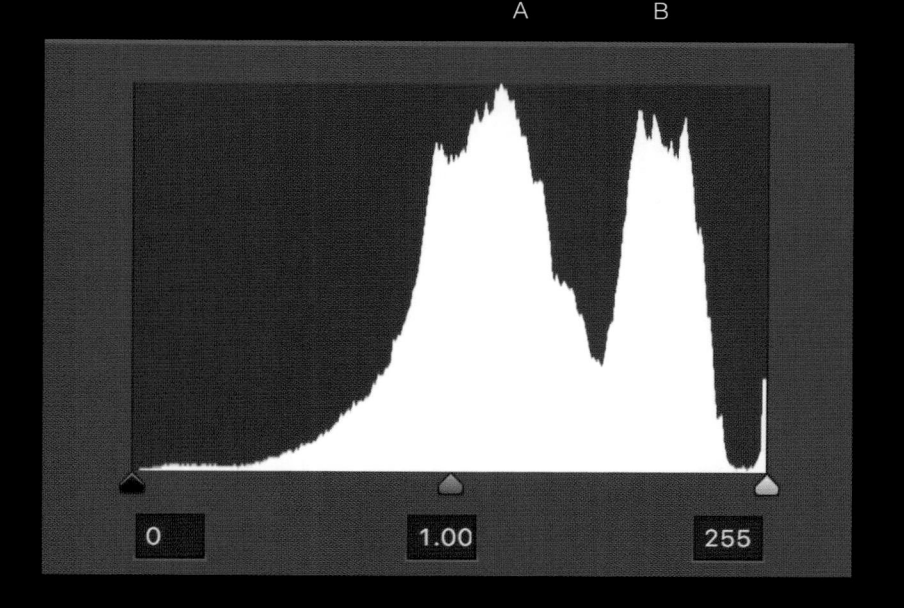

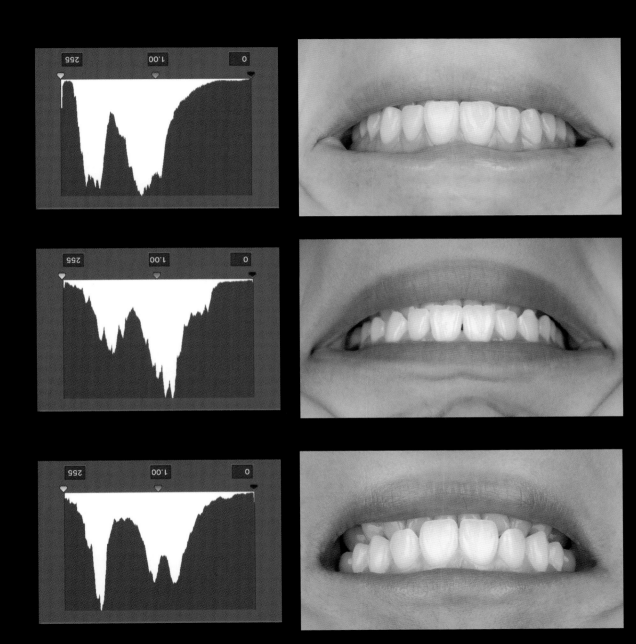

各参数设置
的极限数值

The
Importance
of Setting
Limits

光圈

口内摄影：保持在f/36 ~ f/22，确保合适的DOF。
患者肖像：f/36 ~ f/16。

快门速度

快门开放时间短于1/100秒以便消除画面抖动，同时也不能短于1/250秒，因为在闪光灯使用中要考虑相机和闪光灯之间的同步问题。使用闪光灯拍摄时，快门在1/250 ~ 1/100秒。

ISO

尽可能保持在100，避免增加ISO数值时噪点颗粒出现在画面中。

闪光灯

永远用最大功率[④]以及手动输出模式。

注④为译者注，扫描二维码获取视频讲解。

2

牙科摄影设备
Dental Photography Equipment

主要物件

先梳理一遍必需的基础摄影器材，这并不会产生很多费用。

机身

镜头

布光系统

反光镜

黑背景

拉钩

Cameras

机身

　　新手学员们问我最多的问题一定是"我该买哪一台相机？是尼康好，还是佳能好？"容我先来打个比方。你16岁生日时，父母终于答应让你去驾校报名学习。不仅如此，他们还承诺在你拿到驾照后给你买一辆新车。你激动地找身边所有的好友们，问出一个类似的问题："我该买什么车？奔驰还是宝马？"如你所见，我又拿开车打比方了。虽然很奇怪，但它们之间确实有交叉点：买什么并不重要，得先学会如何驾驭它。所以，最终买佳能还是尼康没有差别，它们都属于顶级品牌，就像奔驰和宝马一样。选一个你喜欢的就对了。对于新手来说，买什么的问题显得十分重要，但事实上这个选择并不是那么关键。你只需要买一台任意品牌的准专业级别DSLR相机，就足够胜任牙科摄影的所有需求。在我写本书时[①]，尼康的D7200和D850是最佳选择。佳能推荐EOS 80D或者EOS 5D Mark IV。在机身的选择上，更多的注意力应该放在了解半画幅与全画幅相机的差别。

注①为译者注，扫描二维码获取视频讲解。

半画幅 vs 全画幅

全画幅相机机身有更大的35mm⑤传感器。半画幅相机机身的传感器宽约24mm，（由于尺寸差异）产生了裁剪系数这一概念。裁剪系数约为1.5倍。所以当在半画幅相机上使用相同的镜头时，相当于做了1.5倍的拉近变焦。100mm微距的等效焦距在半画幅相机上是150mm。

注⑤为译者注，扫描二维码获取视频讲解。

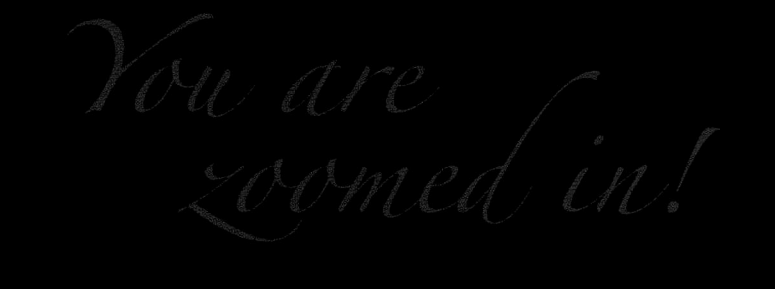

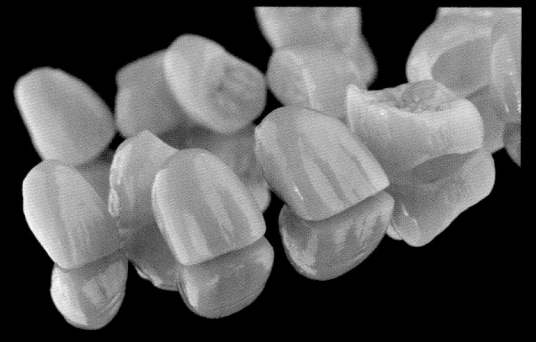

实际场景

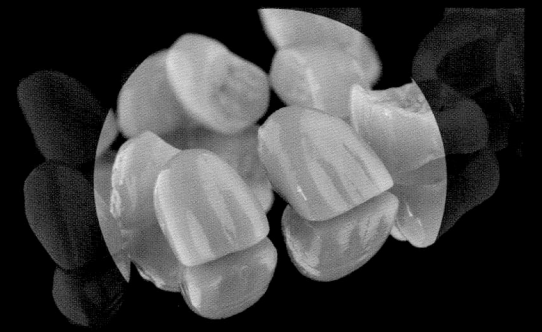

光线穿过镜头
投射的像场

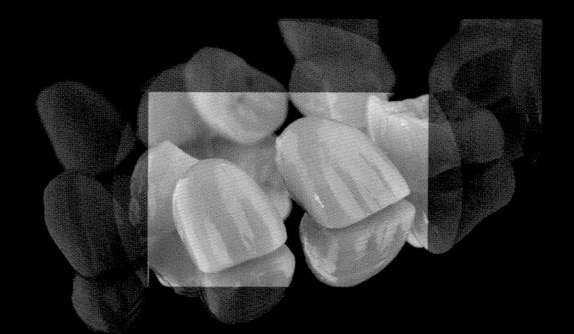

全画幅相机
采集的画面

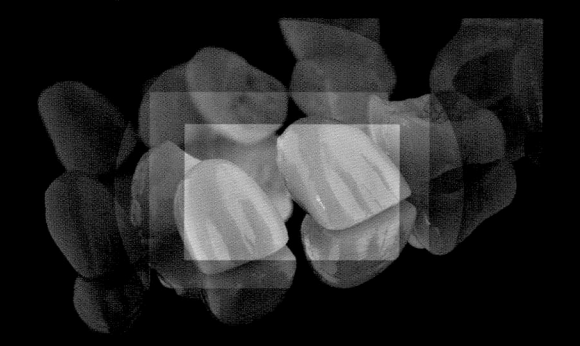

半画幅相机
采集的画面

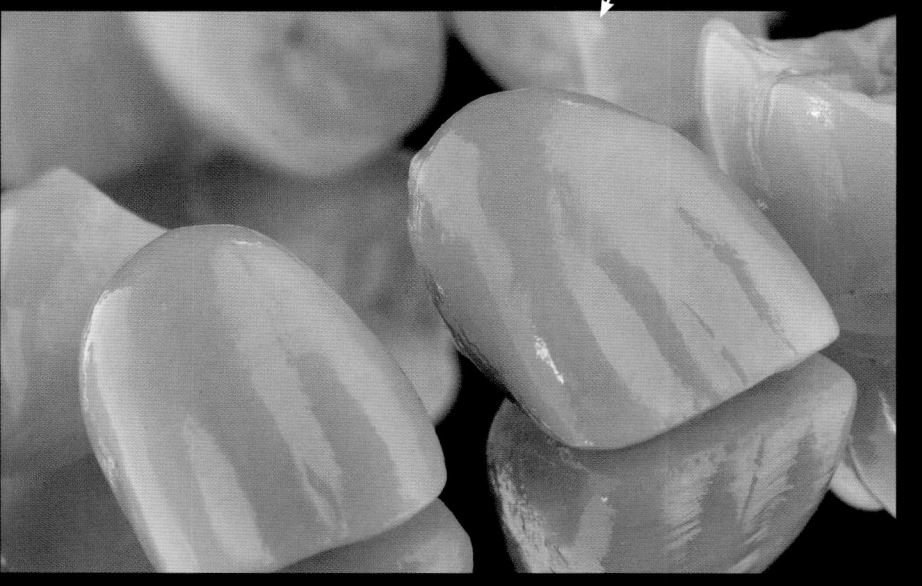

全画幅传感器

半画幅传感器

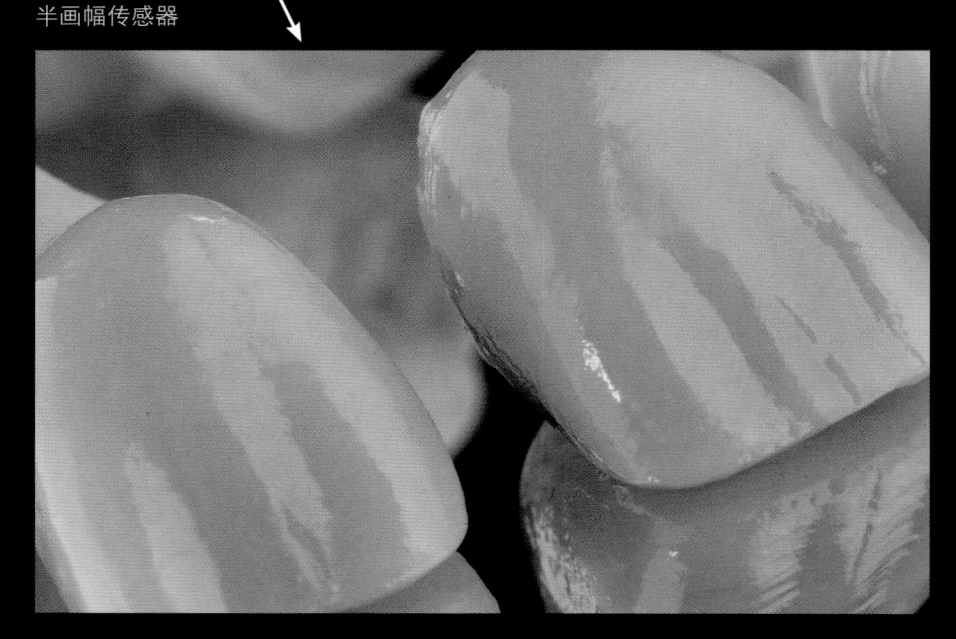

镜头
Lenses

镜头的选择是我最喜欢的话题之一。每次上课时我都会问学员：他们认为最适合牙科摄影的焦段是哪个。然后学员们就开始各抒己见，努力证明85mm微距镜头比100mm微距镜头好，也有些人说105mm微距镜头更好。现场会有一些带着60mm微距镜头的学员，他们的声音一开始往往会被忽视。

此时容我先说一句：唯一可以确定的是，你确实需要一只微距镜头。

所谓的微距镜头都能提供1：1甚至更高的复制比例，即投射在传感器上的影像与被拍摄物体的尺寸等大，甚至更大。微距镜头可以为牙科摄影提供最佳的影像质量，同时确保拍摄时最理想的工作距离。与学员一样，我自己也有最佳的牙科摄影镜头的选择。当然，选择背后的逻辑或许令各位大跌眼镜。大多数人被问到这个问题时的回答会是"100mm或105mm微距镜头才是最佳的牙科摄影微距镜头"。但其实使用85mm或90mm微距镜头也能拍到同样优秀的画面。

那为什么大多数医生都在使用100mm或105mm微距镜头？

我认为其中缘由是多数人都听信了别人的推荐，那些别人的推荐又是从另一些人那里听来的。这是听信的结果，并没有任何的科学证据指出100mm或105mm微距镜头比85mm或90mm微距镜头画质更好。但我可以给出一个非常客观的证据说明为什么100mm或105mm微距镜头或许不如85mm或90mm微距镜头。如果你的身高没有178cm却坚持使用105mm微距镜头，你或许会对下面的场景非常熟悉。

有没有试过左手拿着拉钩或反光镜，右手拿着相机拍摄口内照片？如果有，拍摄时你有没有那么一瞬间希望自己的手臂能再长一些？或者当患者仰卧在牙椅上，你在12点钟位置拍摄患者的微笑照片，为了构图完整，你用尽全力踮脚。或者当你用105mm微距镜头拍摄患者肖像时，相机虽然安装了闪光灯，但拍摄结果却一直是曝光不足。

如果你经历过上述场景，那么你可能也患了"毫无理由地选择了更长焦距"综合征。这又是我自造出来的词，用来描述那些听信他人盲目购买100mm或105mm微距镜头，无视其局限性，单方面强硬捍卫自己的选择结果的人。如果遇到类似的问题该如何对症治疗？很简单，换一只85mm微距镜头。它不但便宜、轻便，而且工作距离也稍微短一些。使用后会发现再也不用踮起脚尖，手臂的长度在拍摄中也显得绰绰有余。拍摄患者人像时，你也会更靠近患者。如果闪光灯是安装在相机上的话，闪光灯照明的效率也会有明显提升。除了获得这些便利之外，你还会发现画质也同样好。所以对我来说简直不需要思考直接选85mm微距镜头。请注意，再次强调一下，刚才这些都是对半画幅相机用户说的。如果你的机身是全画幅，使用105mm微距镜头才刚刚好。

最后，购买镜头的时候要不要考虑第三方厂商的？要不要购买与相机相同品牌的原厂镜头？答案是都可以。第三方镜头比如适马（Sigma）、图丽（Tokima）和蔡司（Zeiss），这些镜头的光学素质可比肩相机制造商原厂的镜头。

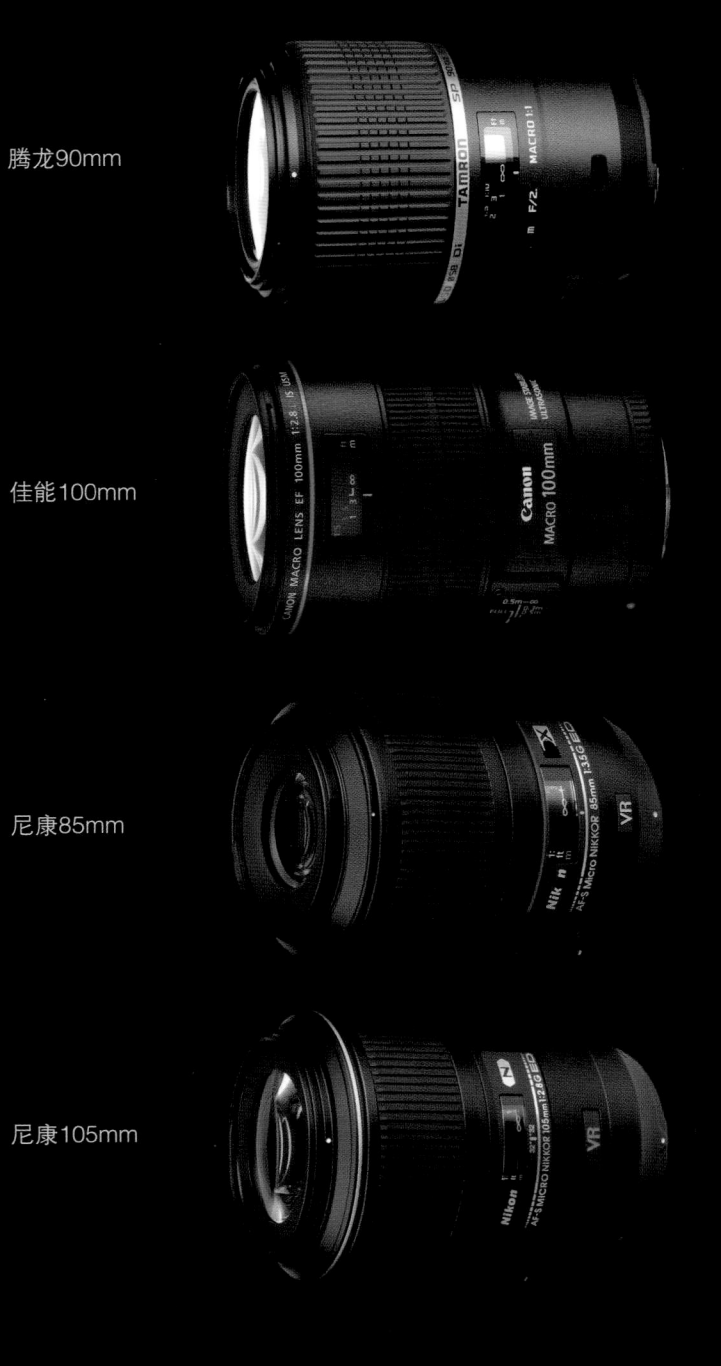

腾龙90mm

佳能100mm

尼康85mm

尼康105mm

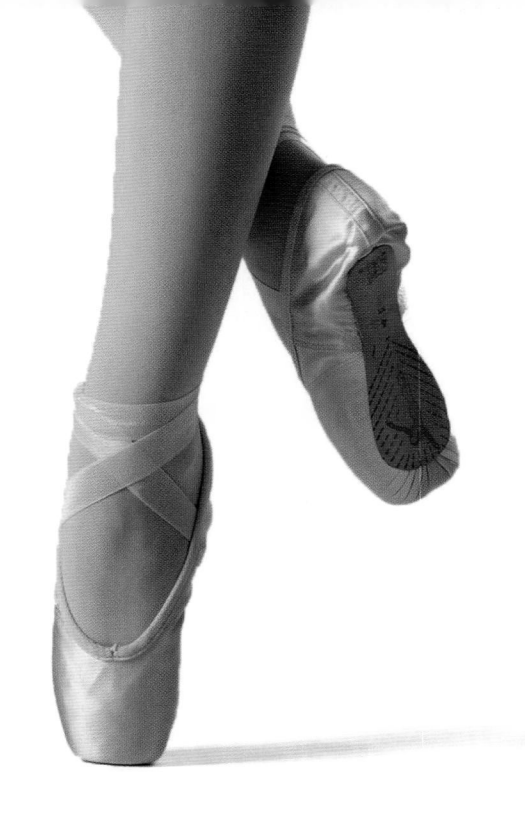

"毫无理由地选择了更长焦距"综合征

患病率：大概50％的医生会经历类似症状。这会影响大多数身高低于178cm的半画幅相机用户，他们往往是听信了别人的经验才购买了佳能100mm微距镜头或者尼康105mm微距镜头。半画幅相机机身的裁剪系数令镜头的等效焦距变长至150～160mm。身高不低于178cm的医生自己不会遇到类似的问题，但他们会忘记护士和助手的身高或许低于178cm。

症状：经典表现是在患者平躺后，拍摄者在牙椅12点钟位置"跳芭蕾"，拼命踮脚只为能拍到患者完整的微笑画面；双臂延展到极限却依然发现反光镜里的画面不完整；在诊室里不管怎么后退都拍不全患者的肖像照片。

治疗方案：考虑一下第三方的70～90mm微距镜头，如果是尼康用户的话可以选原厂85mm微距镜头①。

注①为译者注，扫描二维码获取视频讲解。

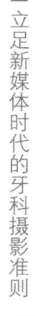

布光
Lighting

终于来到了牙科摄影中最容易被忽视的环节，就像其他摄影领域一样，布光总是被新手们忽视掉。应该牢记摄影的本质是光线在传感器上留下的信号。没有光就没有摄影。接下来开始深入了解各种光源及光源修饰附件，如何上演光与影的神奇魔术。

在牙科摄影中，会有两种类型的光线来源：连续光源和闪光灯。

连续光源如字面意思是一直保持常亮的光源。这类光源的主要应用场景是视频的拍摄。脑补一下新闻联播的画面，主持人的周围有大量高强度的连续光源，比如追光灯。这种方式很好，因为可以看到直观的结果并根据需要再做出优化调整。摄影师在拍摄前就清楚地知道光线的强弱关系是否恰当。当然，凡事有优点就有缺点。连续光源的设备通常很大、很贵，不便于移动。除了电费账单会带来"惊喜"以外，使用越久，产生的热量也会越大。所以，在一般的牙科诊室里使用不现实，我自己也不在牙科诊室中使用。

闪光灯能满足对光线特质的所有需求。体积可控、价格友好且便于携带，即便长时间拍摄也不会太烫手。最常见的闪光灯是相机顶部的内置闪光灯，弹开即可使用，但确实没什么价值。帮我个忙，已经都一起学到本书的1/4了，这意味着你对照片的视觉效果与我一样，是有追求的。既然如此，**千万不要使用相机的内置闪光灯**作为光源来照亮你的拍摄对象。因此，在之后的章节中，你再也不会看见"内置闪光灯"这个词。千万别用内置闪光灯！

临床实战中有用的闪光灯包括以下几种，我会按照以下顺序逐一展开讲解：环形闪光灯、双头闪光灯、热靴闪光灯和影棚闪光灯。

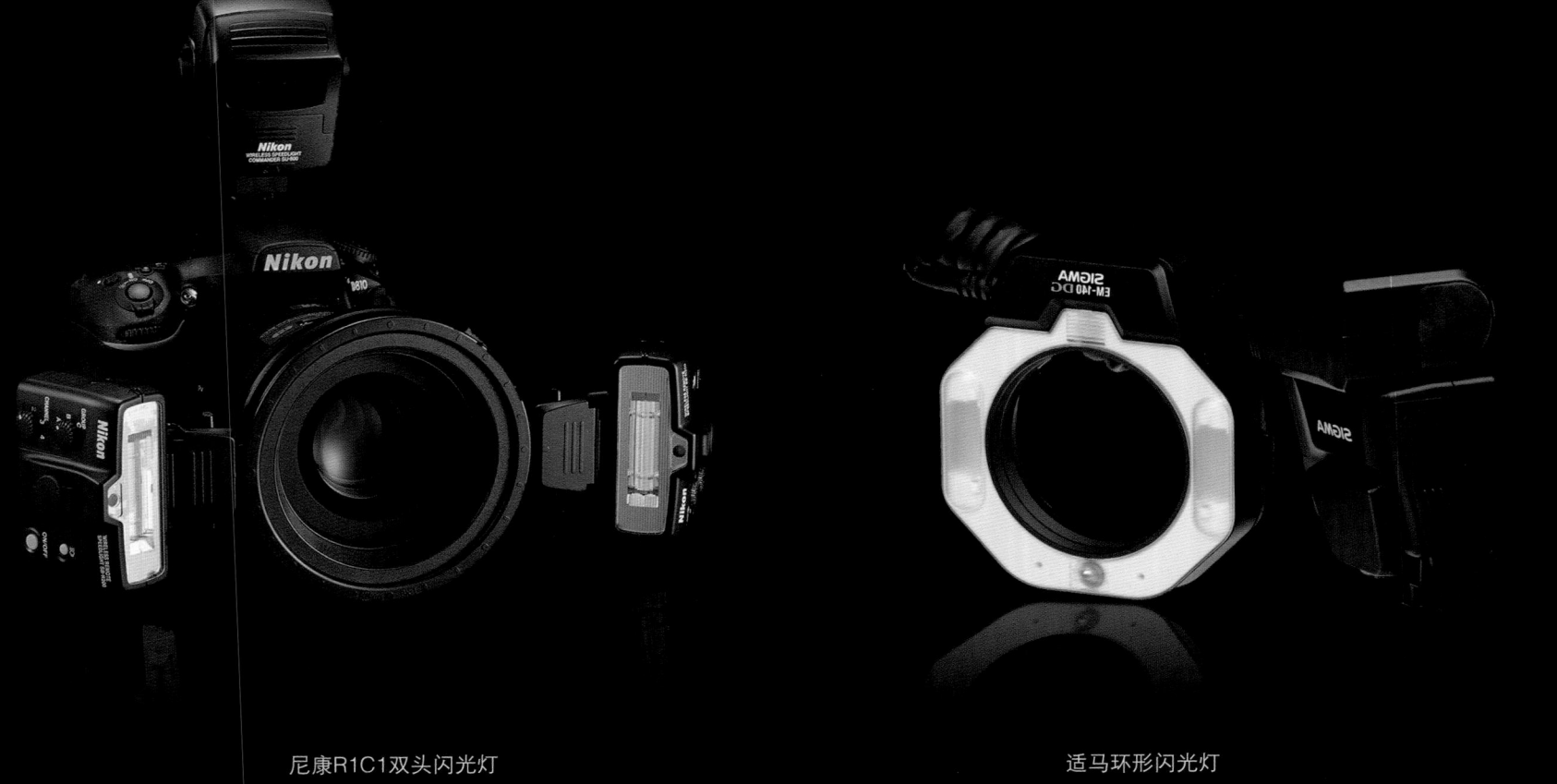

尼康R1C1双头闪光灯   适马环形闪光灯

环形闪光灯

目前环形闪光灯依旧是牙科诊所使用最多的闪光灯。主要原因是时间和空间都太有限。环形闪光灯能够提供合适的曝光，即便无法满足所有的应用需求，但大多数口内摄影流程中用它获得的效果还不错。环形闪光灯环绕着镜头发光，可令光线直射到最深的、最难进光的术区，比如龋洞深部。然而，当涉及那些令人渴求的、出众的、细腻的牙科摄影作品时，环形闪光灯就力不从心了。环形闪光灯的光线会在画面中央形成环形的高强度照明效果。当逐渐远离拍摄对象时，光线逐渐变弱直到画面开始曝光不足。在所有的照片中，一眼看上去就觉得效果很平面，没有任何特色。画面平平无奇，而且牙齿表面也没有任何细节。

遇到这样的困境时就需要考虑将闪光灯从相机上挪开，通过改变照射方式获得更好的效果。

双头闪光灯

双头闪光灯在牙科摄影中越来越普及。随着尼康R1C1的发售，双头闪光灯系统正在成为最被需要的闪光灯。然而任何已经购买了双头闪光灯的人都会发现，要出效果并不是那么容易的事情。为了获得双头闪光灯最佳的照射效果，必须把它的两个闪光灯安排在远离镜头的角度上。能够自由安排闪光灯才能让摄影师充分探索布光的各种可能性。问题来了，在牙科摄影时如需分离，便需要助手帮助拿闪光灯或用一个专门的闪光灯支架（参考第110页图片）。闪光灯支架的使用和双头闪光灯一样，并不容易掌握，同时还会明显加重相机的握持重量。此外，闪光灯支架用户还需要频繁地调整灯光的位置以免画面中出现不该出现的强烈阴影。在使用双头闪光灯后，得到的好处确实比操作复杂等缺点更有吸引力。通过调整可以获得几乎所有想要的照明效果。双头闪光灯体积不大，可在各种微距摄影中发挥效果。在技师的工作中，双头闪光灯同样能在桌面静物摄影中发挥很好的效果。

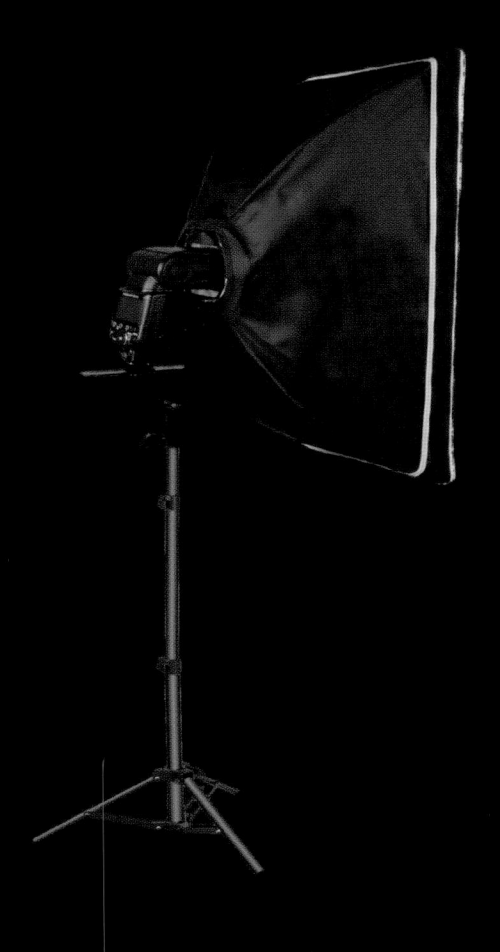

热靴闪光灯安装在柔光箱上

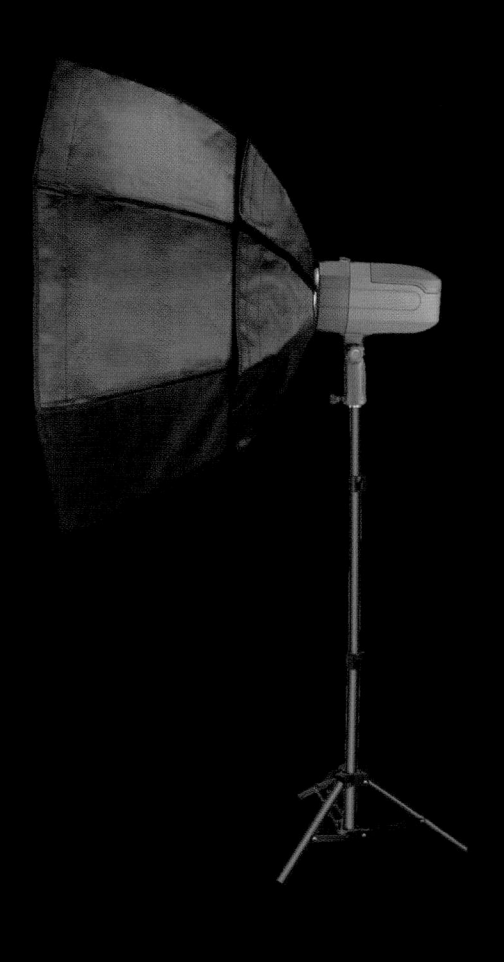

影棚闪光灯安装在柔光箱上

热靴闪光灯

我觉得热靴闪光灯才是牙科摄影中最理想的光源。近年来，突然出现一大批功率强劲但价格便宜得不可思议的热靴闪光灯。热靴闪光灯便于携带、价格低廉、功率强劲、表现稳定。双头闪光灯能做到的事情热靴闪光灯也能做到，但价格仅仅是双头闪光灯的1/10。相比双头闪光灯而言，热靴闪光灯的电池续航能力以及光线强度都更高，而且在搭配不同的光源修饰附件时兼容性也更好。使用热靴闪光灯后，牙科摄影作品层次感会一下子获得提升。

选择热靴闪光灯时，可以量力而行。当然可以购买昂贵但超级稳定的尼康或佳能原厂产品，买单时钱包在"淌血"，但拍摄效果绝对令人满意。也可以选择各种第三方热靴闪光灯，价格偏低，但遇到质量问题时就得将其想象成消耗品。只要是热靴闪光灯就行，因为灵活性对牙科摄影来说才是最重要的。当离机使用时，也就是说当热靴闪光灯并不安装在相机热靴上时，需要在相机热靴上使用控制器。在热靴闪光灯上可以配合小柔光装置、反射透射伞、柔光箱等。怎么用取决于你的需求。但有一点是确定的，一定要准备足够多的充电电池。

影棚闪光灯

顾名思义这才是专业摄影棚的第一生产力。影棚闪光灯会瞬间放出大量的光线（就像热靴闪光灯一样）。当诊所有一个独立的区域用于摄影时，影棚闪光灯会更适合。如果需要经常移动这些闪光灯，那或许就不适合你了。因为它体积很大、价格不便宜，而且相对容易损坏。要物尽其用，还需要更大的空间来发挥布光效果。当然，影棚闪光灯的优点也非常有吸引力。相比热靴闪光灯，影棚闪光灯在提供高强度照明的同时拥有更短的回电时间。这就意味着拍摄过程会更加高效、连续，相比于热靴闪光灯，拍摄间隔更短。此前说过的环形闪光灯和双头闪光灯在连续拍摄时的回电速度也比较慢。实现快速回电的原因是影棚闪光灯通常是插电使用的，这样也免去了电池的充电问题。虽然影棚闪光灯很好，但确实不太适合在诊室椅旁使用。此外，影棚闪光灯还带有造型光功能，便于预览拍摄结果和提高自动对焦效率。相比于热靴闪光灯，影棚闪光灯在拍摄前就能大致预览到一些布光效果。

稍后会分别讲解每一种闪光灯的使用方法以及对应效果。在接下来的章节中，会从人像、诊室、技工和艺术表达等方面深入展开论述。

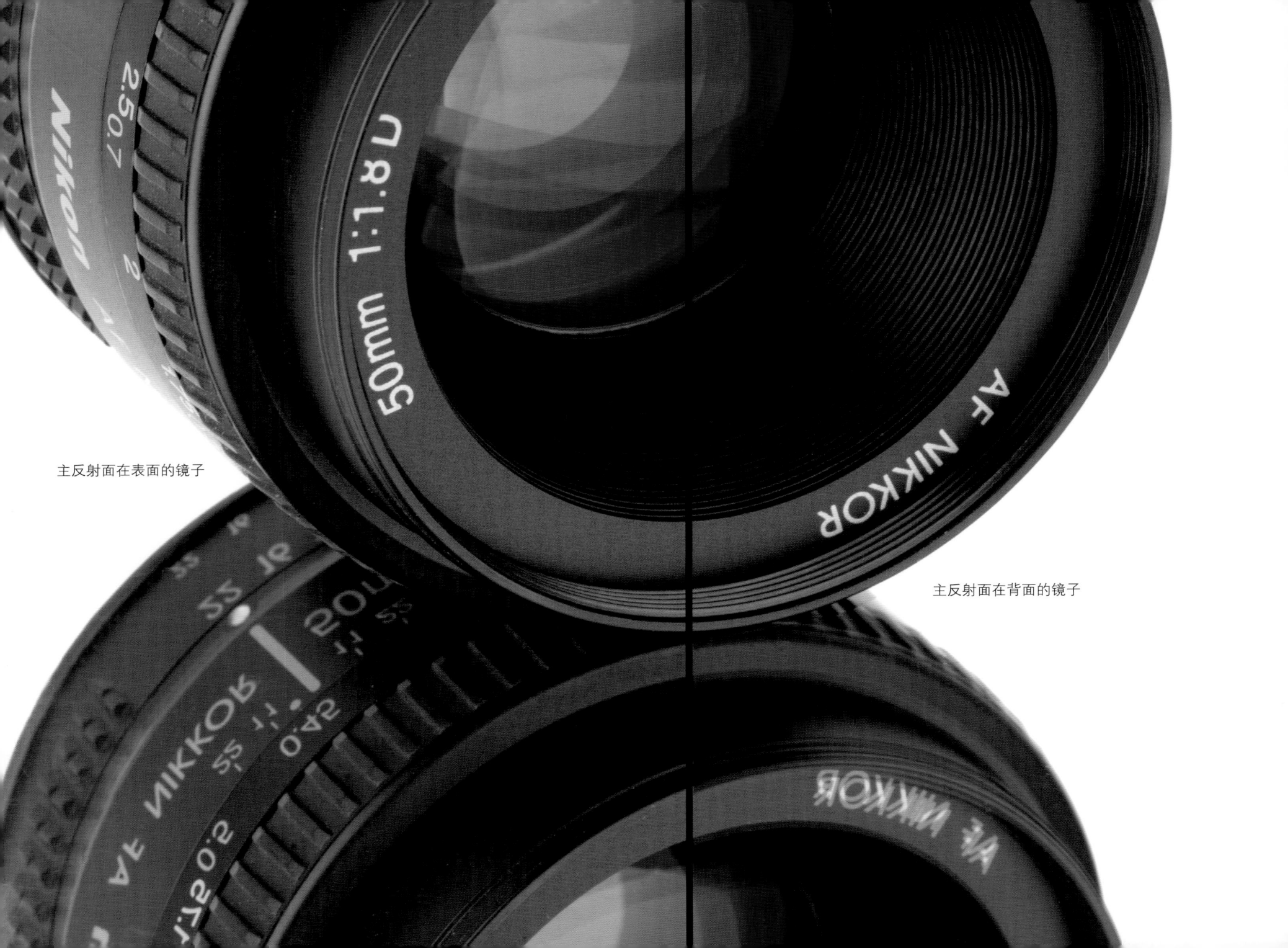

主反射面在表面的镜子

主反射面在背面的镜子

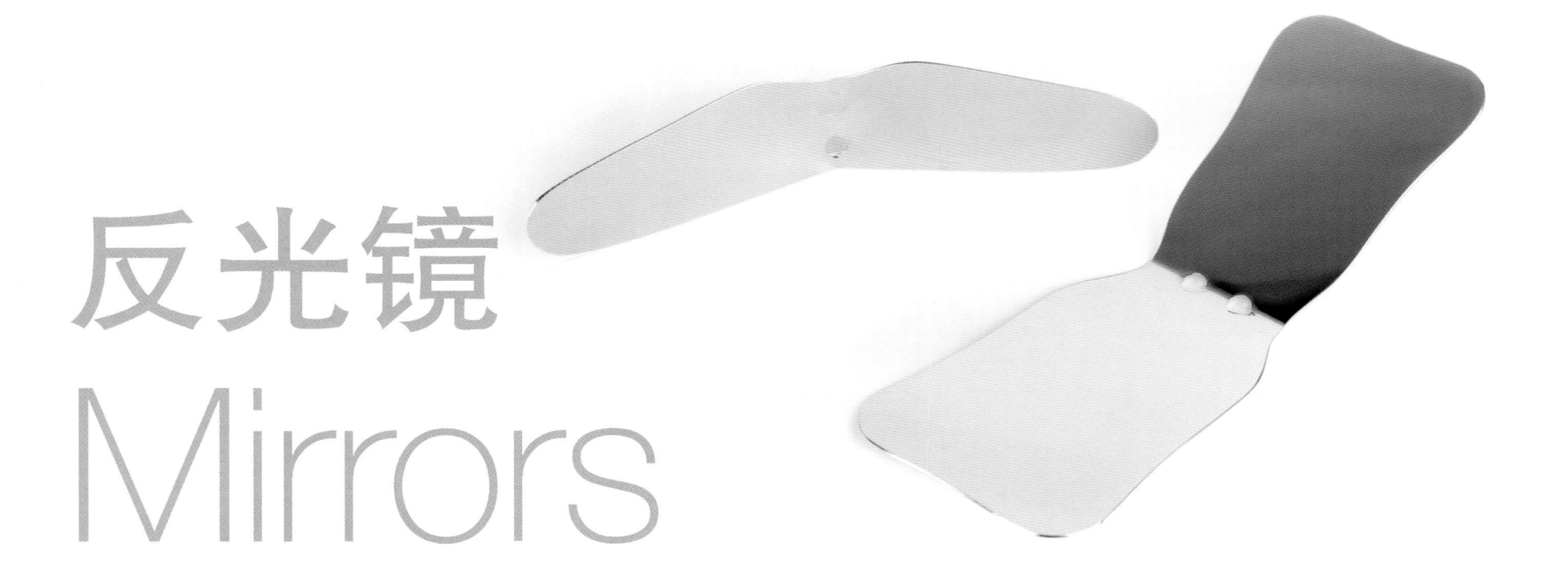

反光镜
Mirrors

如果选择使用玻璃材质的口内摄影反光镜，就必须区分主反射面是在镜子表面还是在镜子背面。镜子的反光涂层如果涂布在镜子表面，使用时拍摄的结果中不会看到"鬼影"。镜子的反射涂层如果在镜子背面，从原理上说，全部光线应该都能穿透镜子的玻璃层到达涂层面后反射回来。但某些情况下，部分光线会在镜子表面发生反射，产生类似于重影的"鬼影"效果。

任何情况下，一个干净且无重影的影像才是真正被需要的。你会问：为什么不一直使用反射面在表面的镜子呢？答案只有一个字：钱。多数情况下，这种镜子贵多了。此外，既然反射面在表面，就意味着更容易被划伤，因为划伤不得不"退役"的镜子在牙科诊室中再常见不过了。

金属反光镜按照反射面来分类的话属于反射面在表面的。如果金属反射面是纯粹的抛光结果，而不是反射涂层的话，耐磨性会更好。我喜欢使用金属反光镜，因为金属反光镜更可靠、更薄，使用起来也很方便。

黑背景
Contrasters

黑背景是一系列不同的小工具的统称，在口内摄影中提供纯黑色背景。大多数小工具有不同的尺寸，部分材质还可以少许弯折，这一点很便利。但它们有一个共同的缺点：消毒起来会很麻烦。不管用什么方式消毒，你很快就会发现它们开始变灰。有不同的品牌可选择，有纯金属搭配表面黑色涂层的，也有表面是一层黑色硅胶的以使光线的反射更少。黑色硅胶版本还提供一定的自由弯折效果，在特定场景下使用还是很方便的。

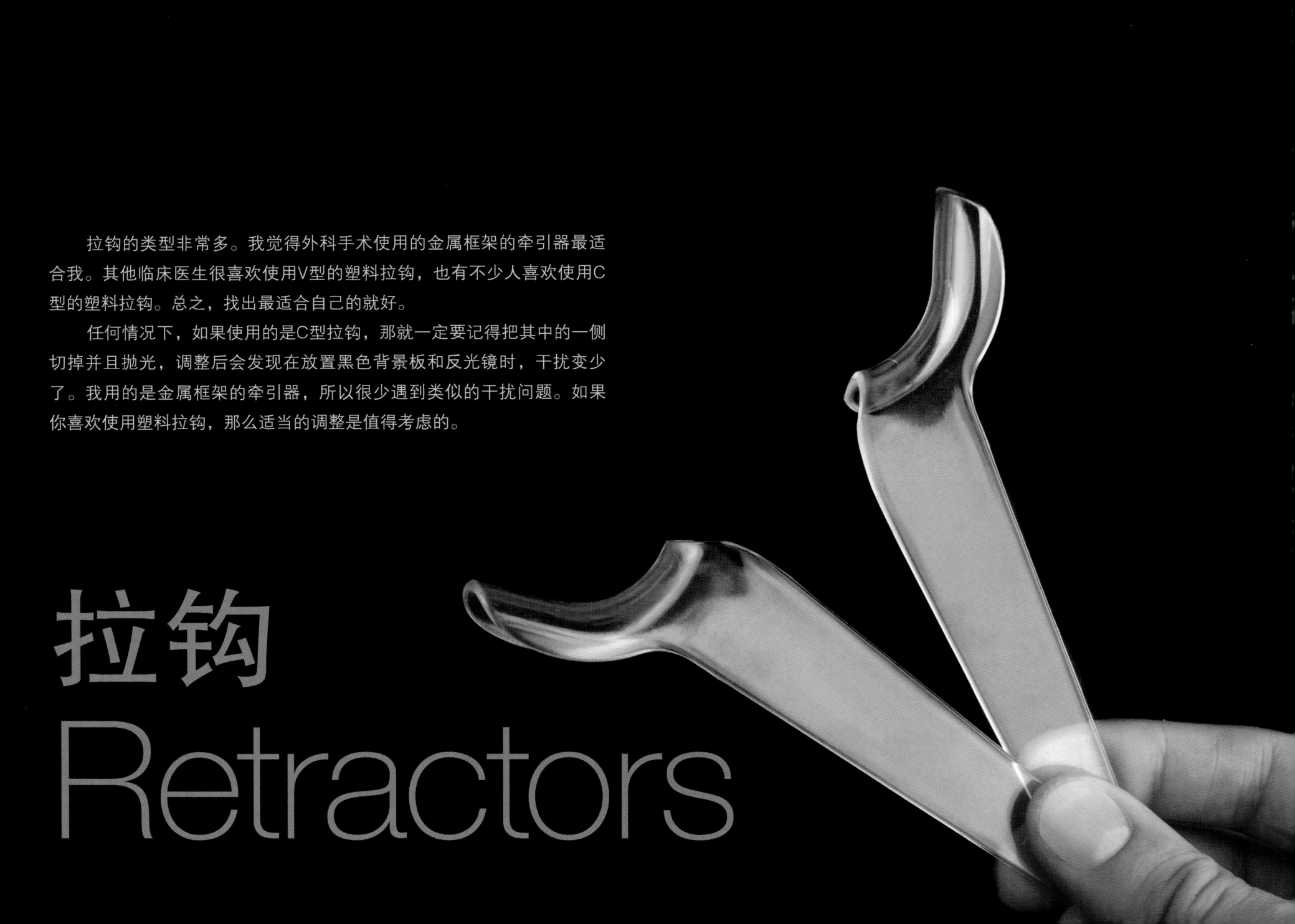

拉钩的类型非常多。我觉得外科手术使用的金属框架的牵引器最适合我。其他临床医生很喜欢使用V型的塑料拉钩，也有不少人喜欢使用C型的塑料拉钩。总之，找出最适合自己的就好。

任何情况下，如果使用的是C型拉钩，那就一定要记得把其中的一侧切掉并且抛光，调整后会发现在放置黑色背景板和反光镜时，干扰变少了。我用的是金属框架的牵引器，所以很少遇到类似的干扰问题。如果你喜欢使用塑料拉钩，那么适当的调整是值得考虑的。

拉钩
Retractors

3

人像摄影技巧
Portrait Photography

人像摄影是牙科工作中不可或缺的重要部分。随着人们对牙科数码摄影与数字微笑设计（Digital Smile Design，DSD）的兴趣日益增加，拍到赏心悦目的人像照片也逐渐成为人们追求的目标。如果你之前已经有认真在做牙科口内常规照片记录的话，就意味着基本上已经拥有了全套优秀人像摄影所需的设备。本章会逐一讨论不同闪光灯照明方案的优势与局限性。一切的核心都是布光即如何运用光线的问题。此外，还会讲到如何获得纯黑色和纯白色背景的人像照片。

　　在拍摄患者肖像时，第一要务就是请他/她离开牙椅。不管你有什么想法，千万不要让患者在牙椅上拍摄人像照片，不利条件真的太多了。我知道此刻又有一些读者打算合上本书，心想"米盖尔·A. 奥迪兹，你这就给我出难题了！除了在牙椅上拍摄人像，难道患者还有别的地方可去吗？"我知道大多数人的诊室并没有额外空间设置专门的人像摄影区。事实上，如果希望有较好的人像摄影效果，还是需要一点布光空间的。不妨考虑在走廊或候诊区物色适合的地方，发挥一下你的想象力，

因为有空间后，你的人像照片会极大地回馈你的付出。

　　找到拍摄地后就可以开始考虑镜头的选择了，（对于尼康半画幅相机用户来说）这时如果有一只85mm微距镜头就再好不过了。其实任何微距镜头都是不错的人像镜头，唯一区别就是当拍摄人像时工作距离会有所不同。根据使用镜头的等效焦距差异，可能需要额外后退1~2m。所以找个走廊做人像摄影区，在空间上会自由许多。

　　这时你希望患者能放松下来。大多数人站立的时候是无法放松的。所以，给患者准备一张椅子很重要，但这样才做到了一半。你也需要坐下来。多数情况下，患者的身高与拍摄者的身高存在差异。如果放任高度差不管的话，就会在照片中反映出来。更高或更低的拍摄角度都会带来面部比例的形变。所以，正确的做法是：后退，坐下，然后开始享受拍摄。

　　下面，我将讲解不同的布光系统、背景颜色的选择、闪光灯的具体位置选择以及一些经验技巧。

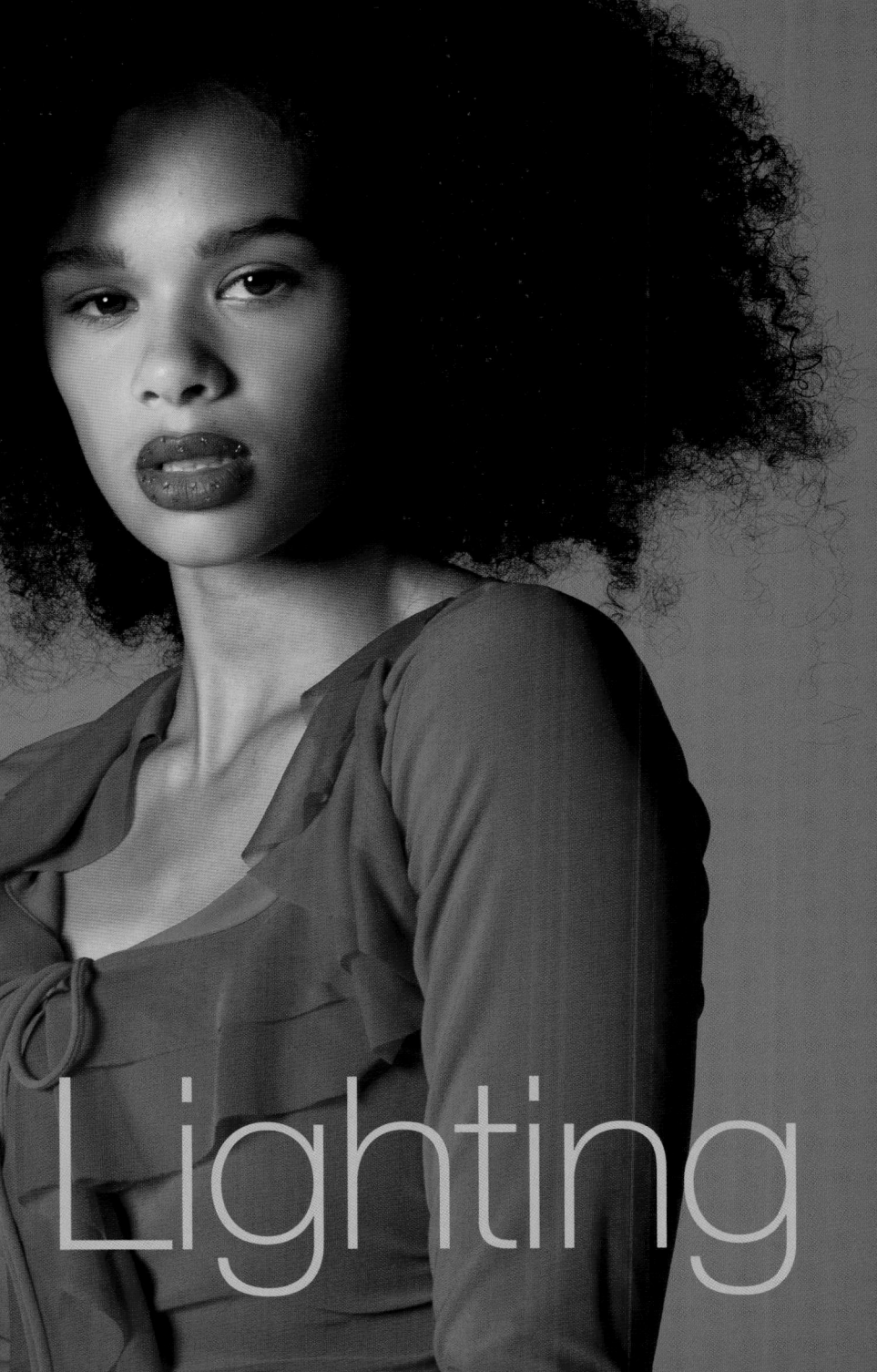

是时候具体讨论可能会用到的不同布光系统以及在人像摄影中分别会获得怎样不同的效果了。分下面4个常见类型展开：

- 环形闪光灯
- 双头闪光灯
- 热靴闪光灯
- 影棚闪光灯

布光系统
Lighting Systems

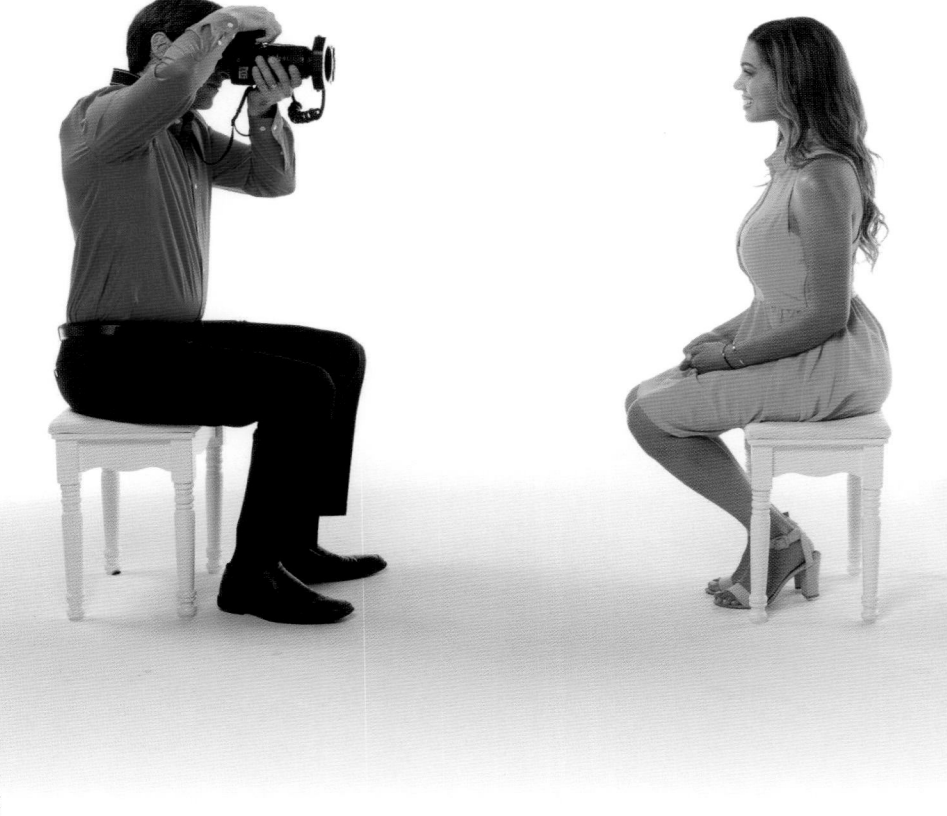

环形闪光灯

在嘴角牵拉程度有限的情况下，环形闪光灯最适合做口内常规摄影的照明。但遇到有一定美学追求的场景，环形闪光灯就显得不怎么够用了。前面说过，如果用环形闪光灯拍摄患者人像的话，经常会遇到曝光不足的问题。从拍摄口内到拍摄人像，你足足后退了约2m，后退期间光照强度呈指数关系减弱。也就是说，当你与患者的距离加倍时，光线的照明强度降低到原来的1/4。如果距离增加到3倍，照明强度则衰减到原来的1/9。

在人像拍摄中，确实可以通过调整f值到13左右来提高进光效率。请不要继续改变f值，因为随着f值减小，DOF也在减少。如果DOF不够，人像照片也是不合格的。你还会考虑把快门速度设置到1/100秒。但千万不要比1/100秒更慢，不然照片中可能出现抖动模糊。即便如此，照片依旧会看起来曝光不足。你不得不提高ISO数值到400甚至800。在做完这些调整后，或许能获得一张曝光合适的人像照片。但是，你会发现照片中心的亮度很高，人物四周有阴影且越往边缘越暗，整体效果很差。若不信，看下一页，使用环形闪光灯总是能让患者的形象大打折扣。

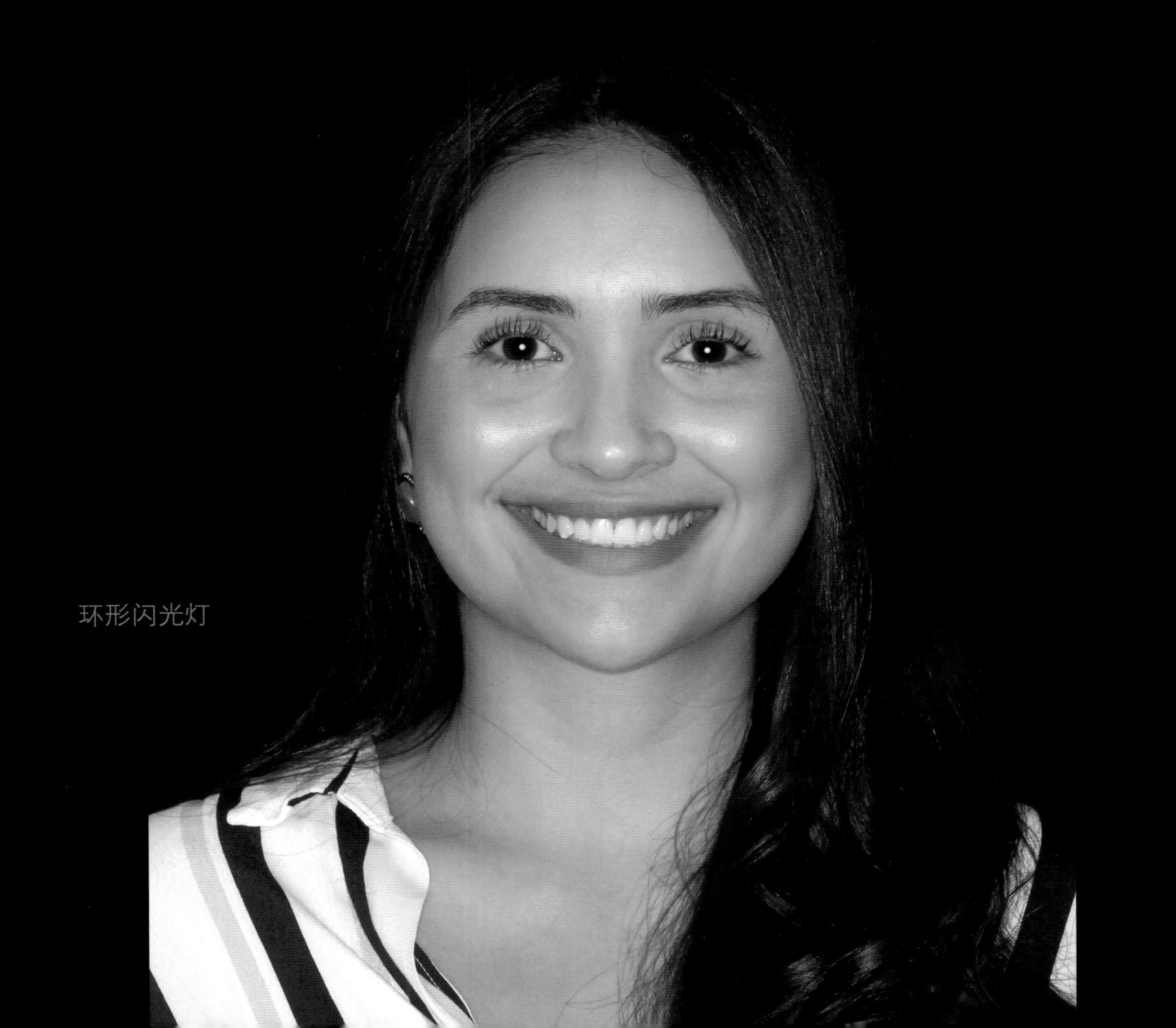

环形闪光灯

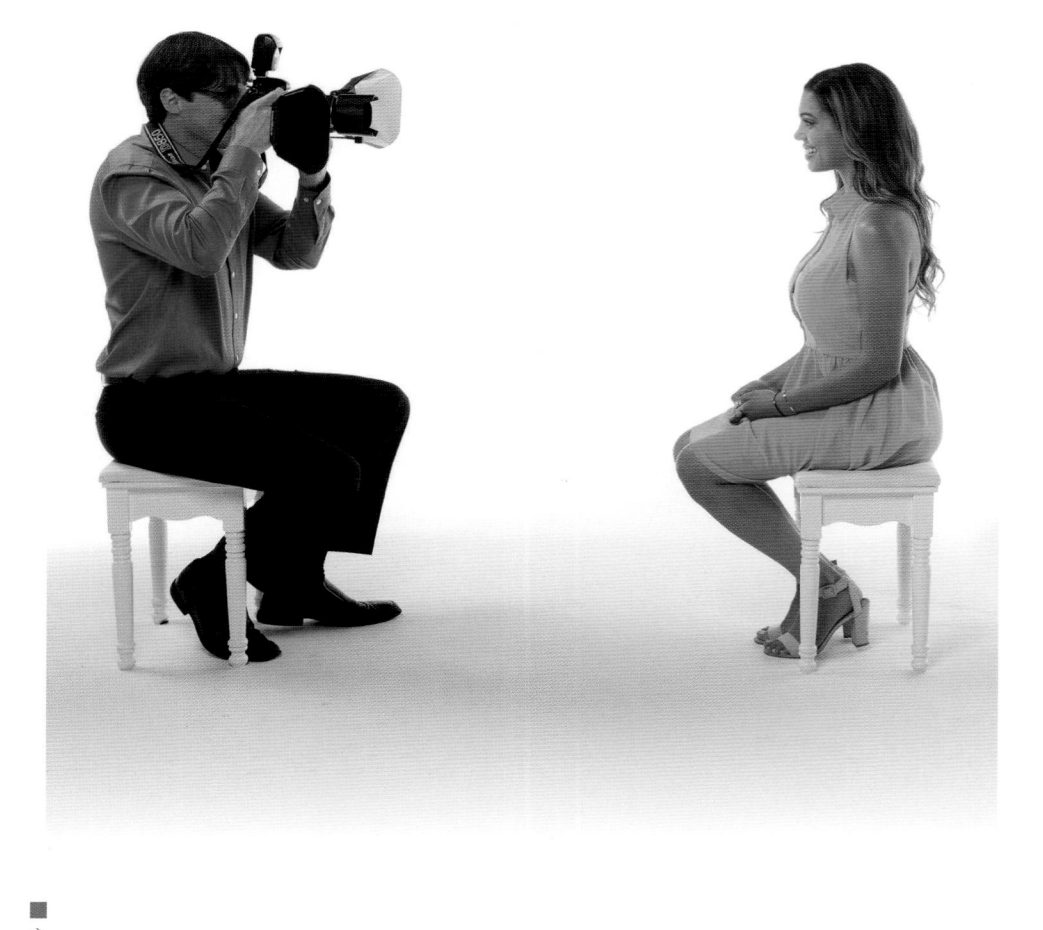

双头闪光灯

使用双头闪光灯会获得明显优于环形闪光灯的效果。如果你恰好有尼康R1C1⑥，那么恭喜你。尼康R1C1是一套无线闪光系统。如果你使用系统自带的环形附件连接闪光灯，结果就像你花了很多钱，买到的还是1个环形闪光灯。使用双头闪光灯的要领是将闪光灯和相机分离开。刚才说了尼康的R1C1是无线的，更方便，佳能MT-26EX RT双头闪光灯则是有线的，但不管哪种都可以把闪光灯和相机分离开。

重点还是将灯光从镜头正前方移开并给予一定的光线扩散效果。许多人在牙科摄影中会使用第三方的柔光装置，比如说LumiQuest这个品牌。LumiQuest推出过UltraSoft（含固定带）的版本，我觉得是目前最佳的选择。在闪光灯支架的辅助下，可以拍出更好看的照片。

理想状态下，其实闪光灯是可以直接放在两个独立的闪光灯站架上的，如此一来，相机与闪光灯的位置关系就彻底解放了。当然，助手多的话就直接让助手拿着也无妨。这番努力后，就能拍到很好看的人像照片了，照片中的光线看起来很均衡，人物皮肤的细节质感也被优化地表达出来。这样做还可以确保不管相机怎么移动，布光效果是稳定不变的。但还是要说这么做的缺点：尼康R1C1使用的电池续航时间很短；佳能双头闪光灯不是无线的，在分离的距离上并不完全自由。

注⑥为译者注，扫描二维码获取视频讲解。

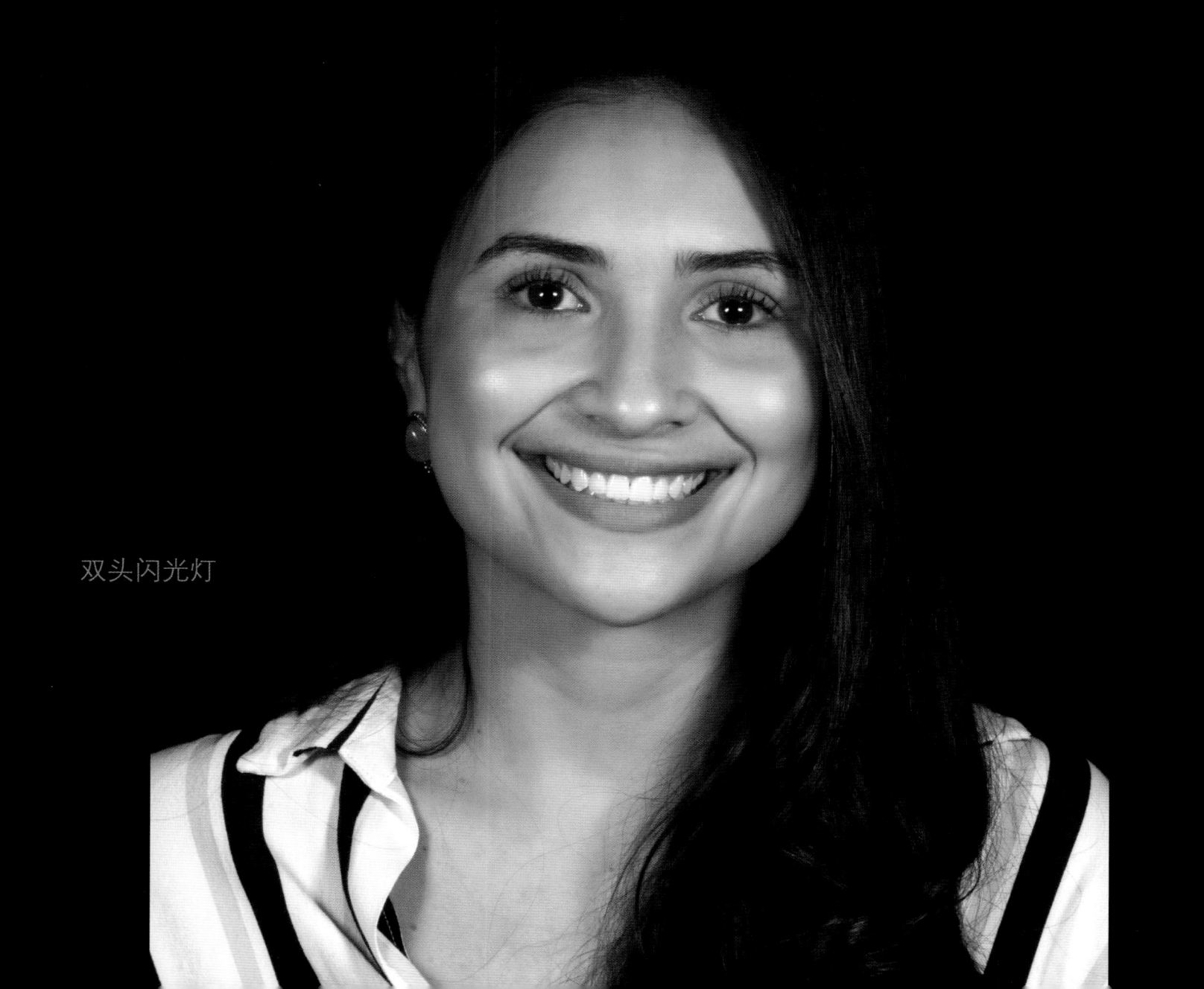

双头闪光灯

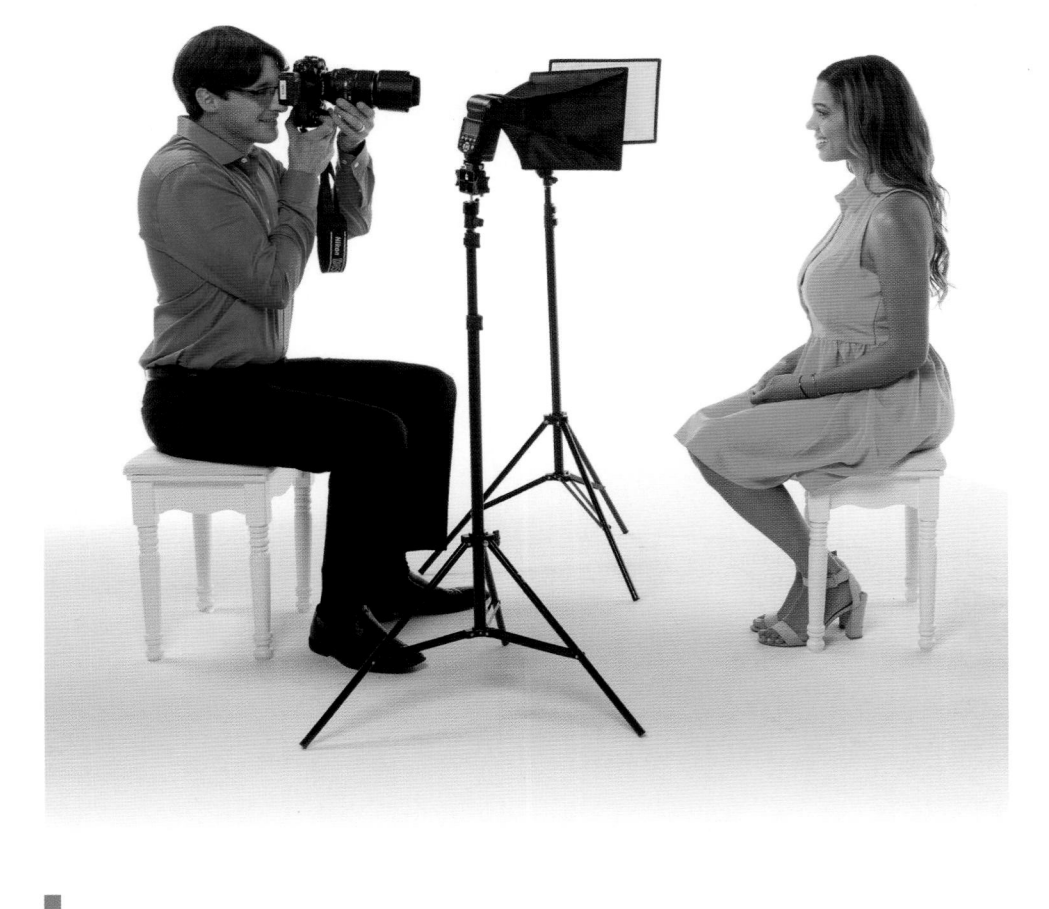

热靴闪光灯

　　在性能、预算以及泛用性上，热靴闪光灯绝对是最好的选择。买1个控制器，搭配2～3个不贵的热靴闪光灯就足够让人像摄影效果有质的飞跃。将3个热靴闪光灯安放在简易的闪光灯站架上，可以轻松地拍到纯黑色或纯白色背景的人像照片。

　　牙科摄影中优先考虑使用热靴闪光灯的首要原因是：它可以非常容易地与相机分离使用。这不但使握持相机的分量轻松许多［再见了，配合双头闪光灯的古怪支架（参考第110页图片中支架）］，长时间使用后，手腕也不容易痛。最重要的是，这种分离方式可以极度灵活地调整光线的角度位置。

　　当然，电池续航时间久是本方案的另一个显著优点。每个热靴闪光灯都装载4节5号电池，这样回电速度会明显比双头闪光灯快，拍摄时的体验会好很多。

　　此外，有很多兼容热靴闪光灯的第三方柔光装置的选择。从小型柔光装置到大型柔光箱都可以搭配使用。柔光装置的光面越大，人像照片看起来就越柔和。设置方式也与双头闪光灯一样。在患者左右、前方约45°角的位置上各放置一个热靴闪光灯，记得要搭配柔光装置。灯光与患者的距离越近越好，至于为什么要近一点，我稍后再详细解释。

　　近5年来，热靴闪光灯越来越便宜。兼容的附件如三脚架、各种支架、反光透光伞以及柔光箱的价格也在逐年下降。打造一个适合自己诊室的、多功能的、预算合理的拍摄空间至关重要。推荐优先考虑使用热靴闪光灯来搭建，优点是轻便、设置容易、便于收纳。

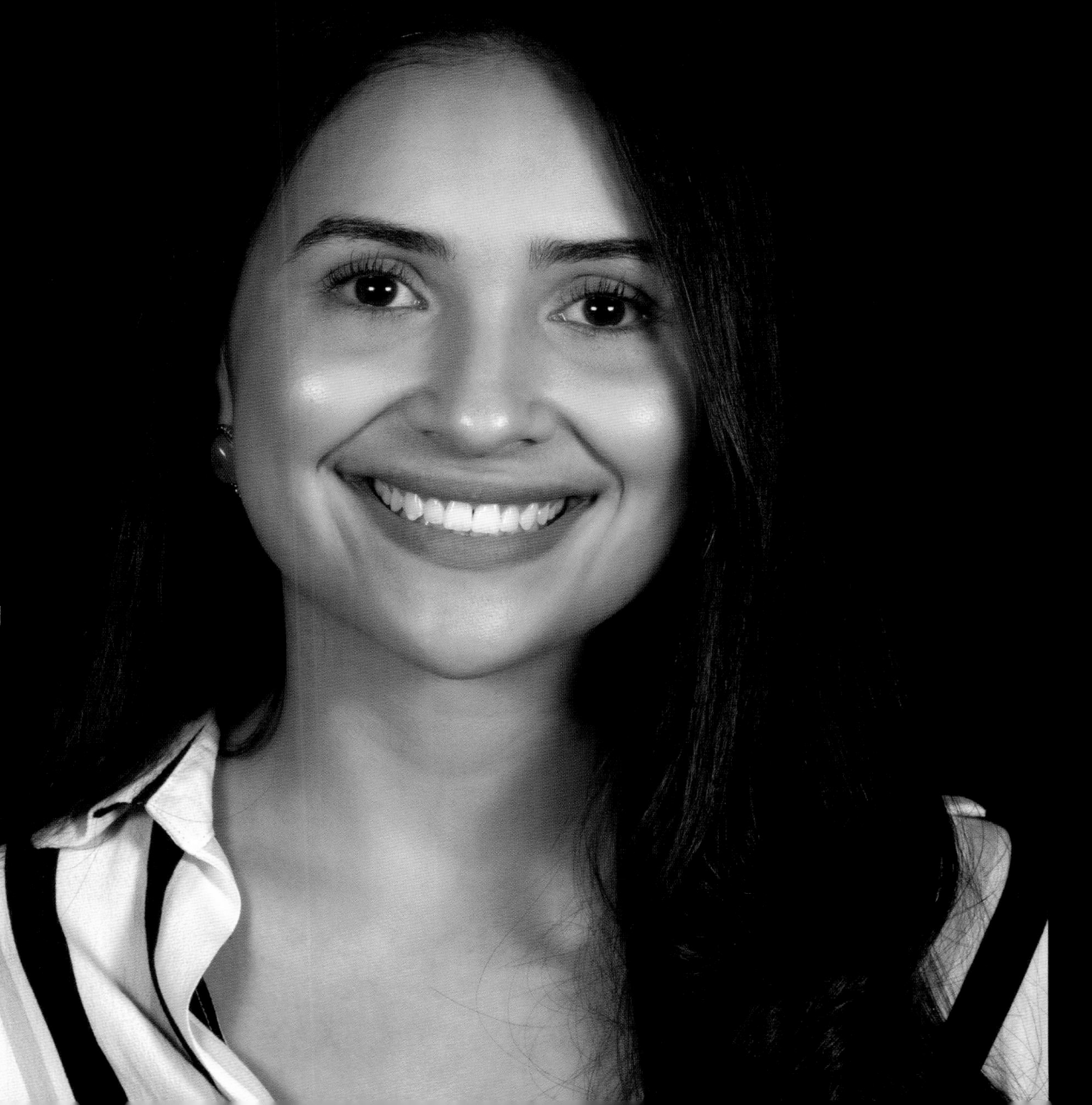

经柔光装置优化后的
热靴闪光灯

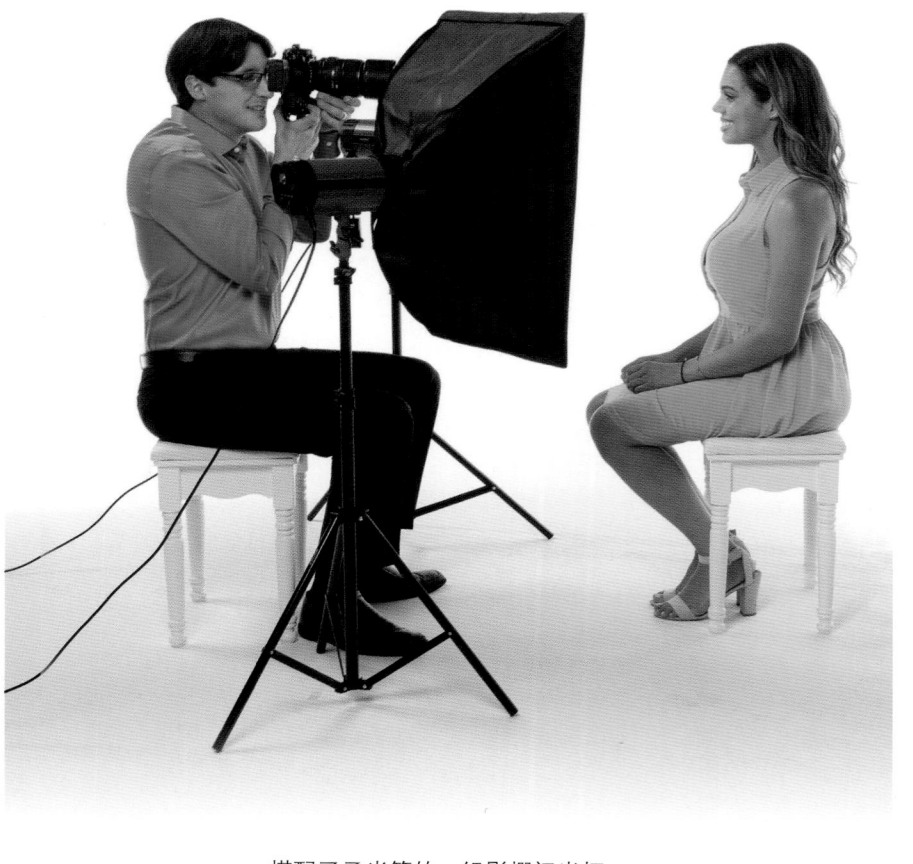

搭配了柔光箱的一组影棚闪光灯

能获得目前为止最佳的拍摄效果

影棚闪光灯

影棚闪光灯自然也值得考虑，前提是有专门的空间用来拍摄人像照片。影棚闪光灯的回电时间更短，每张照片的拍摄间隔可进一步缩短，不用等闪光灯回满电再按快门。与热靴闪光灯一样，影棚闪光灯也有各式各样的反射式/弥散式光源修饰附件可供选择，比如各类柔光箱、大型反光伞，甚至还有专门为影棚闪光灯设计的型号。合适的附件可提升光线的照射效果。

但是问题来了，影棚闪光灯的设置相对复杂，而且很难收纳、存放，甚至在使用过程中因为自身特别笨重会让操作变得更麻烦。影棚闪光灯的发光单元也相对脆弱，相比廉价的热靴闪光灯来说需要更多的日常养护。出门带影棚闪光灯……不说了，想想都很累。如果你在不同的地方出诊，千万别以为影棚闪光灯可以被搬来搬去。

因为灯体自身变大、变重了很多，作为支撑的闪光灯站架也要选粗重一些的。拍摄不同效果的照片，为了最佳效果所需的调整会随之变得更难掌握一些。最后因为供电问题，你和患者一不小心还会被电源线绊倒。

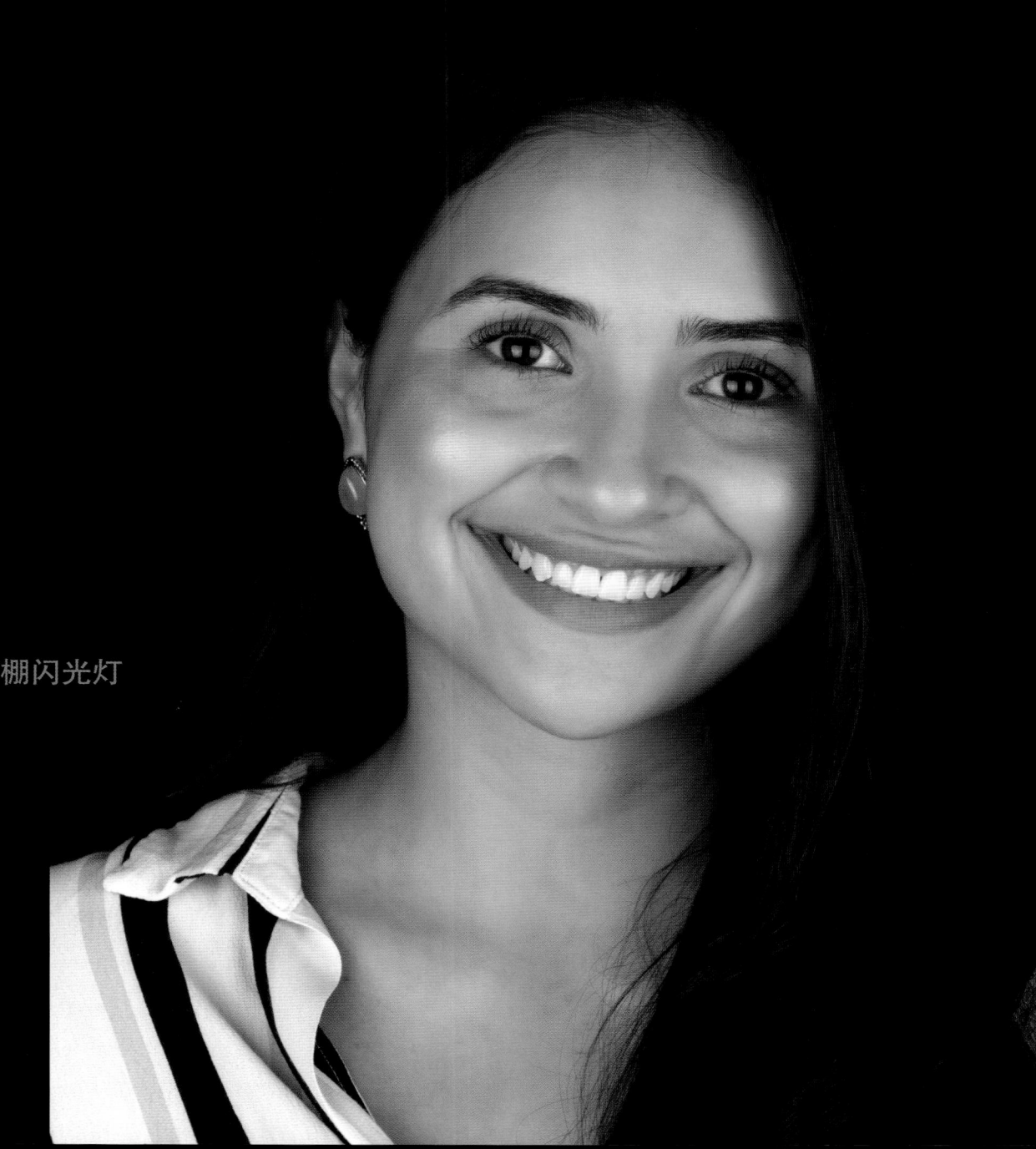

棚闪光灯

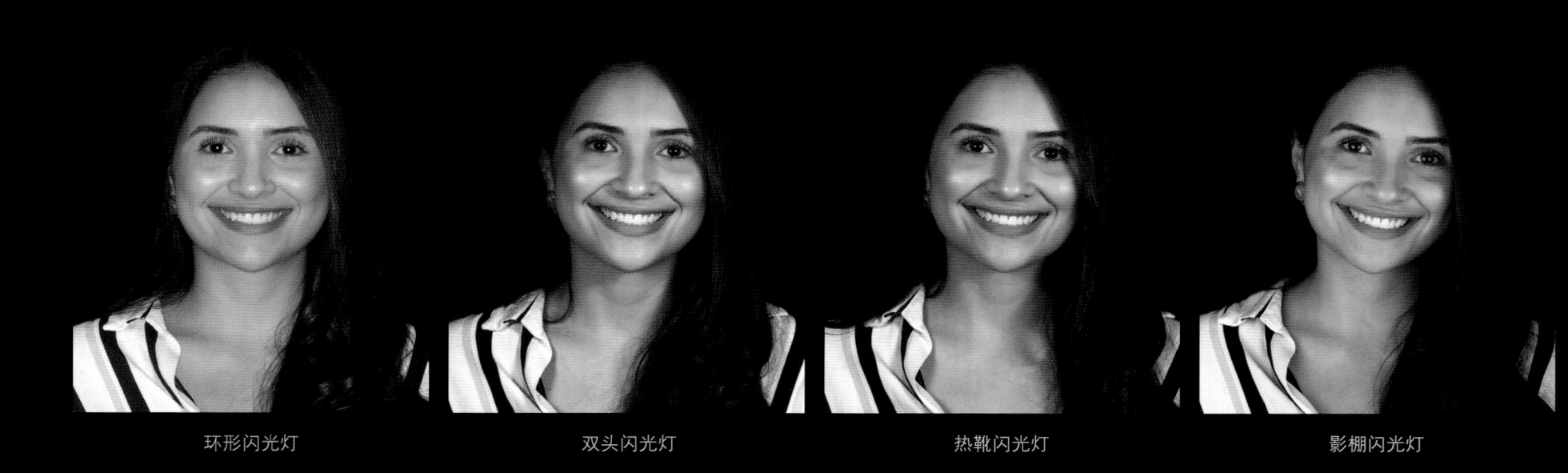

环形闪光灯　　　　　　双头闪光灯　　　　　　热靴闪光灯　　　　　　影棚闪光灯

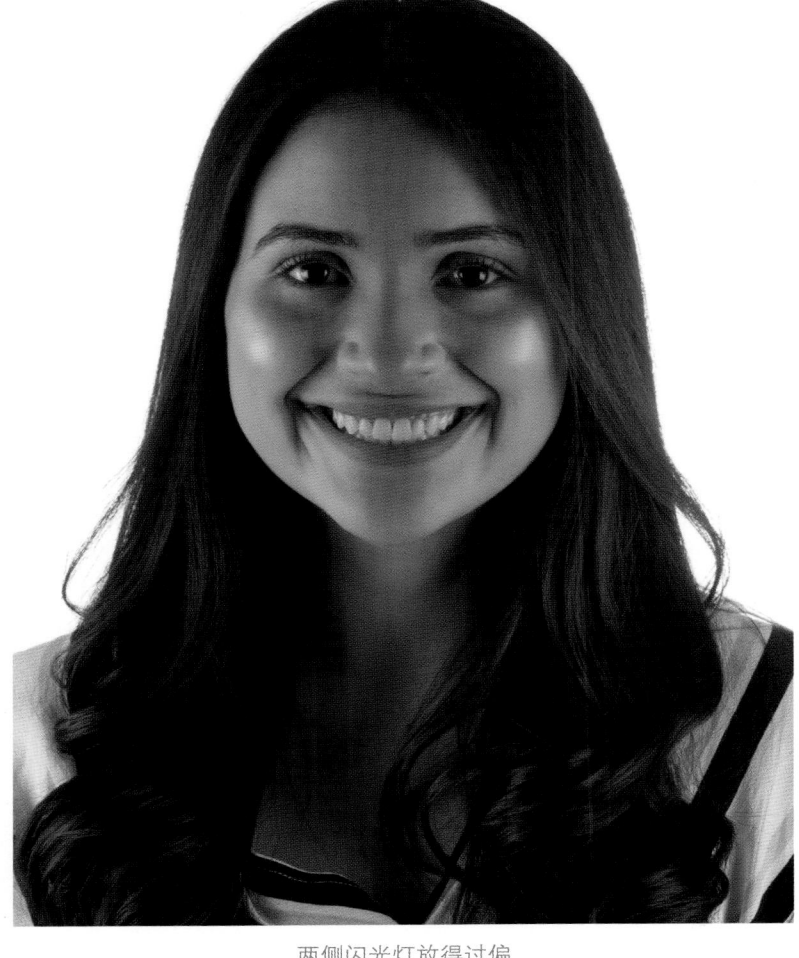

两侧闪光灯放得过偏

闪光灯的布局

　　如果将闪光灯布置在患者两侧，但是位置太偏、入射角夹角太大甚至接近180°时，患者面部中间会出现垂直方向的阴影。理想状态应该是两个闪光灯分别位于患者左前方45°角和右前方45°角附近，两侧光线入射角的夹角约为90°。

柔光罩 vs 反光铲

　　柔光罩的目的是令光线发散和扩散，往往直接被安装在闪光灯的发光单元前方，闪光灯发出的光线会先通过柔光罩。这个装置的目的是让光线散开后变得柔和。如果此时把柔光罩优化过的散射光线再做一次反射，将能够获得最大限度的光线柔化效果。举个例子，可以把装有柔光罩的闪光灯指向屋顶或者一侧的墙壁，以墙壁作为反射面，最终将光线投射到被拍摄物体上。

　　既然说到了反射面，不管具体材料是什么，目的只有一个：让最终投射到物体上的光源面积变大。既可以购买之前提到过的成品反光铲，也可以利用手边任何有用的资源，包括且不限于一张白纸、一面白墙、天花板等。闪光灯的光源经过反射面后会变大许多，使照射结果更柔和、更均匀。

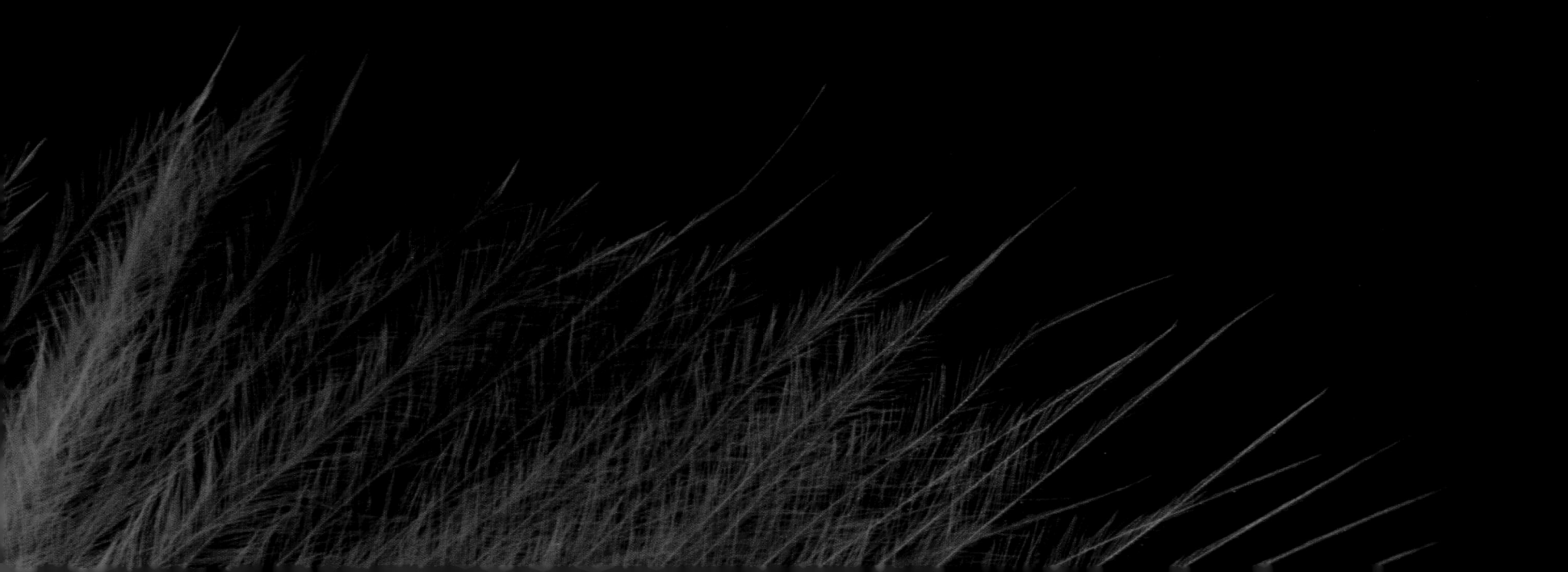

简单不贵的小诊室空间布光方案

现在开始展示不同的布光方式，都是为空间有限的诊室量身打造的。需要3个简易闪光灯站架、3个热靴闪光灯、2个柔光罩、足够的5号充电电池，如果没有白墙作为背景，也可以准备一块浅色背景布。

收纳时可以不将闪光灯从架子上拆下来，简单地合拢站架的3条腿，如果柔光罩可以折叠，也折一下，放在门后或者橱柜里就好。热靴闪光灯确实能搭配大型柔光箱来使用，但收纳问题也会随之而来。

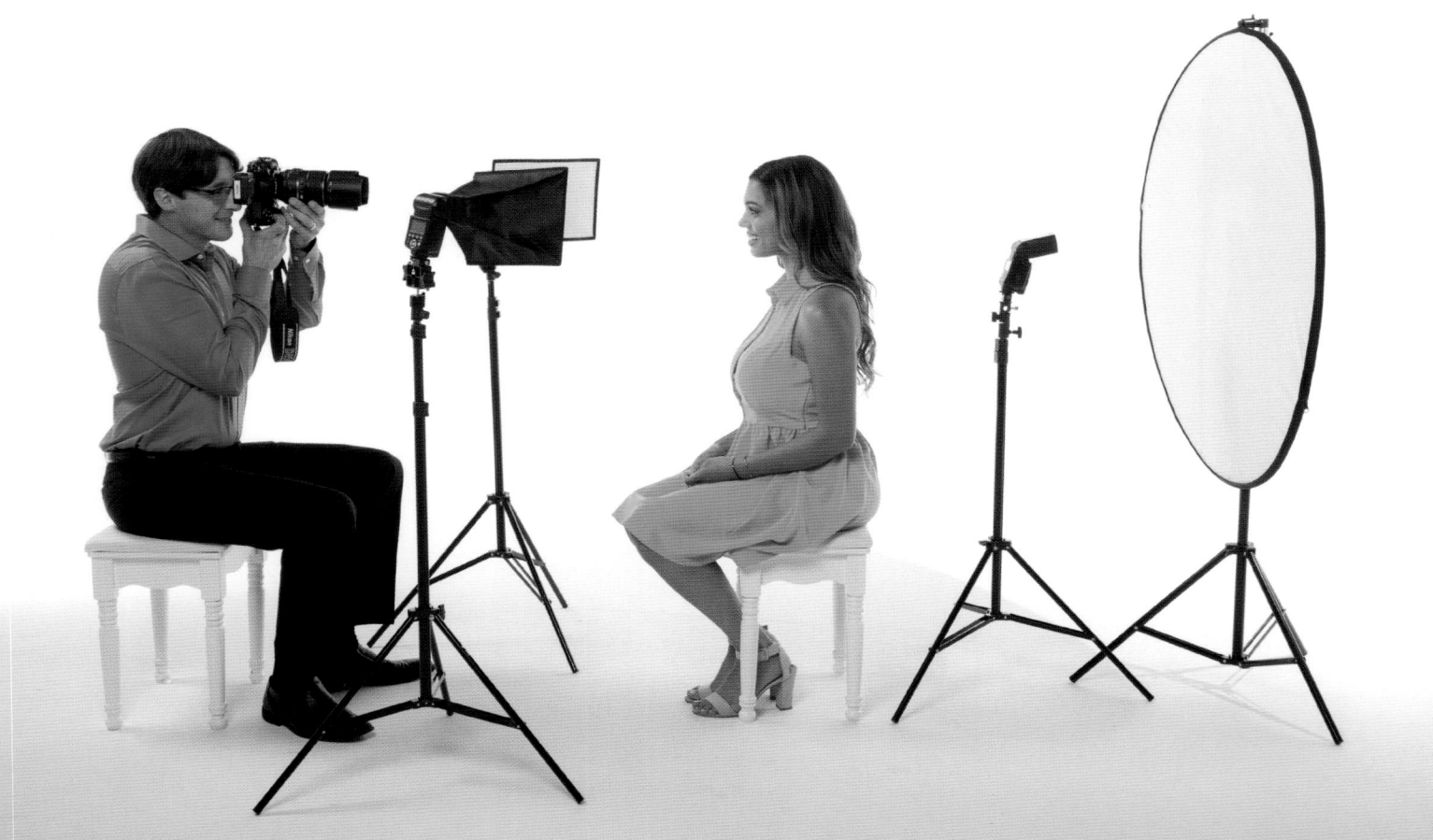

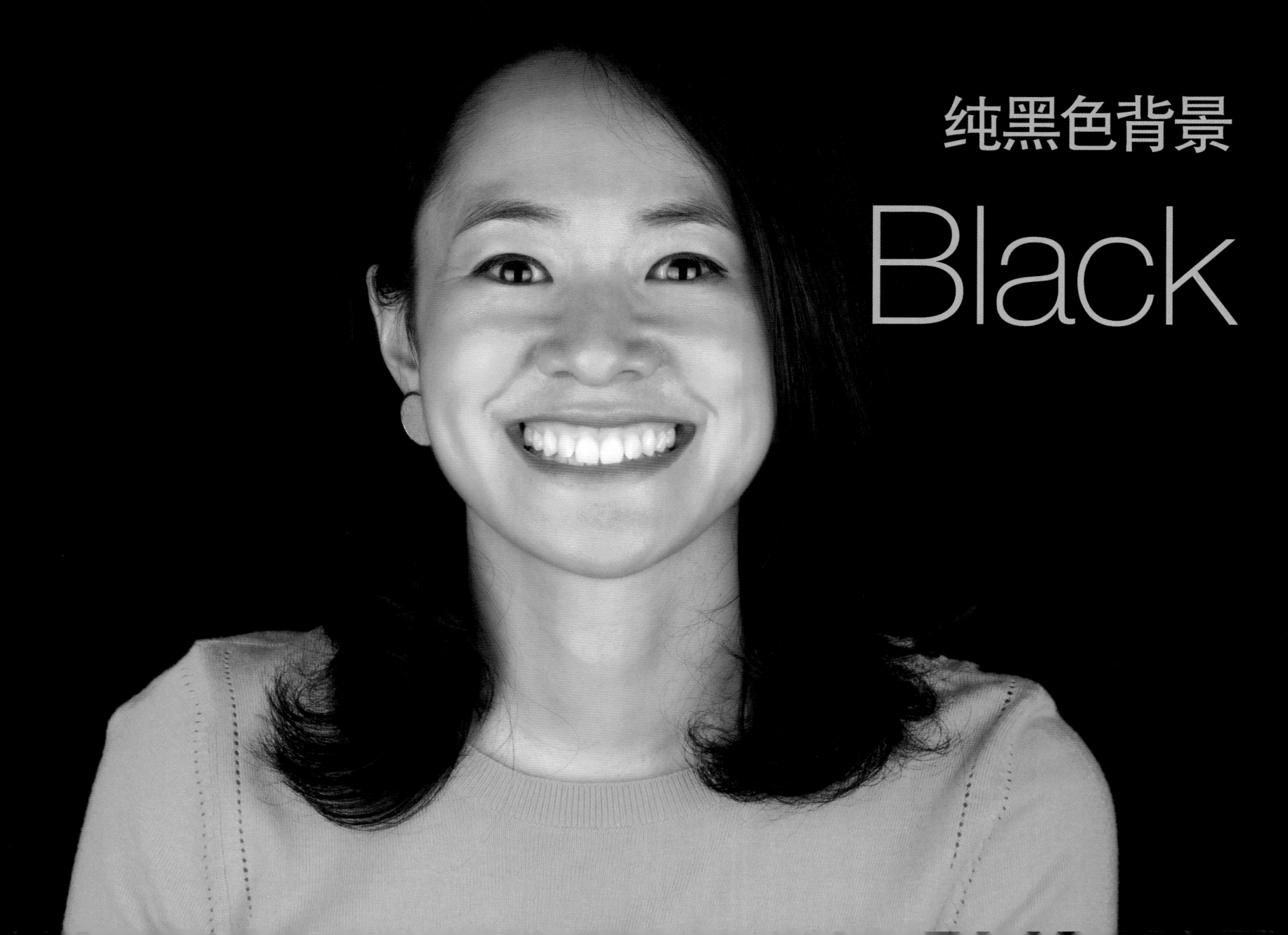

背景颜色的选择
Background

纯黑色背景的拍摄充满了挑战。很多情况下，会得到深灰色，而不是所期待的纯黑色。选择表面反光尽可能少的面料，放置的位置也应该尽可能远离患者。如果你的空间有限，实在没办法时，还可以尝试更大的光圈f值。f值增大后，作用于背景的效果比作用于被摄主体的效果强许多。所以，增大f值后的背景会显得更暗一些。再尝试调整快门速度、ISO或者闪光灯距离来弥补因为光圈变化引起的曝光不足⑦。

使用纯黑色背景时会发现如果患者的发色也很接近黑色，头发和背景会混在一起。如果出现类似的问题，建议在患者的身后高高架起第三个闪光灯，对摄影师来说，放在10点钟位置，灯头45°角朝下对着患者的头顶。这个闪光灯的功率一定不能设置为100%，我的经验数值是1/8~1/4，具体看拍摄效果再调整功率大小。这个闪光灯的目的单纯是为了照亮头顶的头发轮廓，提供一些立体感并将黑色的头发与纯黑色背景分离开来。当然，这个优化头发与背景分离的效果灯并不是必需的。

注⑦为译者注，扫描二维码获取视频讲解。

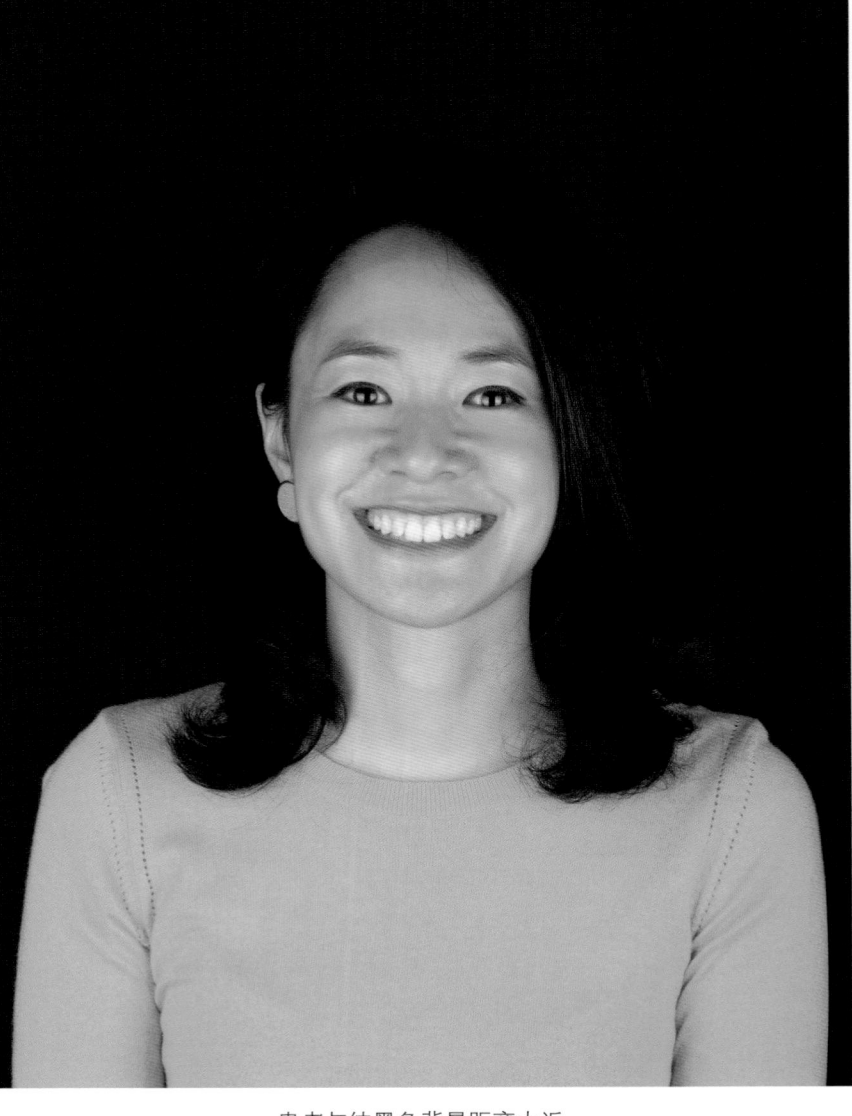

患者与纯黑色背景距离太近

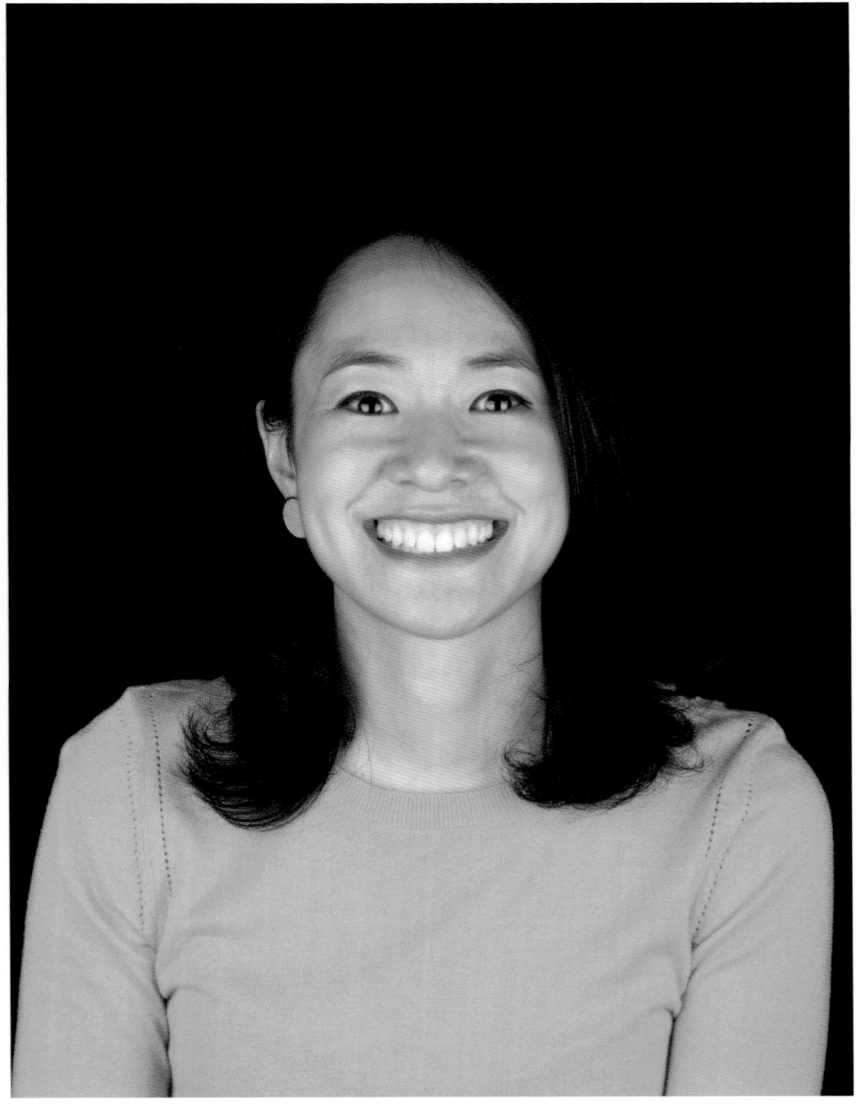

患者与纯黑色背景距离稍增加

纯黑色背景距离主体太近

　　最终照片里的纯黑色背景看上去是深灰色的。可以做以下调整：

• 增加患者与纯黑色背景之间的距离

• 稍微转动背景，有时也需要患者转动，目的是让光线不再垂直照射到纯黑色背景上，减少反射强度

• 增加光圈的f值

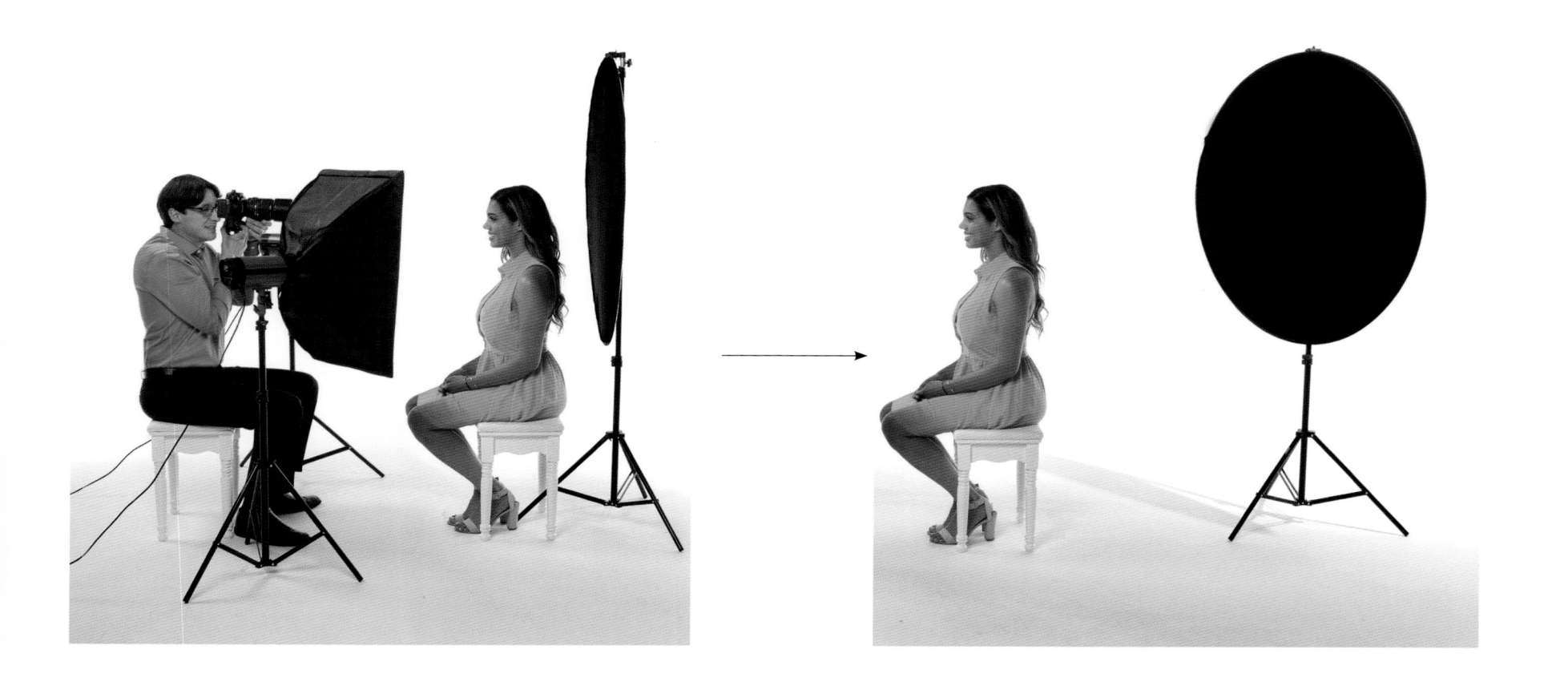

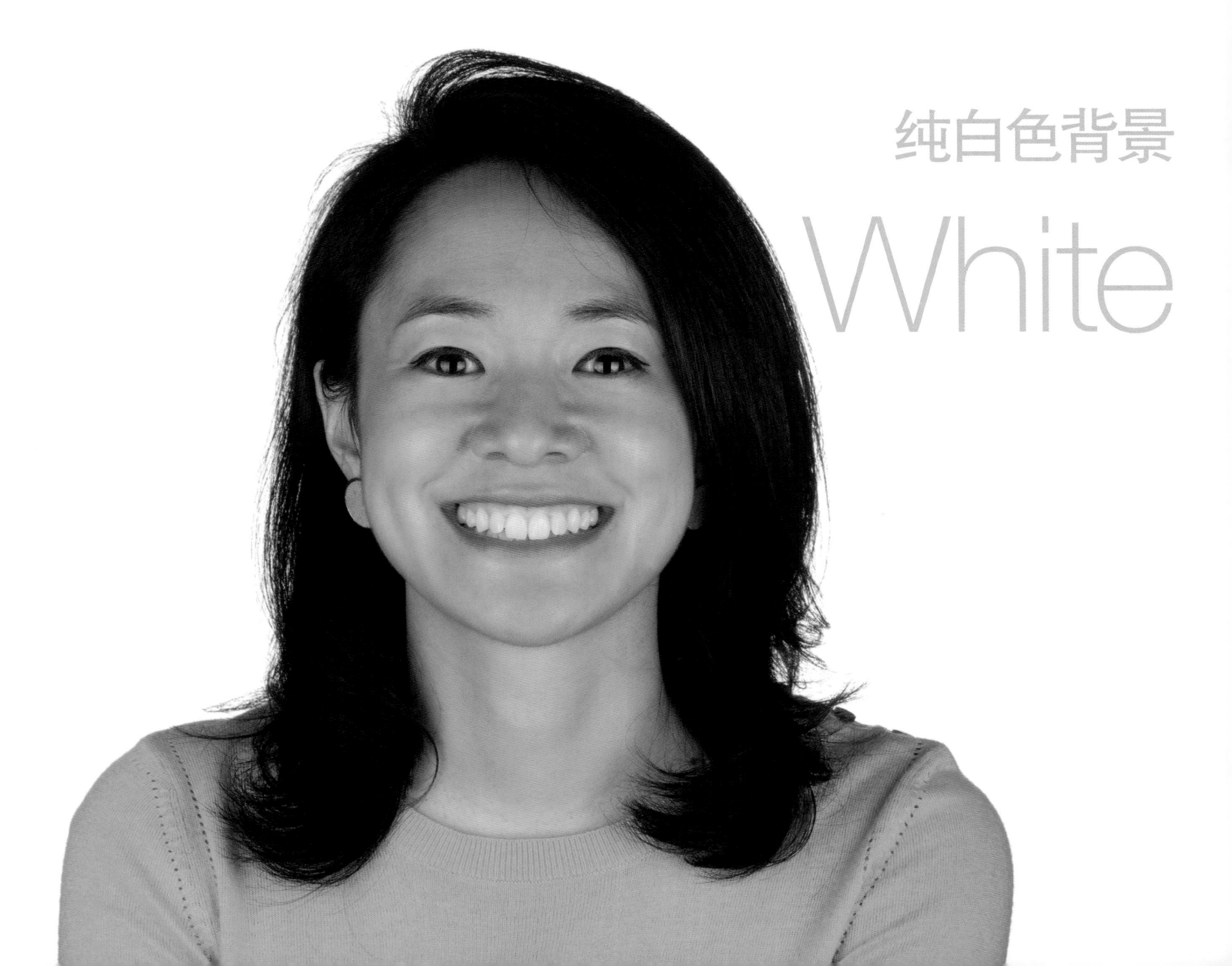

纯白色背景

White

背景颜色的选择

Background

　　想要拍出纯白色背景的话，在现场应该找一面浅色背景墙或者悬挂一块白色布料作为背景的基础。然后将一个闪光灯对着找到的浅色背景墙或者白色布面。纯白色背景的拍摄中极少会出现人物头发与背景融合且无法分离的情况，但反过来应该注意是否有影子投射到背景上。这时，就要拿出第三个闪光灯了，并将闪光灯直接正对着背景墙/布照射，这样背景墙就有可能呈现纯白色。此处需注意背景灯光的亮度，如果背景灯光太强，除了纯白色效果之外，被摄主体周围还会因为光线溢出呈

现出奇怪的效果。具体来说就是人物的周围会有某种光晕，有灰蒙蒙的感觉。如果出现类似情况，需要降低背景灯光的输出功率或者将背景灯与被摄主体的距离增加一些，抑或是将被摄主体与背景的距离拉开一些。

　　另外一种调整是将闪光灯照射背景的角度或者距离进行优化。闪光灯距离背景墙越近，它提供的白色圆形纯白色背景就越小。当投射的白色背景太小时，照片中心的背景色是纯白色，但照片四角会出现亮灰色的渐变效果。

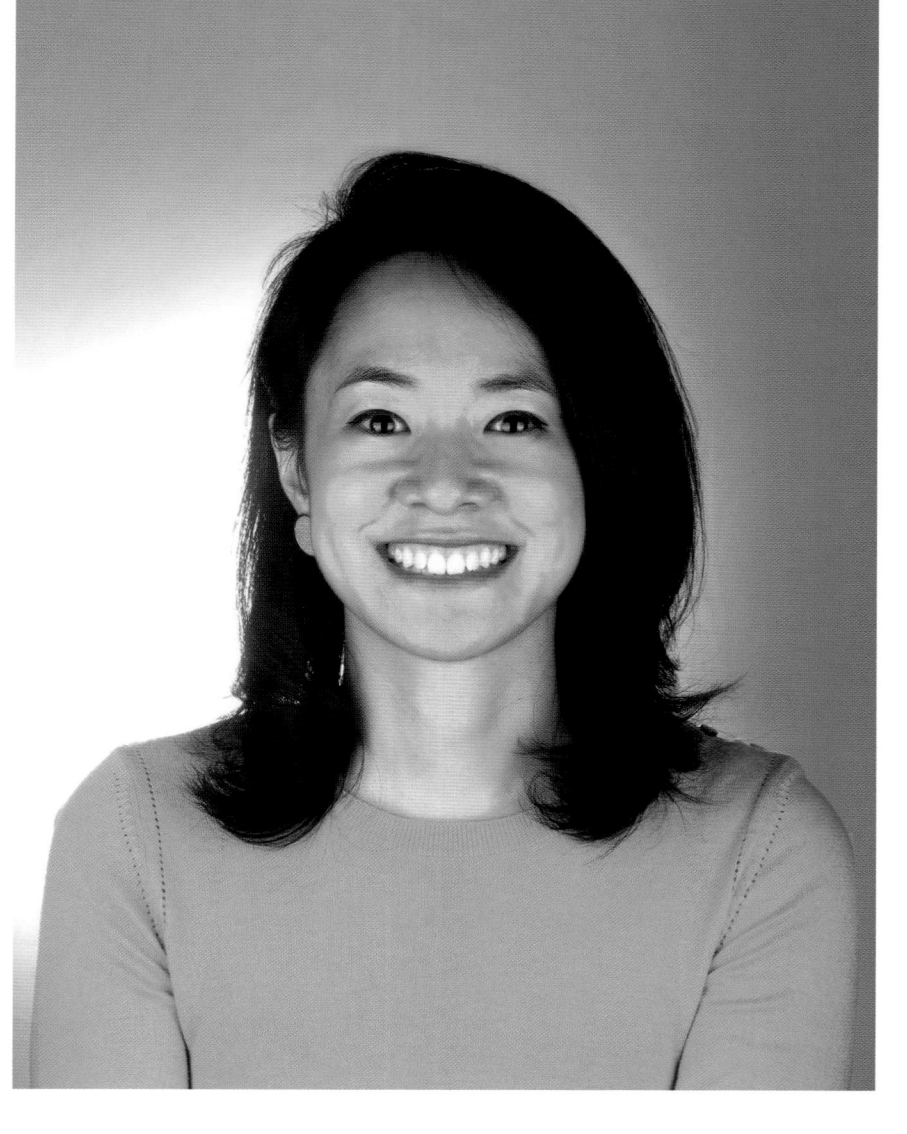

背景闪光灯的位置过低、偏离中心、距离背景太近

　　当背景闪光灯的位置过低、偏离中心或者距离背景太近时，就会像左图一样出现灰色的渐变效果。照射中心可以看到所期待的纯白色，但照片的四角不是纯白色。可以考虑做如下调整：

- 升高背景闪光灯
- 将闪光灯的灯头上翘
- 增加闪光灯与背景之间的距离

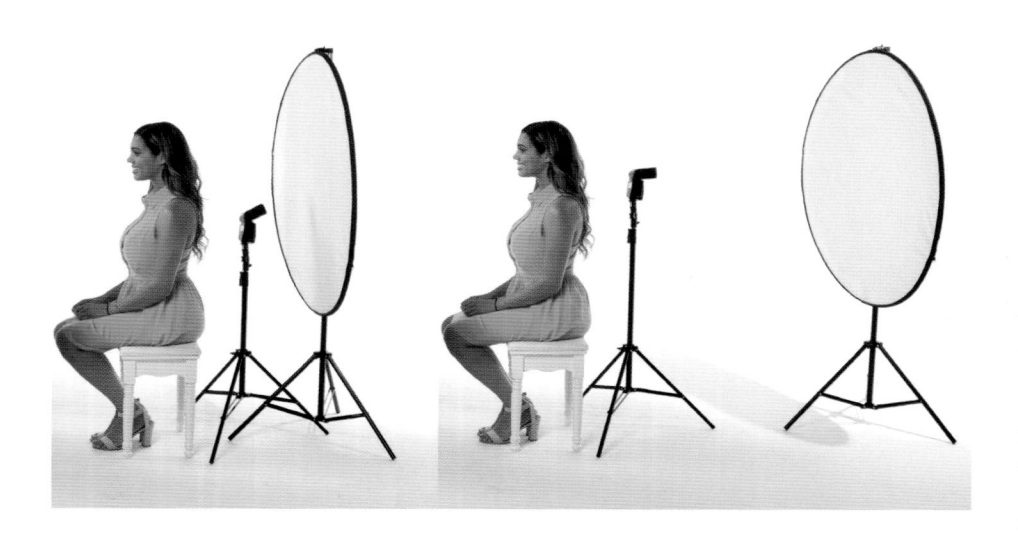

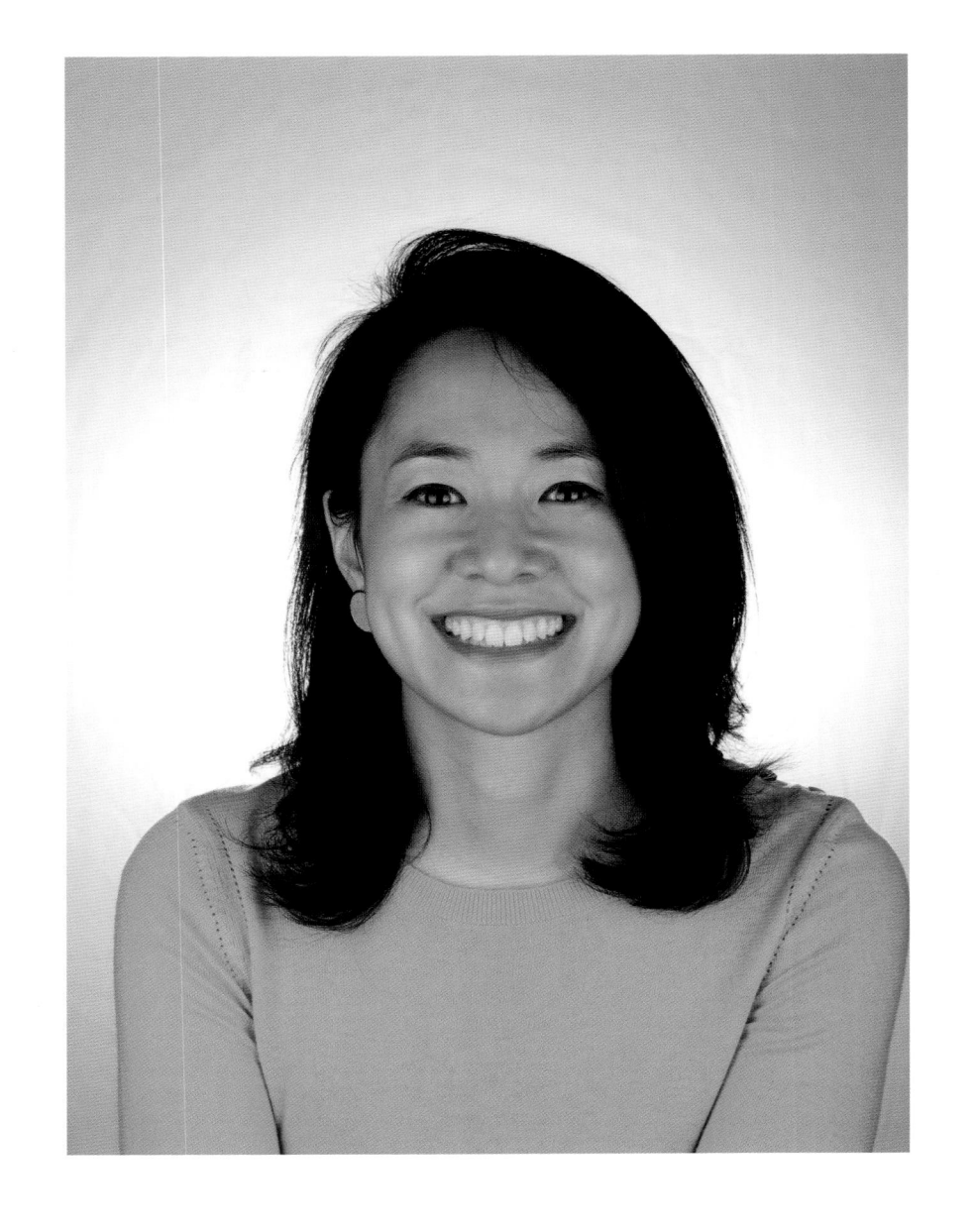

背景闪光灯的输出功率设置偏低

当背景灯光的输出功率设置偏低（功率太弱）时，所期待的纯白色背景会变成亮灰色。可以考虑做如下调整：

- 增强背景闪光灯的输出功率
- 减小光圈的f值

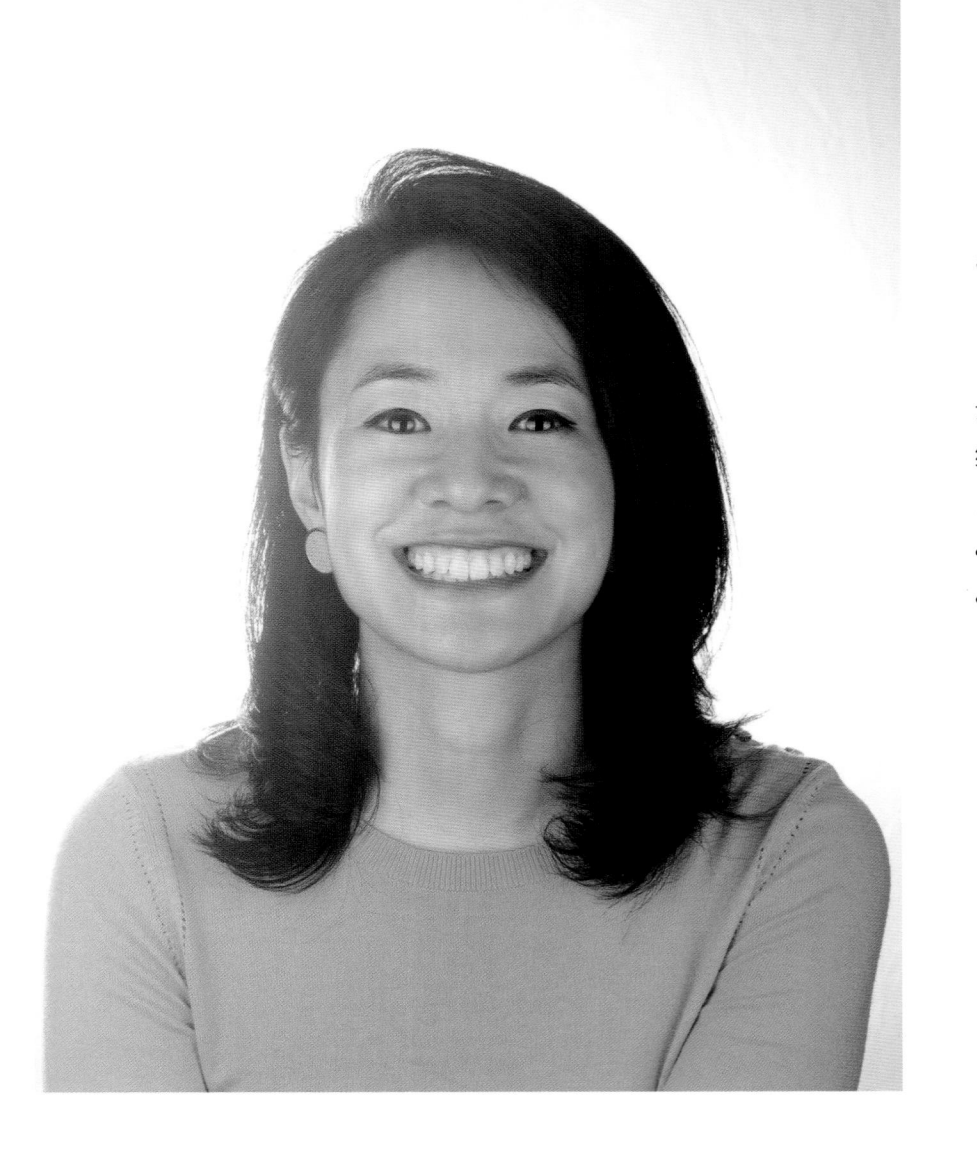

背景闪光灯的输出功率设置偏高

　　当背景闪光灯的输出功率设置偏高（功率太强）时，除了纯白色背景外还会看到被摄主体仿佛在朦胧的云雾中。如果是深色头发，头发边缘也会因为曝光过度显得发黄，照片整体的对比度降低，显得模糊。可以考虑做如下调整：

- 适当降低背景闪光灯的输出功率
- 闪光灯与背景墙之间的距离可保持不变，被摄主体远离它们即可

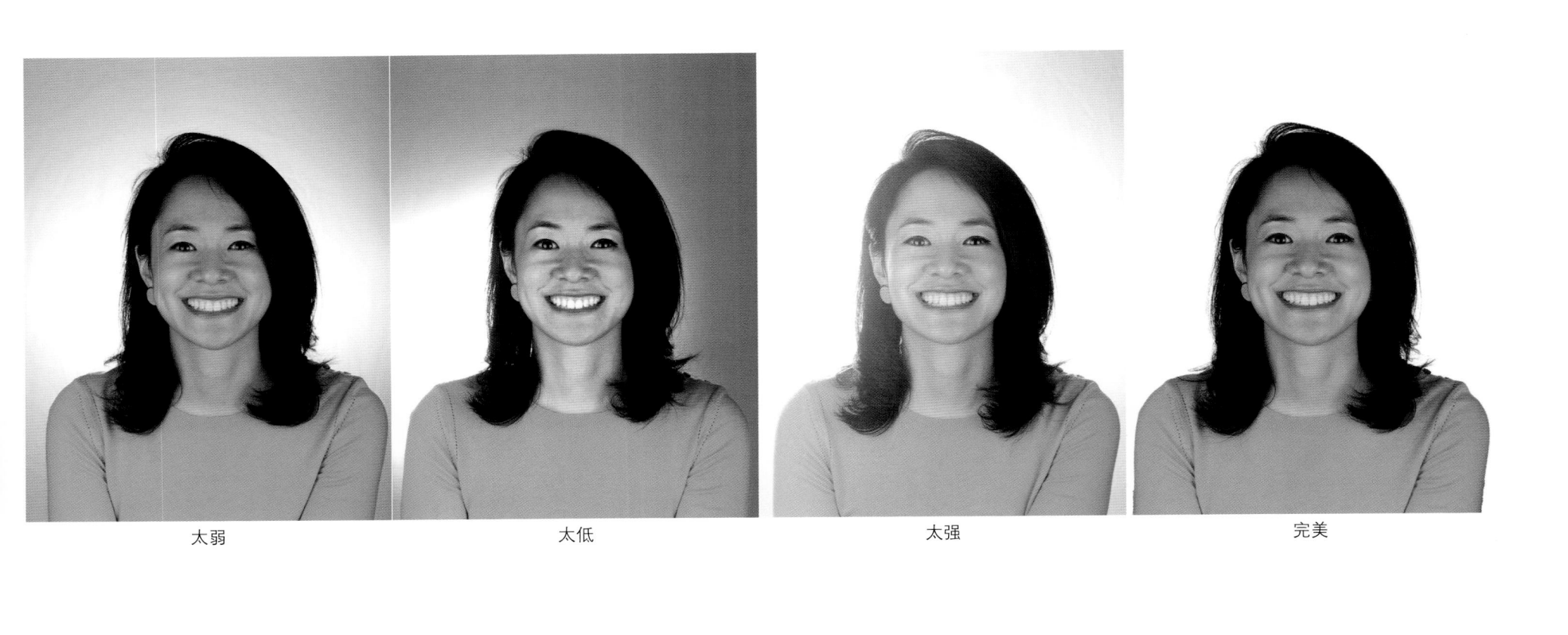

太弱　　　　　　　　　太低　　　　　　　　　太强　　　　　　　　　完美

4

口内摄影技巧
Intraoral Photography

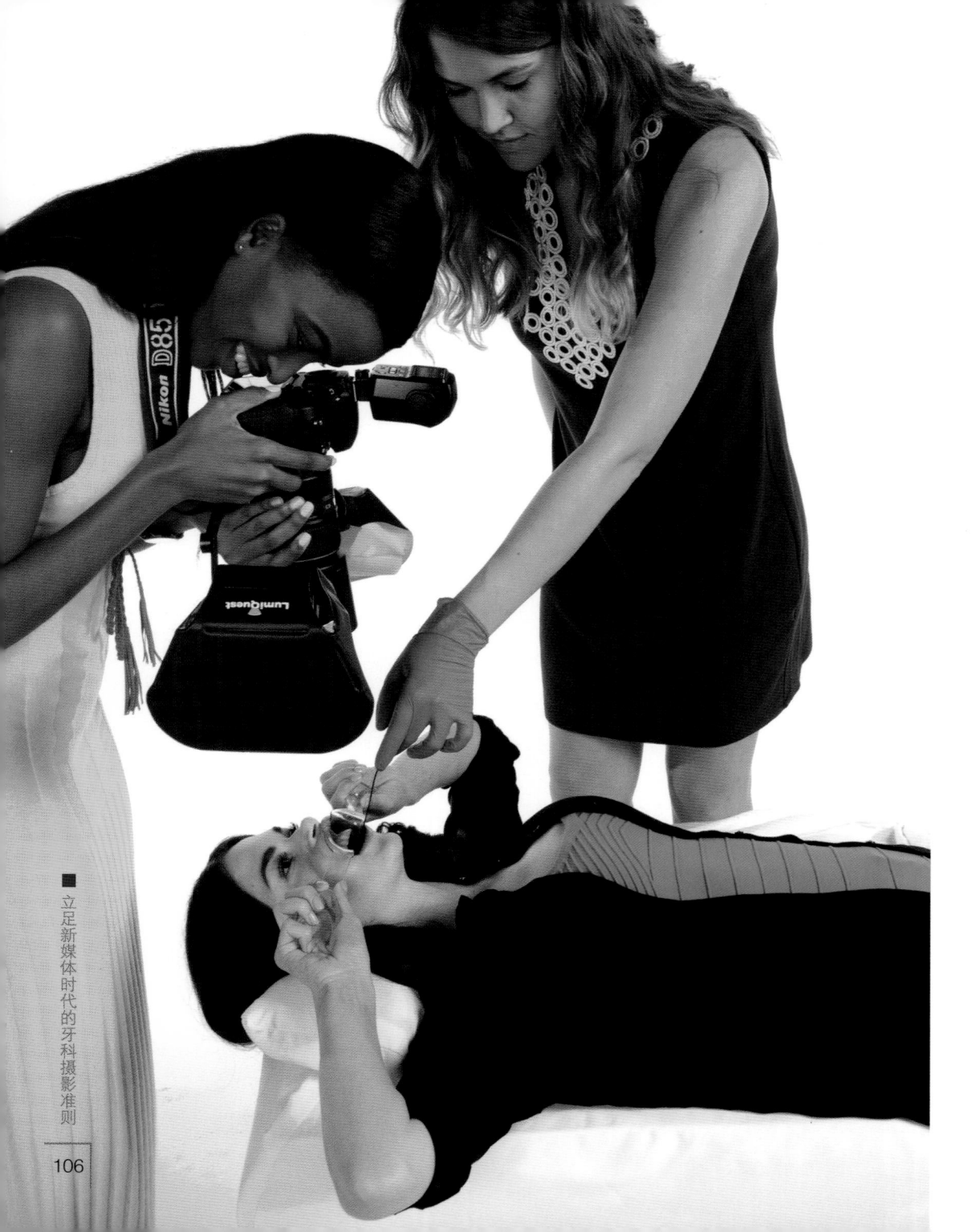

立足新媒体时代的牙科摄影准则

　　口内摄影才是牙科摄影中最重要的环节。毋庸置疑，数码摄影助力牙科摄影作品艺术性地渗透到各种社交平台，艺术性的摄影作品让同行和普通大众都倍受鼓舞。这时候要保持冷静，不要忘记拍摄这些照片的核心诉求是对整个病例治疗过程的忠实记录、医技沟通和跨学科协作。很多同行在拍摄口内照片时会遇到很多困难，但他们会觉得拍摄不难，而是自己不适合拍摄工作。让我认真地告诉你，他们的想法是不对的。

　　口内摄影并不是一项简单的工作。拍摄期间遇到各种挑战一点都不奇怪：进光受限的口内环境、拍摄过程中可调用的空间有限、无法完全配合的患者以及买了好久但用起来却一点都不顺手的摄影器材。我会把口内摄影的流程尽力简化并详细讲解该如何将其付诸实践。一定还有其他方式能拍到同样的效果，但不妨先看看经我反复验证并确保有效的方法。

闪光灯设置

在口内摄影中，多数人会选择使用环形闪光灯或双头闪光灯。使用双头闪光灯时，一部分人会把闪光灯灯头安装在原装的环绕镜头的圆形灯座上，另一部分人会把闪光灯灯头安装在支架上以便根据需要移动闪光灯。

不管用的是环形闪光灯还是双头闪光灯，都应该在M（手动输出）模式下使用，而不是TTL（自动测光）模式。TTL是"通过镜头测光"模式的英文首字母缩写，此时，相机全权决定什么是恰当的曝光结果。当发现拍摄结果不尽如人意时，去调整相机的参数，比如光圈、快门速度或ISO。然而，相机还会再次读取所有环境和更新后的参数，对灯光的输出量做出调整。TTL模式完全弥补了你在相机参数上做出的改动，你一定不希望这样，所以是时候全面掌控你的所有参数了。

把闪光灯输出模式从TTL切换到M。我的习惯是用1/1[4]全功率字样出现在闪光灯的背屏上。有人会提出不妨使用1/2的功率，稍微增加一些ISO来弥补光线不足。这么做确实可以节约电池同时缩短每一张照片拍摄之后的回电时间。换作是我的话，还是优先确保ISO一直是100，因为这是相机噪点最少即画质最好的时候。

患者体位

绝大多数情况下，我会让患者平卧在牙椅上拍摄口内照片。具体来说，我先把牙椅的高度降到最低，然后把椅背逐渐放平。这时患者基本与地面保持平行。我则站在患者头部后方即12点钟位置。使用环形闪光灯时，我的布光和闪光灯设定始终保持不变。使用双头闪光灯搭配支架时，根据拍摄照片的具体要求不同，我也会不断调整支架以避免错误的照射角度投出不必要的阴影。因为12点钟位置拍摄的缘故，相机中的照片一定全都是上下颠倒的，这个问题在导出至计算机后就能立刻得到解决。推荐12点钟位置是因为我发现在这个位置拍摄照片的效率是最高的，同时我也是半画幅相机搭配85mm微距镜头的忠实拥护者。反正以我的身高来说，如果半画幅相机搭配100mm或105mm微距镜头的话，想要获得理想的构图，我得费力踮脚很久。很多时候你发现自己的画面构图太紧，装不下你要的展示范围，甚至想找个梯子或凳子来垫高自己时，先评估一下自己的身高有没有178cm。如果牙椅垂直高度不能降到很低的话，解决问题的最好办法还是找一只更适合你的微距镜头，比如尼康的85mm[1]微距镜头。

注①、注④为译者注，扫描二维码获取视频讲解。

How far are you willing to go to get the best photo?

所使用的光源决定你拍摄的照片质量。

环形闪光灯

双头闪光灯

热靴闪光灯

影棚闪光灯

简化流程:

The Simple Protocol:

本章将讲解日常工作中的口内摄影简化流程。这一流程并不会干扰其他固有的临床治疗流程,并且能在不耗费太多额外的时间和精力的情况下拍摄出令人满意的口内照片。当然,讲摄影就离不开讲布光。因此,在本章每一个小节中都会讲解不同的布光。但有一个核心线索是保持不变的——流程。在拍摄过程中不管使用什么样的布光方案,摄影流程都是固定不变的。

如果你问我:日常临床工作中用什么样的布光方案?答案是热靴闪光灯。因为热靴闪光灯系统简单、价格便宜、易于收纳。但最主要的原因是当热靴闪光灯搭配柔光罩后就可以离机进行布光。一旦设置了适合的曝光参数,布光的条件就可以保持不变,即便相机的拍摄角度、距离随后发生了变化,结果也会保持稳定不变。使用环形闪光灯或双头闪光灯时,光源和相机固定在一起,一旦拍摄角度、距离发生了变化,曝光就需要随之调整。我为什么不用影棚闪光灯?虽然效果很好,但在日常的诊室内使用巨大的光源真的太不现实了。

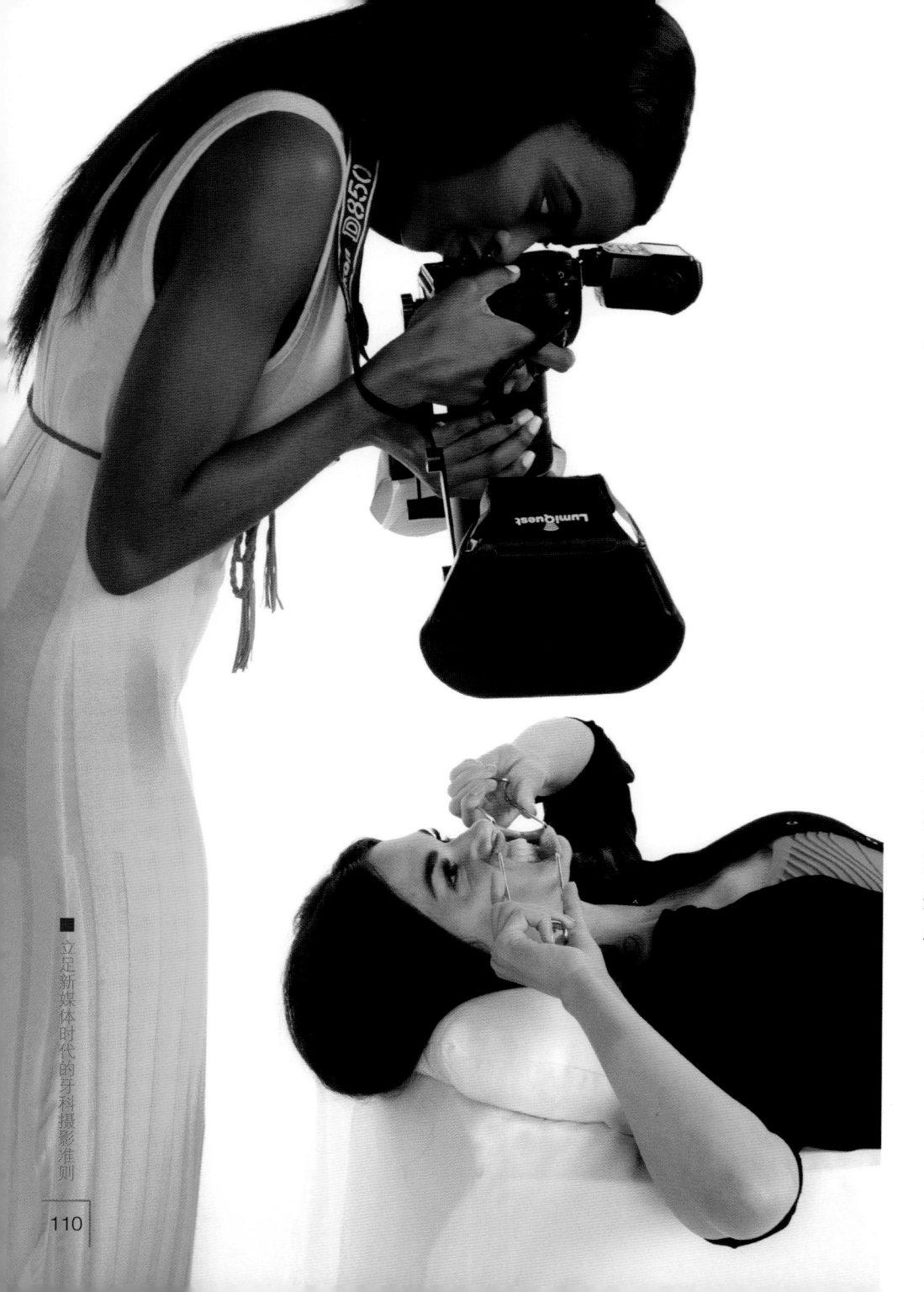

简化流程:

正面观
The Simple Protocol:
Frontal Views

　　我拍摄的第一张照片是患者放松状态下的微笑照片。最初几张照片的拍摄中我还会逐渐调整曝光,优先选择之前讲过的参数:光圈、快门速度、ISO等。调整过程中我会充分参考直方图给出的统计结果。安装在支架上的双头闪光灯会向两端延展到极限,并使用柔光罩/反光铲来调整光线的属性。但是要注意的是,在将双头闪光灯拉到两侧极限位置时,要避免它们的入射夹角接近180°。当然,当发现患者面部中线出现奇怪的阴影时,自然也能发现这个问题。正确的操作流程是:先把双头闪光灯的间距拉到最大,两个闪光灯分别位于患者左前方和右前方45°角。至于闪光灯的设置依旧是M模式1/1[④]全功率输出,不要再使用TTL模式了。

　　　　　　　　　　注④为译者注,扫描二维码获取视频讲解。

在刚才描述的位置和设置下，我会拍摄如下照片：

- 中性灰卡的参考照片，用于后续的白平衡校准
- 嘴唇放松的照片
- 微笑的照片
- 大笑的照片
- 凑近再拍嘴唇放松、微笑和大笑的3张特写照片。但要小心随着距离缩短：曝光会增强同时DOF也会减小
- 使用拉钩展示的完整牙列
- 上颌3−3或4−4特写
- 上颌3−3或4−4特写搭配黑色背景板
- 比色照片

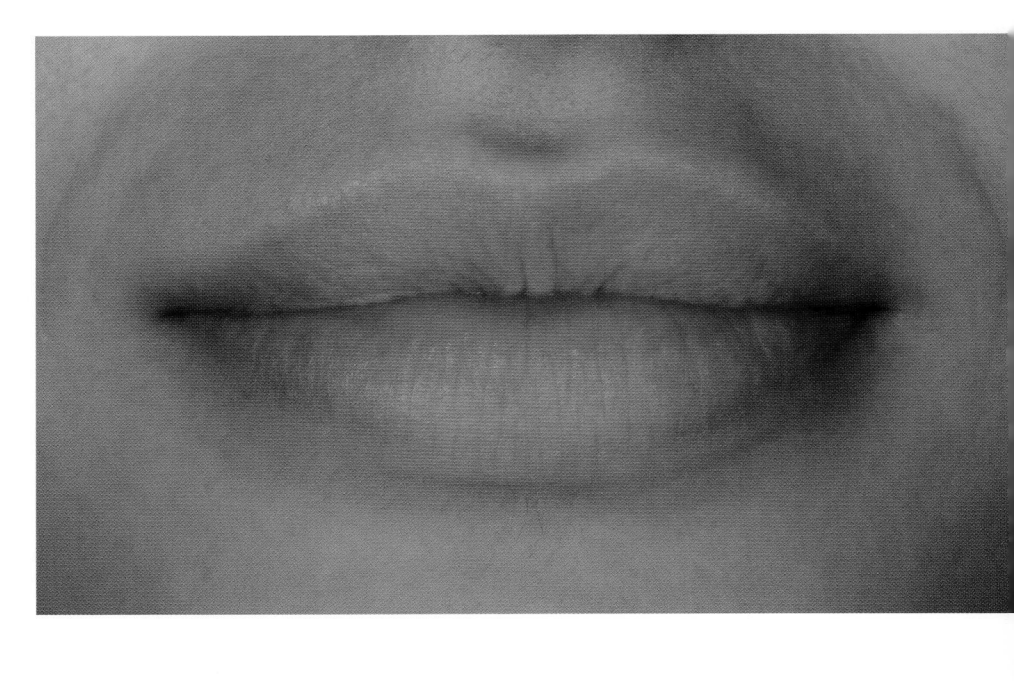

进阶技巧

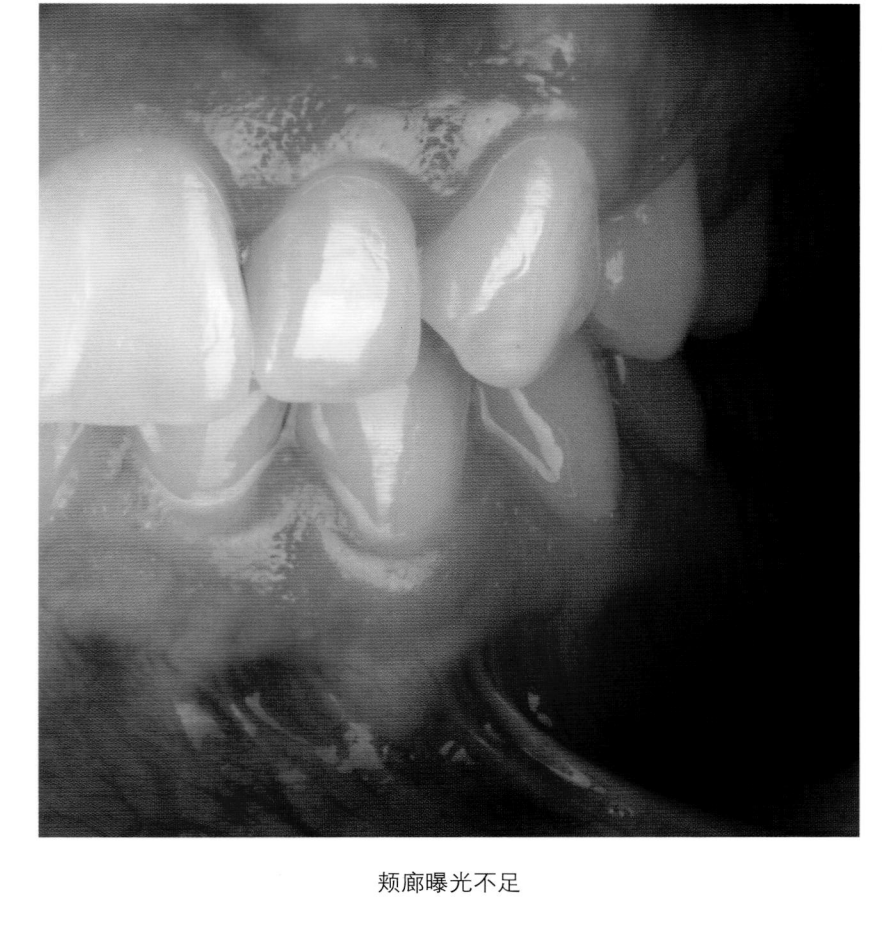

颊廊曝光不足

颊廊

如果一直保持双头闪光灯支架完全打开，会发现在拍摄口内照片时，双侧颊廊总会有影响后牙观察的阴影。可以考虑做如下调整：

• 调整双头闪光灯支架，使双头闪光灯模拟环形闪光灯的照射角度*

• 增加与患者之间的距离：目的是在不调整支架的前提下，光线能照射到更多的后牙区

• 让助手/患者在使用拉钩时，不要单纯地向两侧全力牵拉。注意不要让下唇过于紧绷，要适当放松以减少颊廊阴影

*仅使用环形闪光灯的用户此刻或许会沾沾自喜。不，环形闪光灯并不比双头闪光灯更好，即使有时候不得不让双头闪光灯模拟环形闪光灯的照射方式。双头闪光灯能完成更好看也更有细节的照明效果，前提是选择合适的反光铲/柔光罩。

关于纯黑色背景的一点说明

　　放置黑背景并获得纯黑色背景的照片需要一些技巧。请患者帮忙扶住拉钩，拉钩的位置分别在2点钟和10点钟位置，就像微笑时嘴角微微上扬一样。黑色背景板放入口中后要避免镜头与黑色背景板表面垂直。换句话说，放置时黑色背景板的表面与患者的殆面大致平行。只有这样放置才能让黑色背景板几乎不反射任何闪光灯的光线，使拍摄出来的照片就是纯黑色背景。

　　上述前牙照片在拍摄中，可以选择完全打开双头闪光灯支架，也可以选择适当合拢。具体要看对照片的效果和阴影分布的要求。双头闪光灯支架打开得越大，照片中的纹理和阴影就会越大。拍摄过程中，两个闪光灯与前牙的角度关系至关重要。如果希望前磨牙都能被清楚看到并且颊廊的阴影少一些，就要主动把双头闪光灯支架的夹角稍微收小。

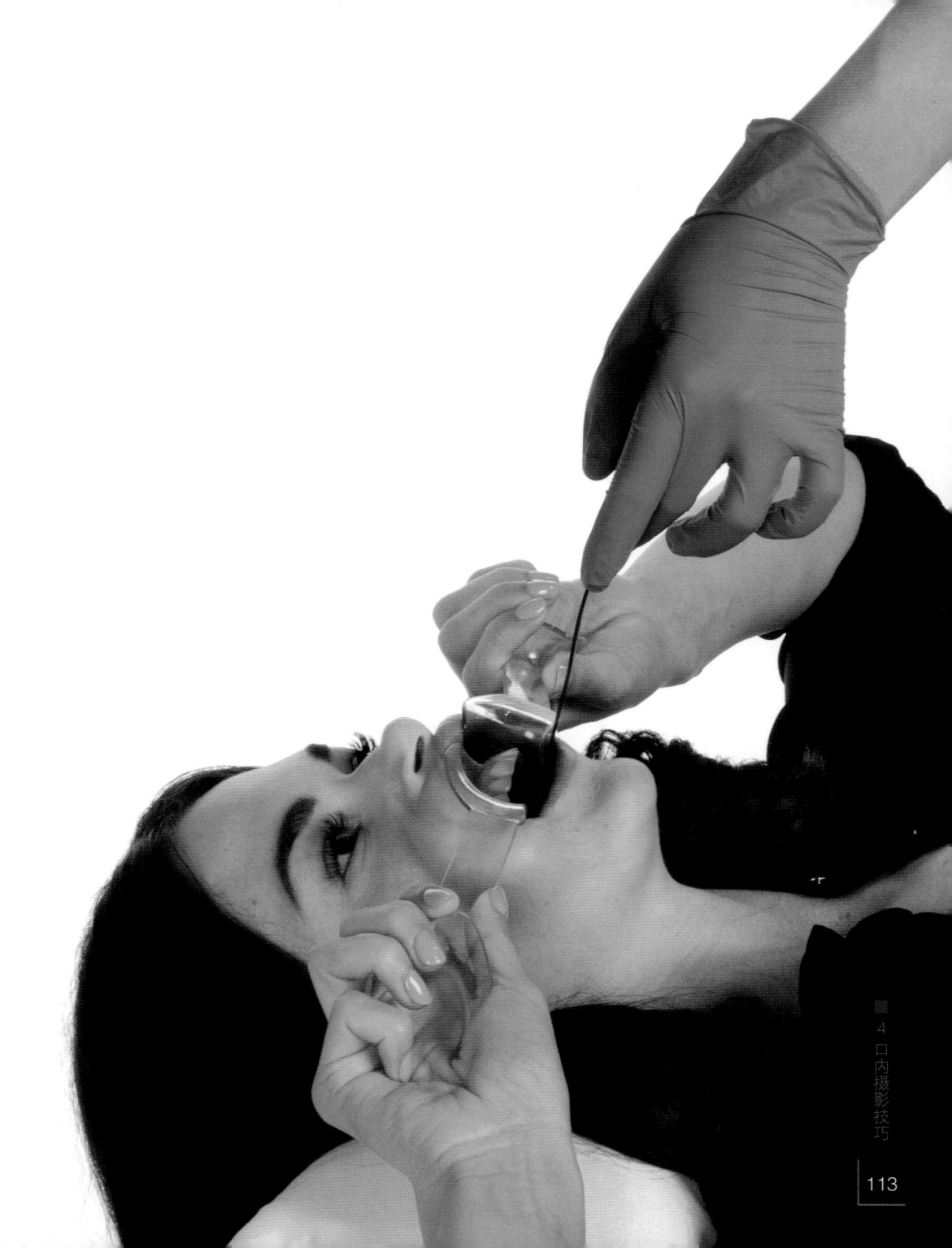

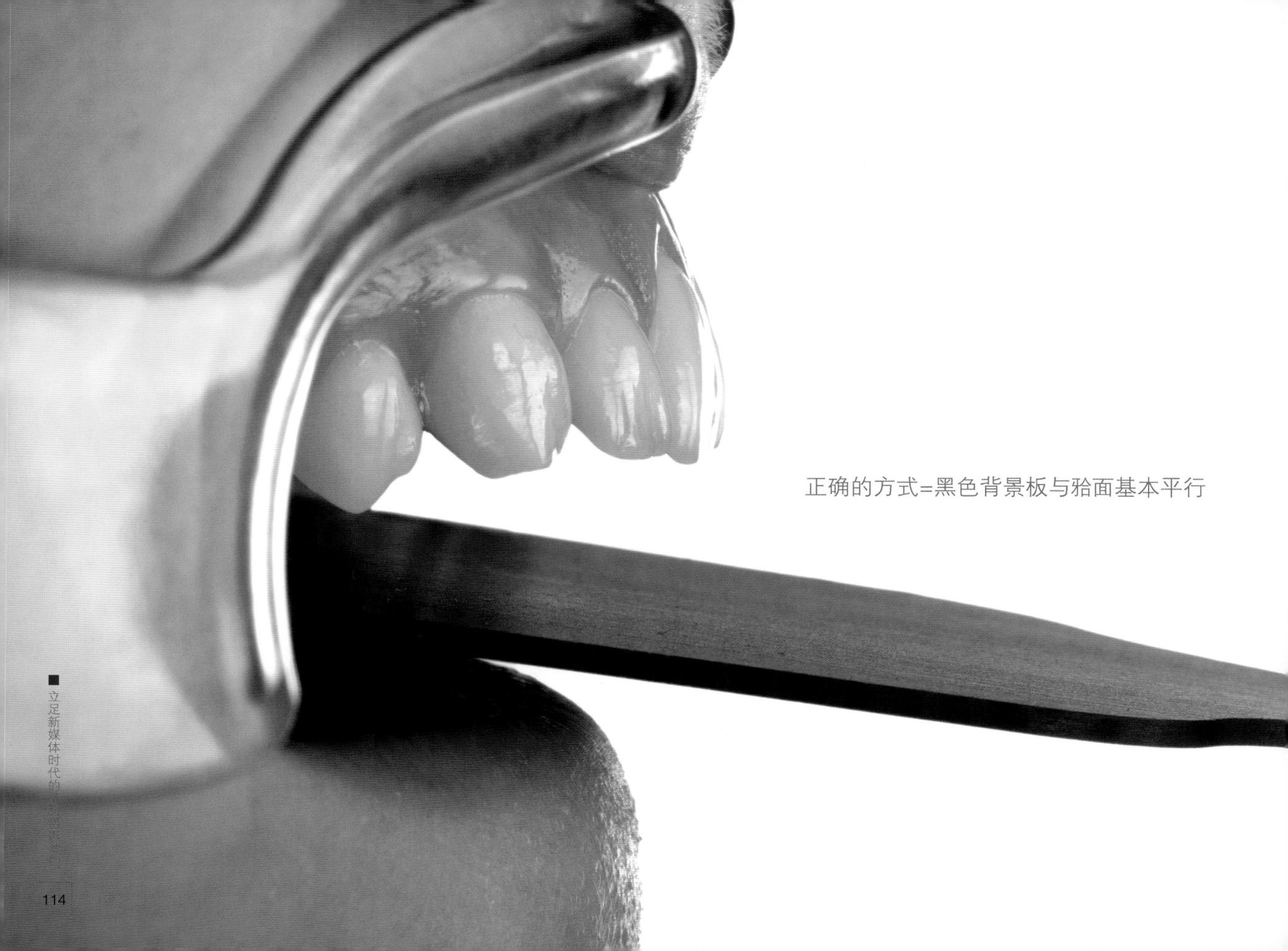

正确的方式=黑色背景板与骀面基本平行

立足新媒体时代的

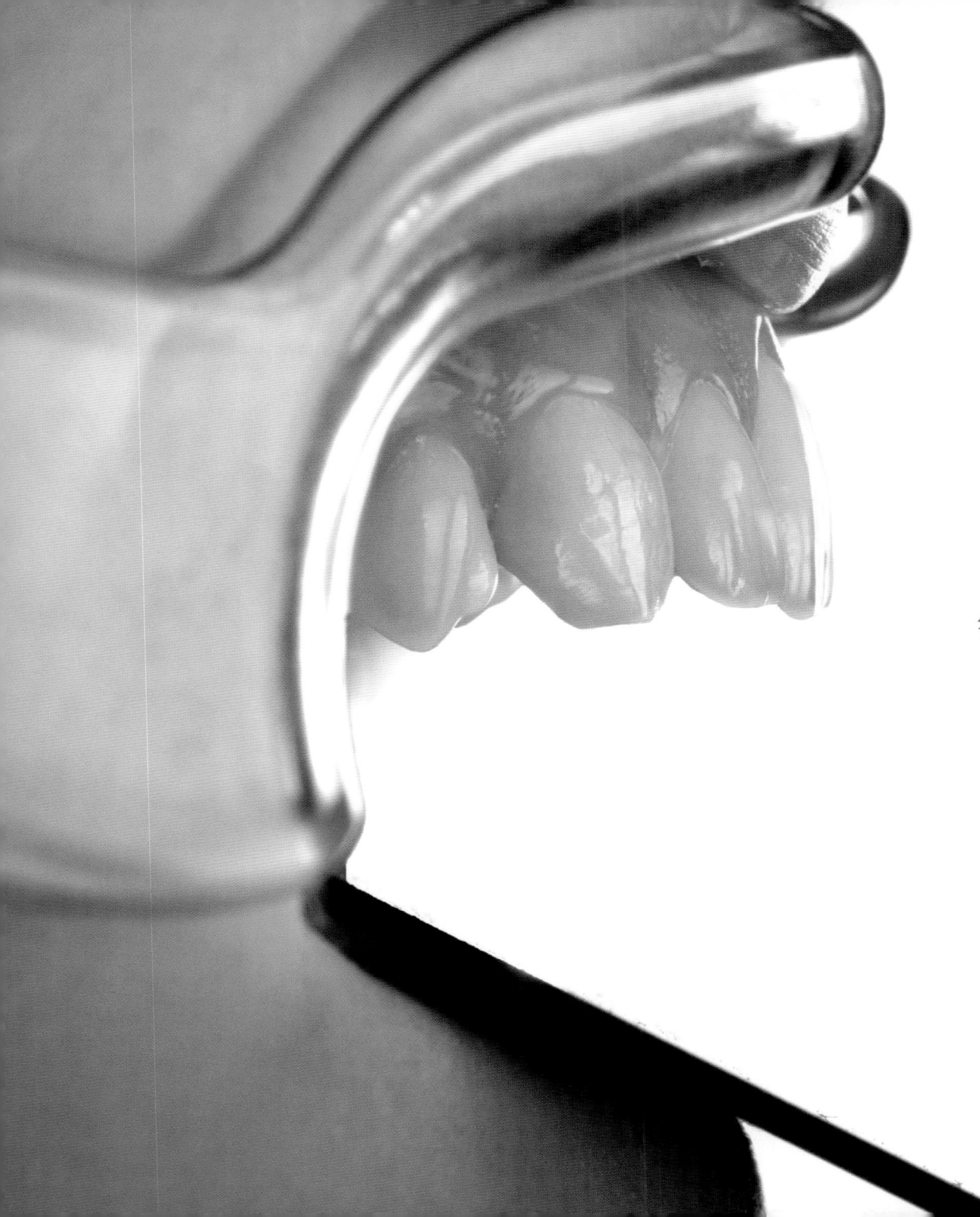

错误的方式=背景板与殆面有明显的夹角

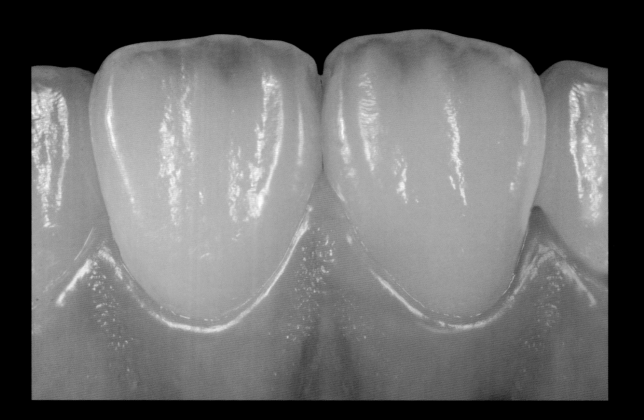

透明性

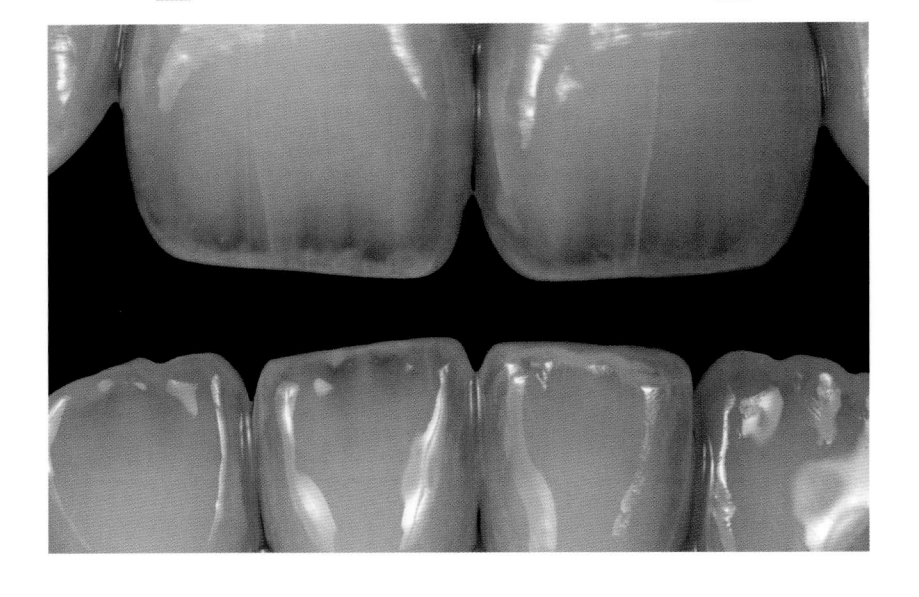

如果想要更好地展示前牙的透明性，建议拍摄时使曝光稍微不足，
然后在后期软件[8]中再把曝光调整到理想状态。

注[8]为译者注，扫描二维码获取视频讲解。

距离的减少

拍摄前牙时，为了展示更多细节而缩短距离，就要开始担心随着距离减少而出现的其他问题了。此时，如果闪光灯和相机固定在一起，曝光就会随着距离减少而明显增强。需要调整快门速度[②]，如果有必要的话还可以增加f值。当发现ISO数值比100更高时，优先把ISO数值设置为100。

除了曝光增强外，另一个随之而来的问题就是DOF的减小。你与拍摄对象之间的距离越近，DOF就变得越小。把前面讲过的"前1/3、后2/3法则"拿出来复习一下。需要重新思考如何设置对焦平面，从对焦平面算起，DOF的实际分布方式是往前牙区有1/3、往后牙区有2/3。举个例子，如果希望拍摄的目标是前牙3-3的话，对焦点可以考虑放在侧切牙的近中。如果希望正面观下整个牙列都清楚的话，对焦点可以试试放在尖牙上。

注②为译者注，扫描二维码获取视频讲解。

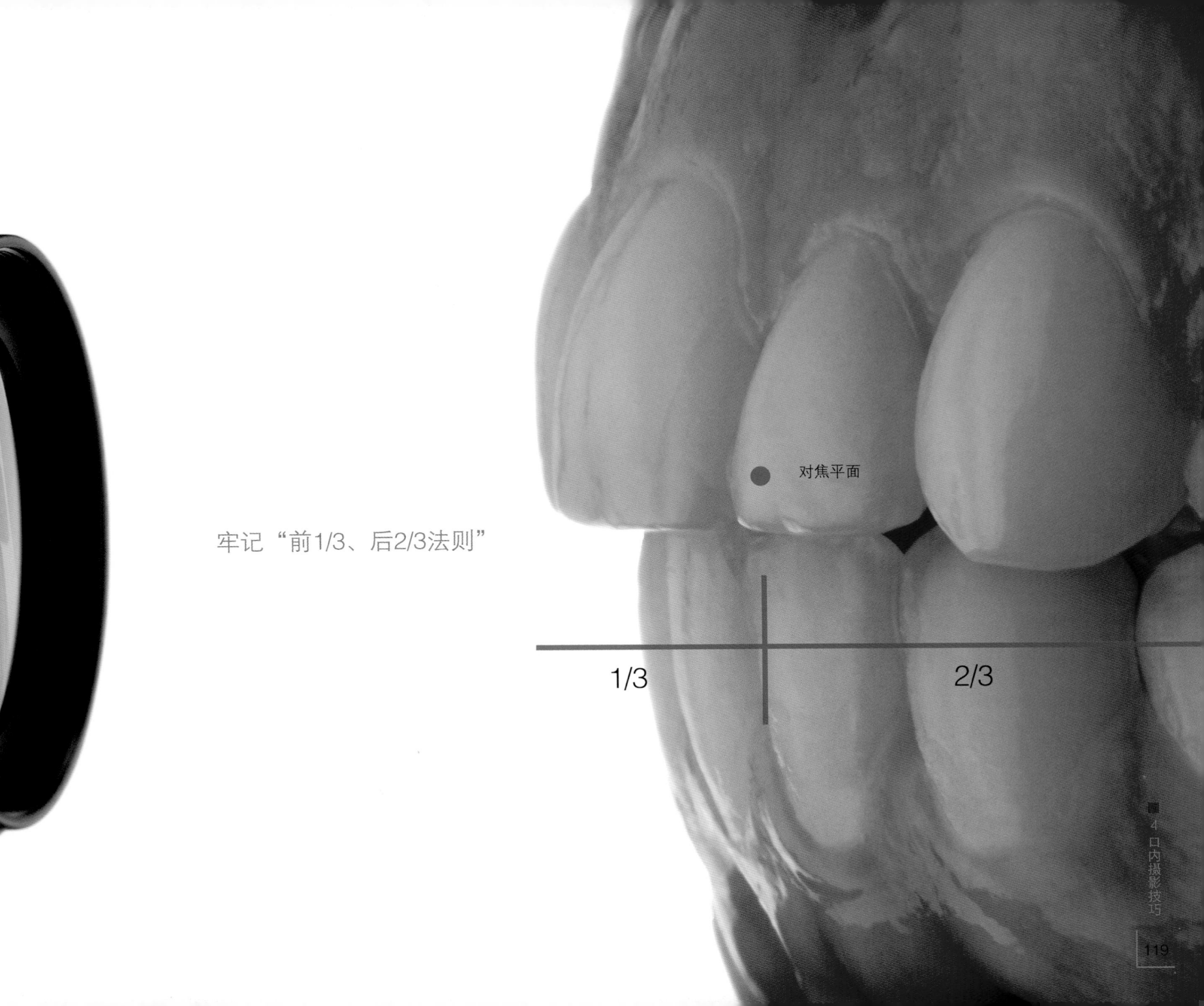

牢记 "前1/3、后2/3法则"

对焦平面

1/3   2/3

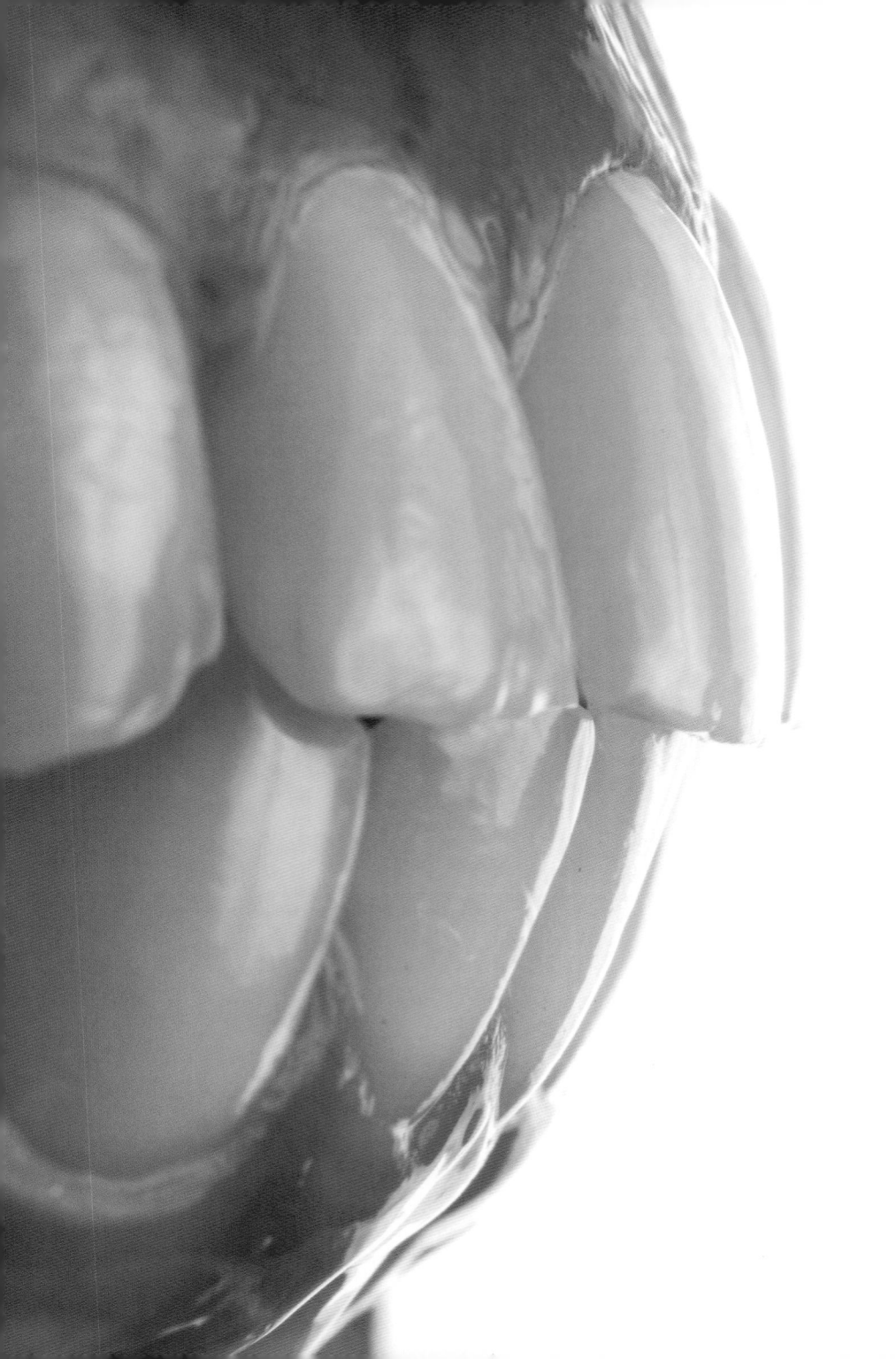

较小的DOF

　　请留意中切牙非常锐利的同时尖牙看上去是模糊的。如果再靠近一点拍摄的话，DOF还是进一步缩小。这时可以考虑通过增加f值来弥补距离减小所造成的DOF缩小。

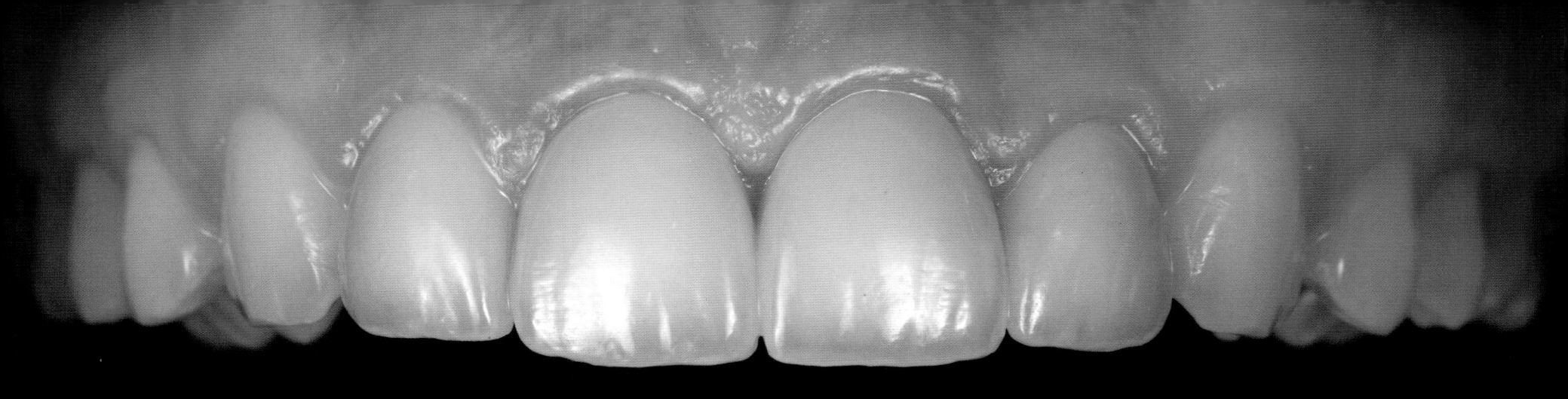

此张照片的问题是双侧颊廊曝光不足

Underexposed buccal borridors

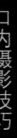

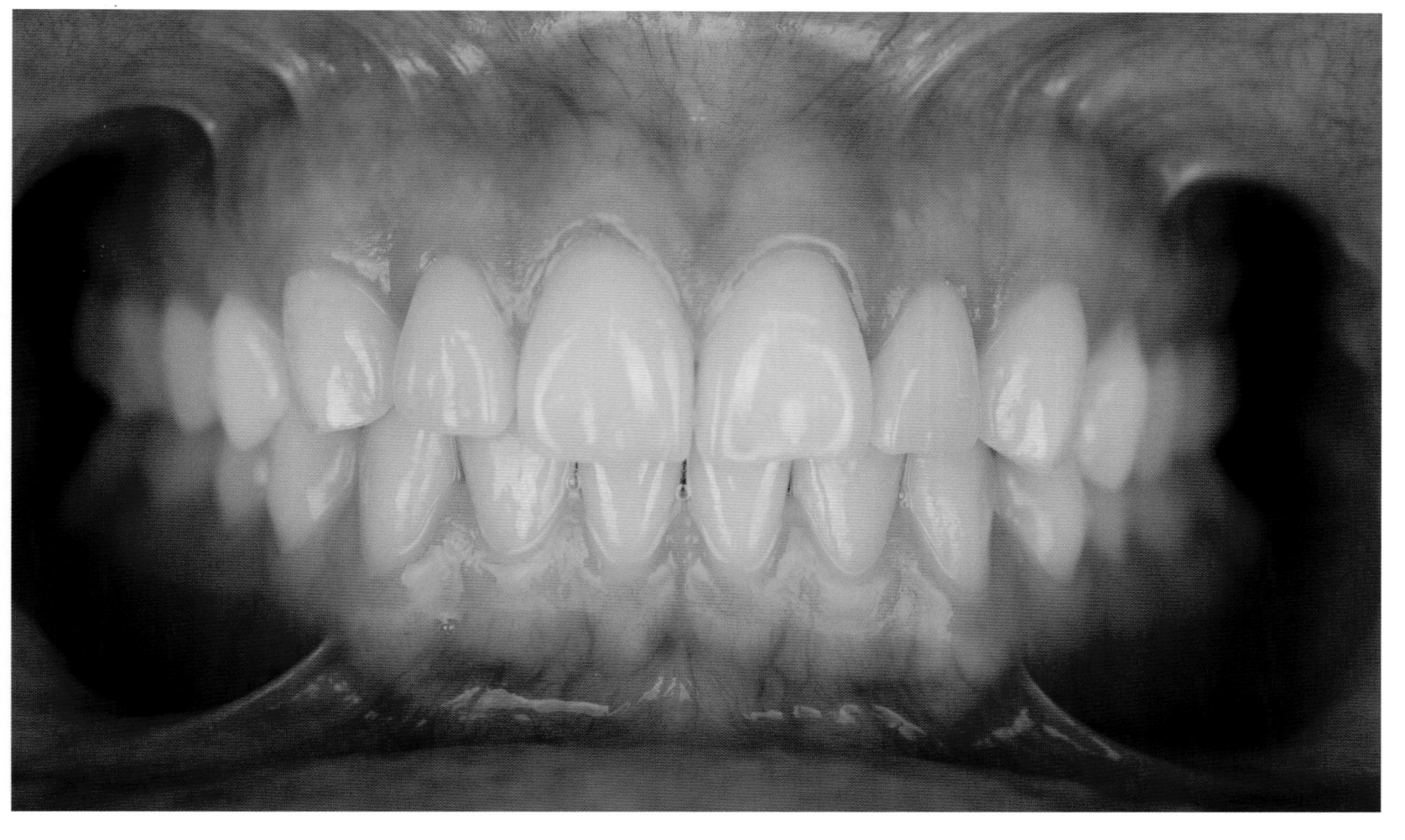

DOF太小=后牙区完全失焦模糊

此时需将光圈数值增大到f32甚至更高

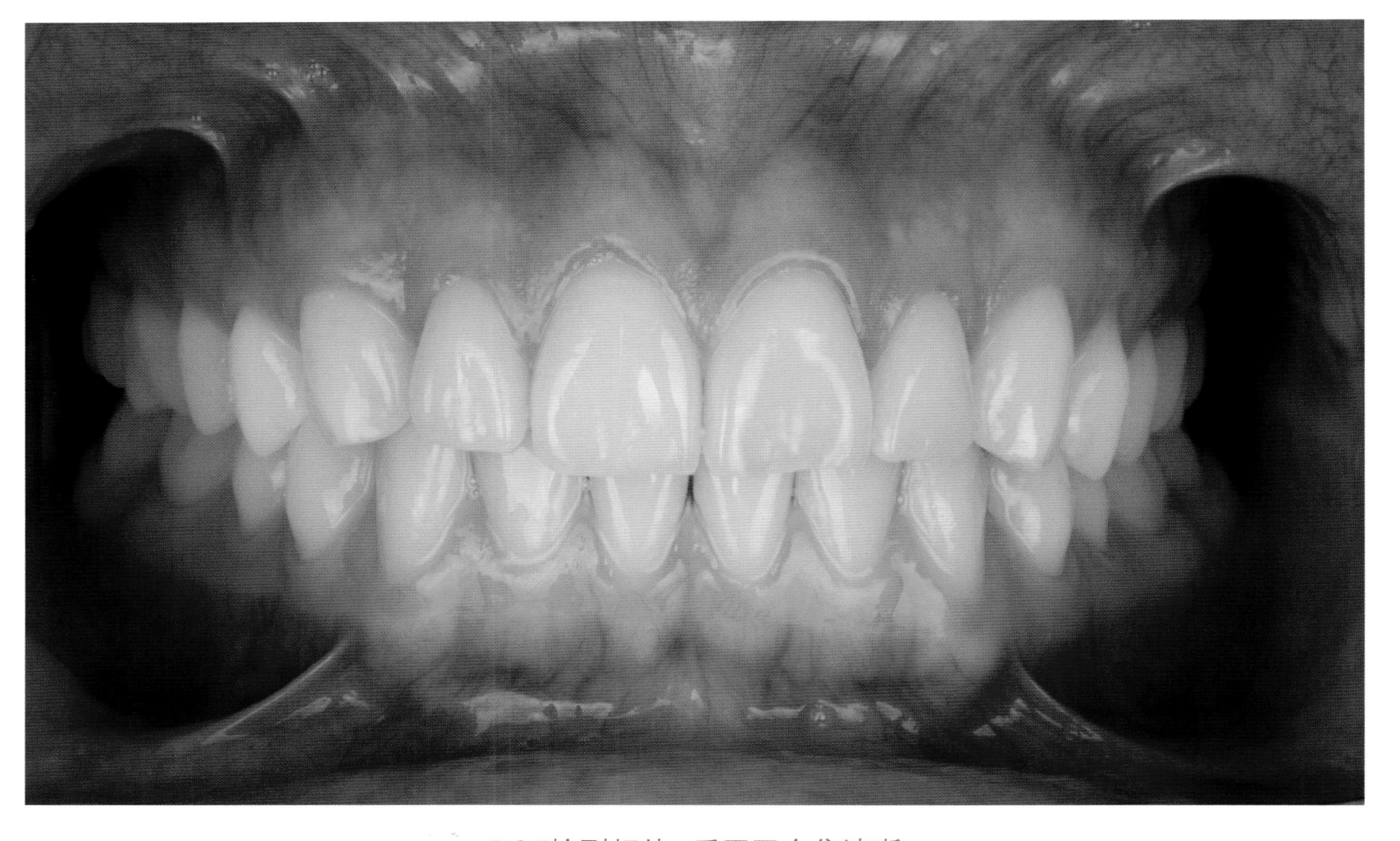

DOF恰到好处=后牙区合焦清晰

f值=32

简明流程：上颌殆平面
The Simple Protocol:
Maxillary Occlusal Plane

当我把金属牵引器或改良的C型拉钩放到位后，会请患者轻微抬头并屏住呼吸。然后再把V型金属反光镜放入患者口内。镜子的末端不可以搭在后牙的殆面上，在不接触患者上颌殆面的前提下，尽量将镜子往后放。

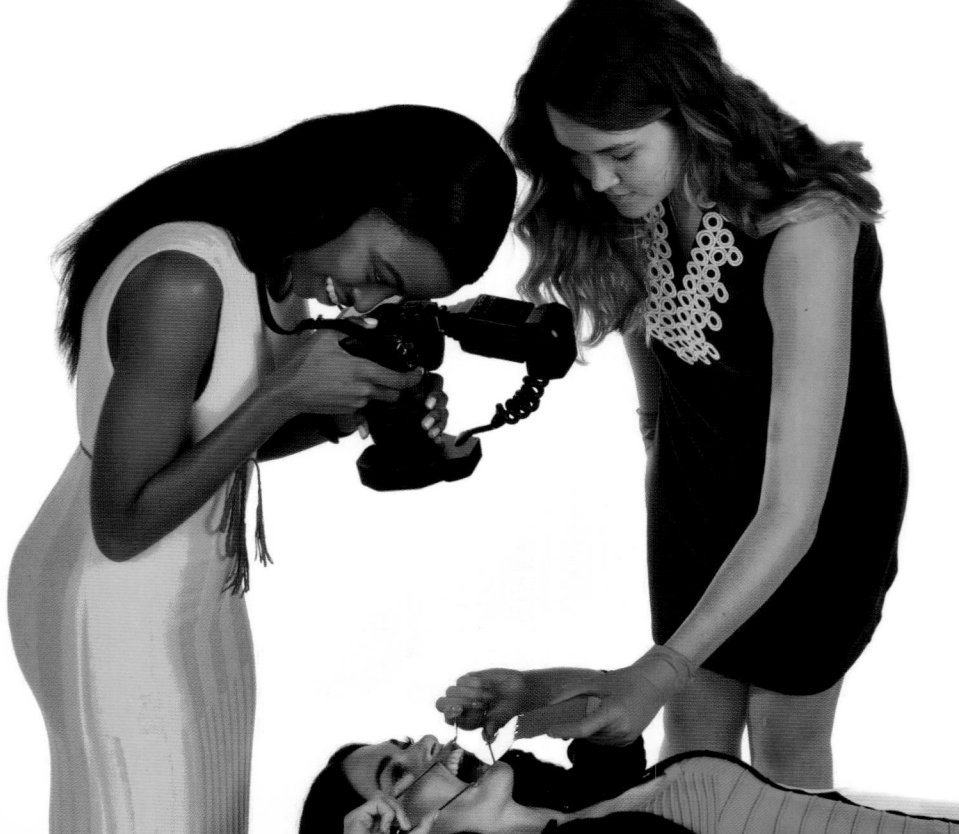

使用柔光罩后的热靴闪光灯布光

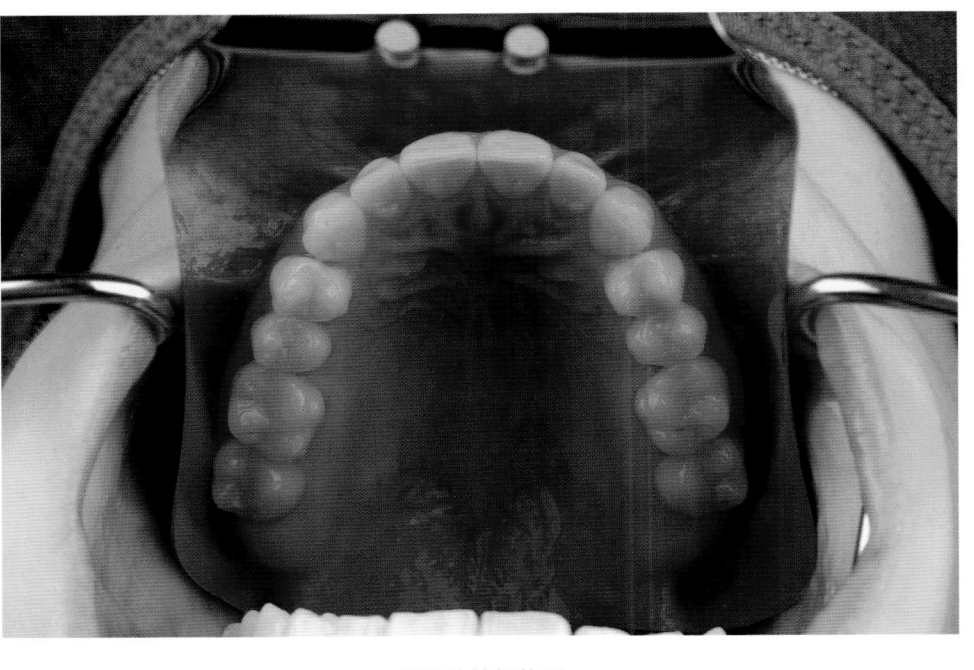

实际的拍摄构图

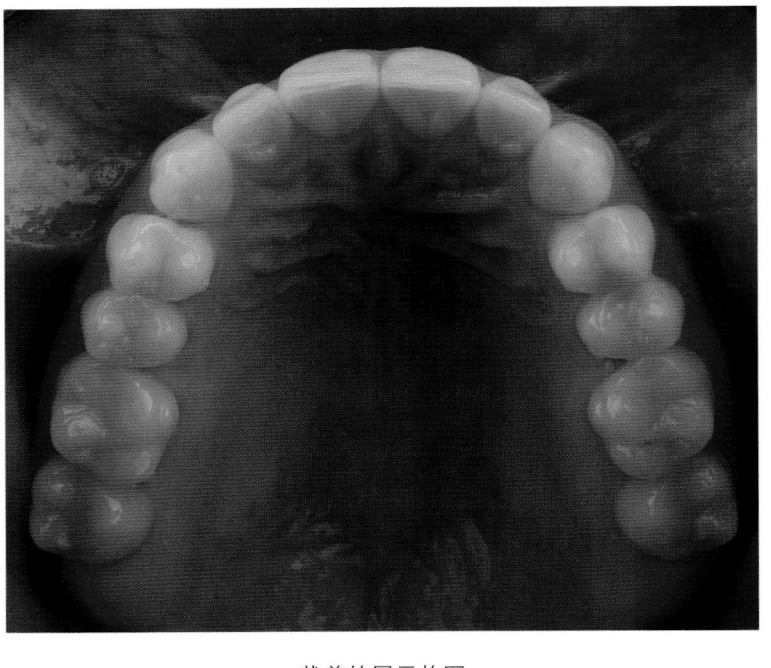

裁剪的展示构图

75%的照片拍摄都不需要更换体位

Three-quarters of all shots are done without changing position.

　　到目前为止，75%的照片已经在相同的12点钟位置拍摄完成了。这期间我和患者的体位都是固定不变的，包括比色照片我也是在这个体位下完成的。这么一想，口内照片的简明流程确实足够简单。要是我告诉你：其实我拍摄的照片中，90%都是在这个角度下完成的，你会相信吗？牙备照片、临时冠照片、手术照片等的前后对照拍摄，都是在患者平卧且我站在12点钟[⑨]位置时拍摄完成的。

注⑨为译者注，扫描二维码获取视频讲解。

口内摄影反光镜

金属反光镜有如下几个优点：不会碎裂，手感轻盈、不厚重，因反射面在表面而不会有重影，并且相比于反射面在表面的玻璃反光镜，金属反光镜要便宜许多。下图这种V型设计手持起来非常方便。

金属反光镜对于我来说还有一个潜在的优点，那就是在使用时，我能用丁烷喷枪稍稍加热一下。我的经验是点燃喷枪后快速地来回加热4遍。不到3秒，镜子的温度就与体温接近了，自然起雾的问题会少很多。

相信我，这可比水或者小风扇管用。也不需要用三用枪不停地吹镜面了。

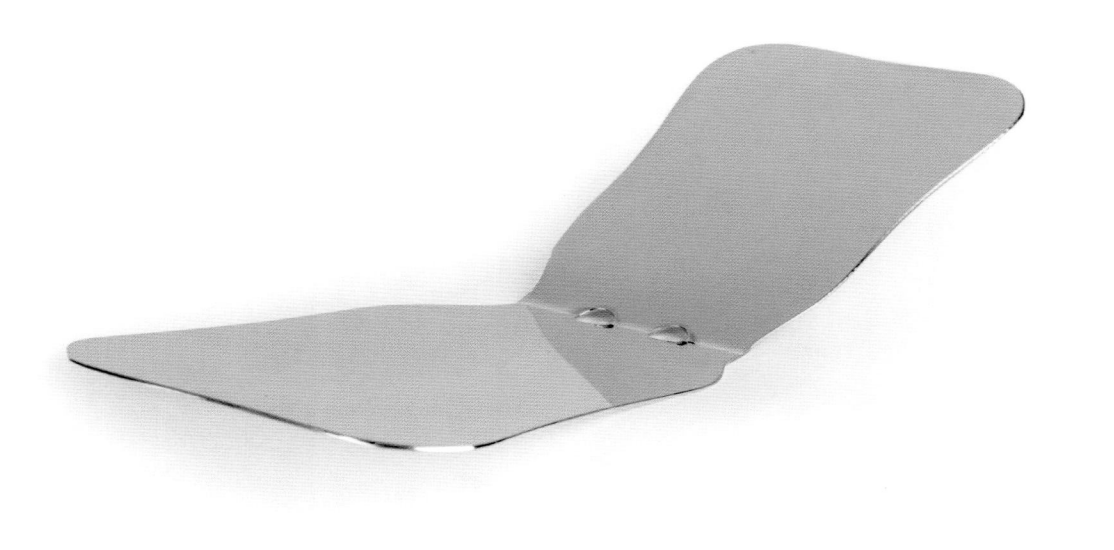

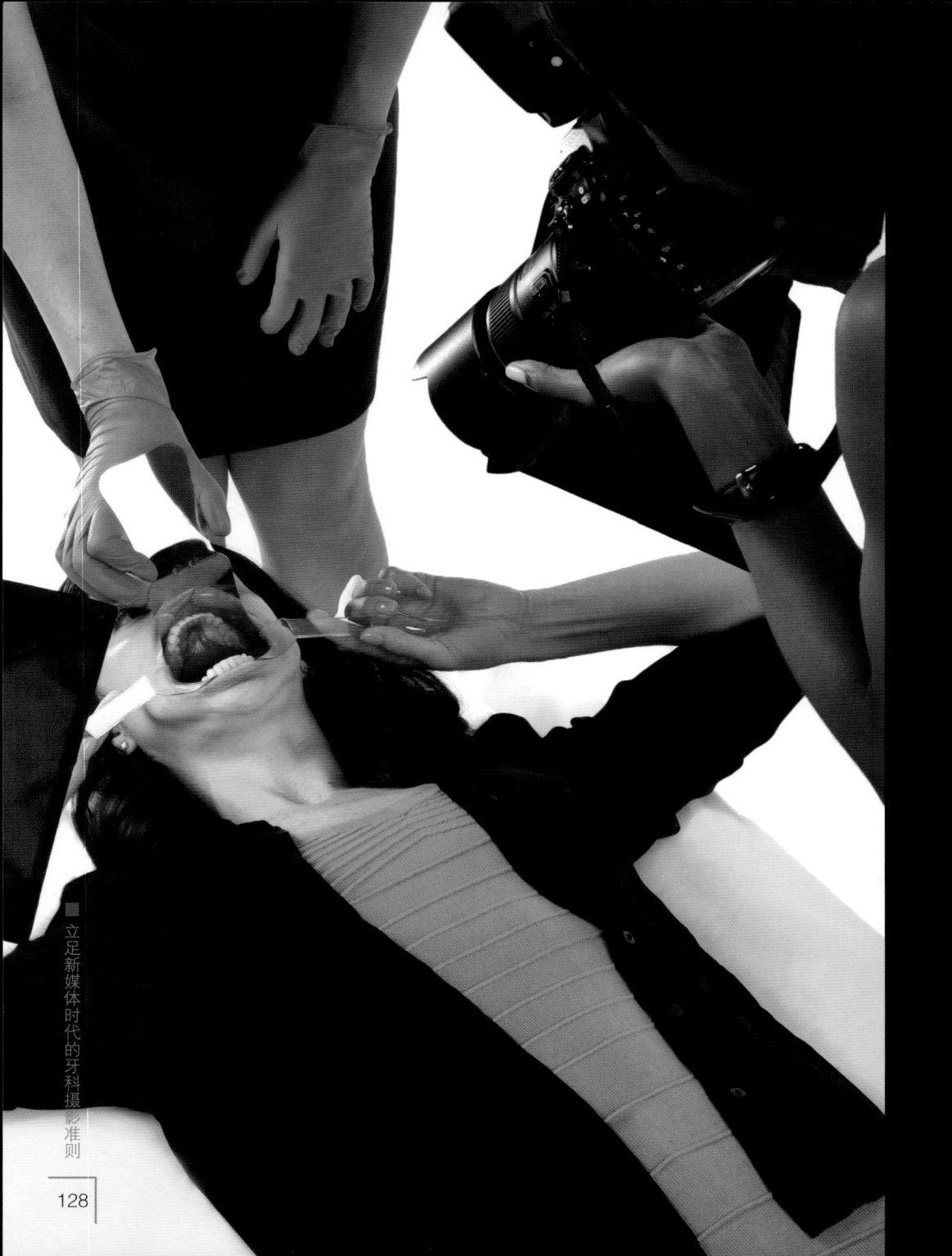

患者保持平躺位置不变，但是我会跑去患者的5点钟[⑨]位置，请患者协助把拉钩安放在4点钟和8点钟位置以便分离下唇和下前牙的唇侧。然后我请患者试着抬起舌头去触碰上颚。等我把镜子放到患者的舌下后，立刻告诉患者舌头可以放松了。接着我用预先加热过的金属反光镜轻轻地将患者的舌头向后推。最后我调整反光镜的角度，直到在相机取景器中看到的影像如第125页和第126页图片所示。

注⑨为译者注，扫描二维码获取视频讲解。

简明流程：
下颌殆平面

The Simple Protocol:
Mandibular
Occlusal Plane

使用柔光罩后的热靴闪光灯布光

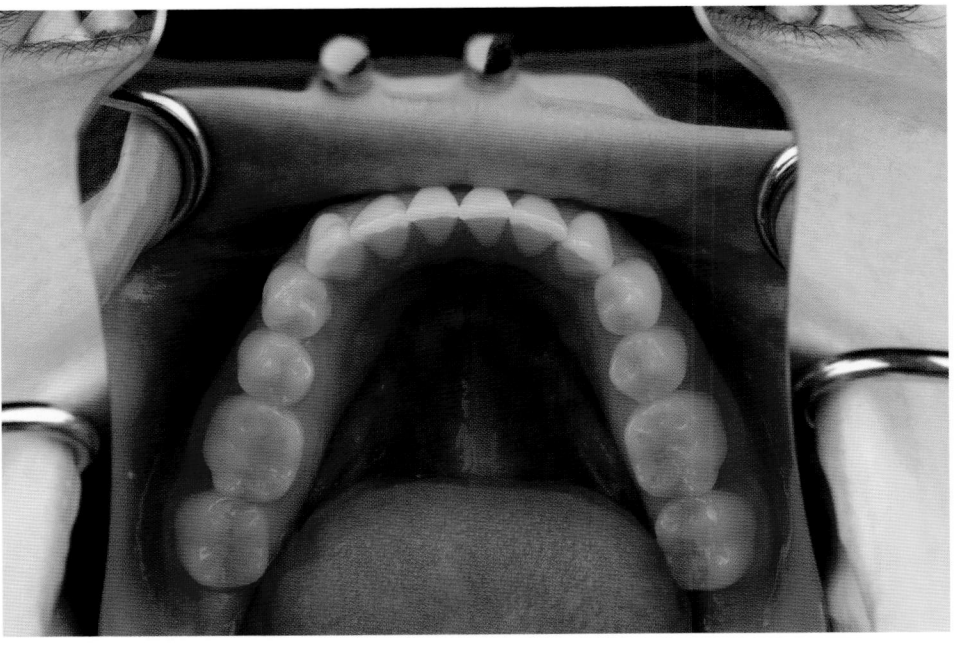

实际的拍摄构图

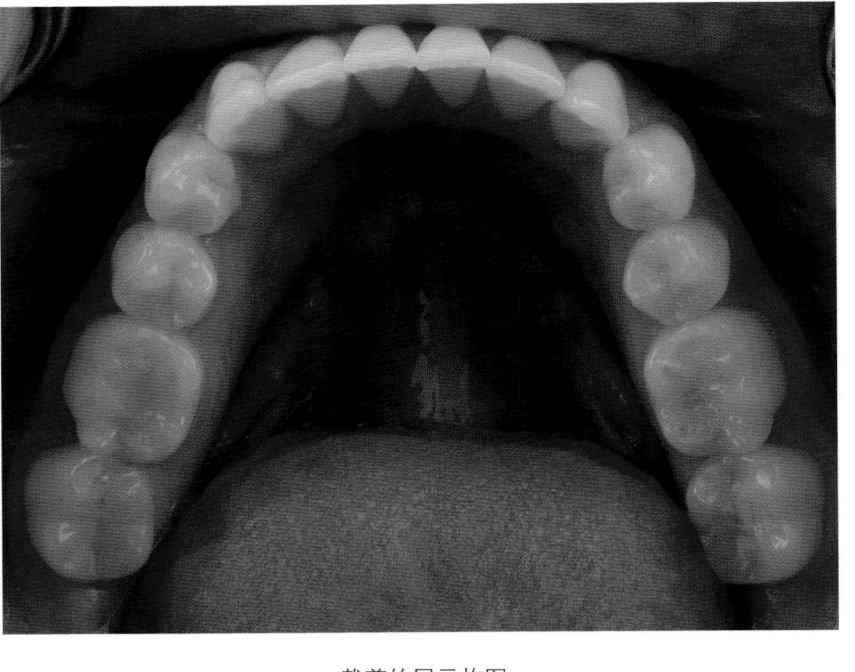

裁剪的展示构图

简明流程: 后牙区侧方照片

The Simple Protocol:
Posterior Lateral Photos

到目前为止，这是我第一次调整患者的牙椅，将牙椅椅背的角度调整到45°。使用反光镜拍摄患者左侧后牙区侧方照片时，我站在患者的右手边。双头闪光灯的灯头需要放在12点钟和3点钟位置，但其实在这个时候我更乐于使用环形闪光灯。右侧口角会放置一个拉钩，告诉患者或牵拉的助手此处不要太用力。左侧使用不锈钢材质的侧方反光镜，并让患者边咽唾液边咬紧后牙。做到这一步后，左侧的侧方反光镜还需要在末端稍微向外加力，就像拍摄后牙殆面时一样，镜子要离开后牙颊面，并保持一些距离。只有做到上面说的每一步才能拍到完整的后牙颊侧镜面照片。

这个阶段最容易犯的错误就是把镜子的末端靠在后牙的颊面上，然后用力把口角附近的镜子往外旋转加力。看上去镜子和后牙颊侧面之间形成30°～40°的夹角，这样做是完全不对的。镜子的末端与后牙颊侧面分离，同时尽量与颊侧面保持平行。

- 牙椅椅背约45°角
- 非工作侧用拉钩轻拉即可
- 用喷灯稍微加热金属反光镜
- 双头闪光灯的灯头放在12点钟和3点钟位置或者干脆用环形闪光灯
- 镜子的末端与后牙的颊侧面保持平行

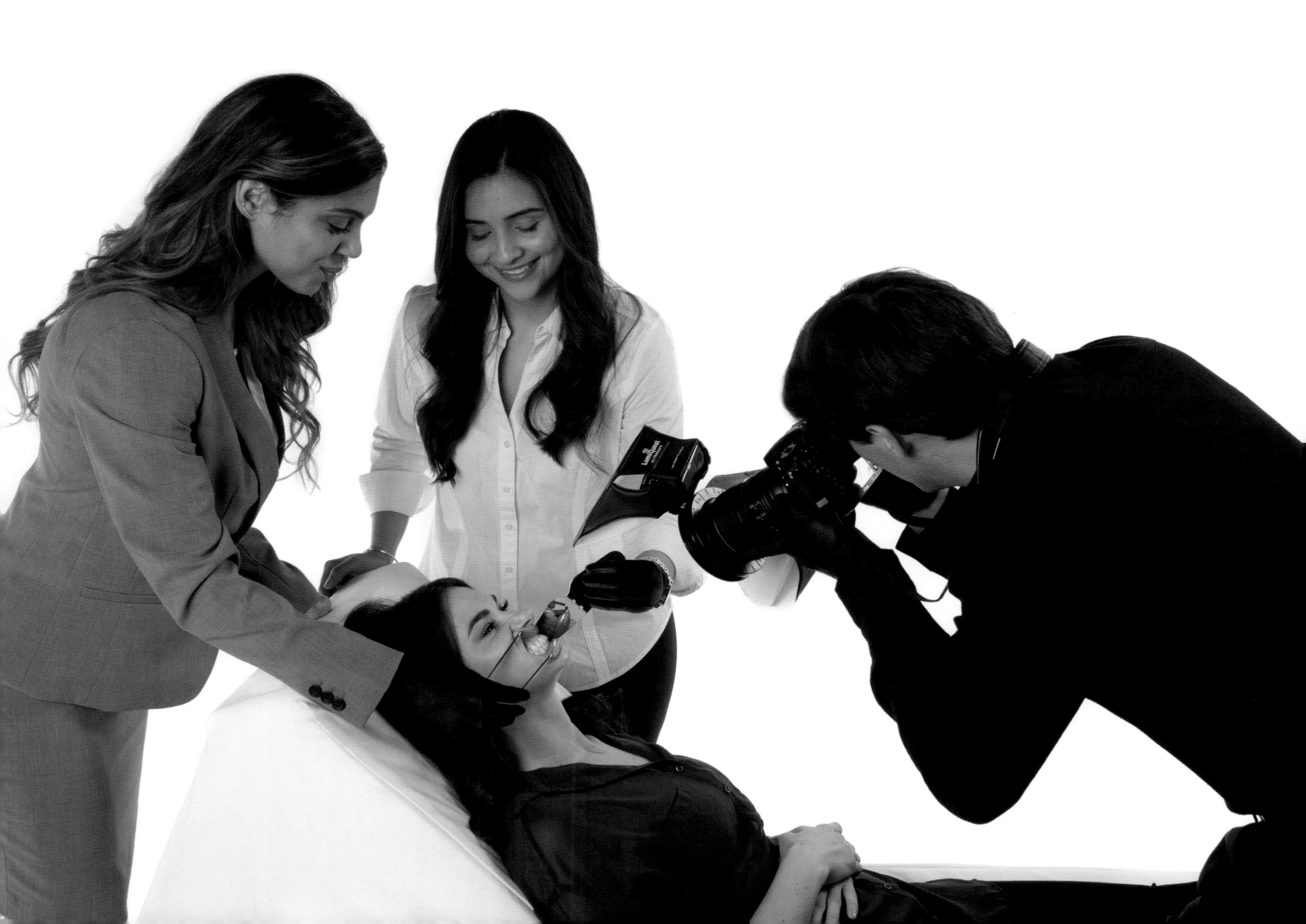

环形闪光灯照明

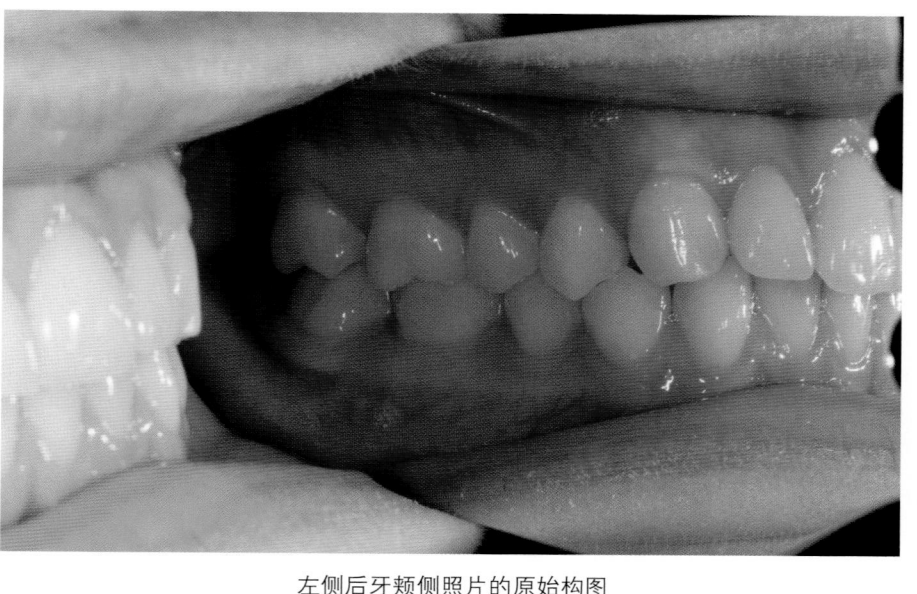

左侧后牙颊侧照片的原始构图

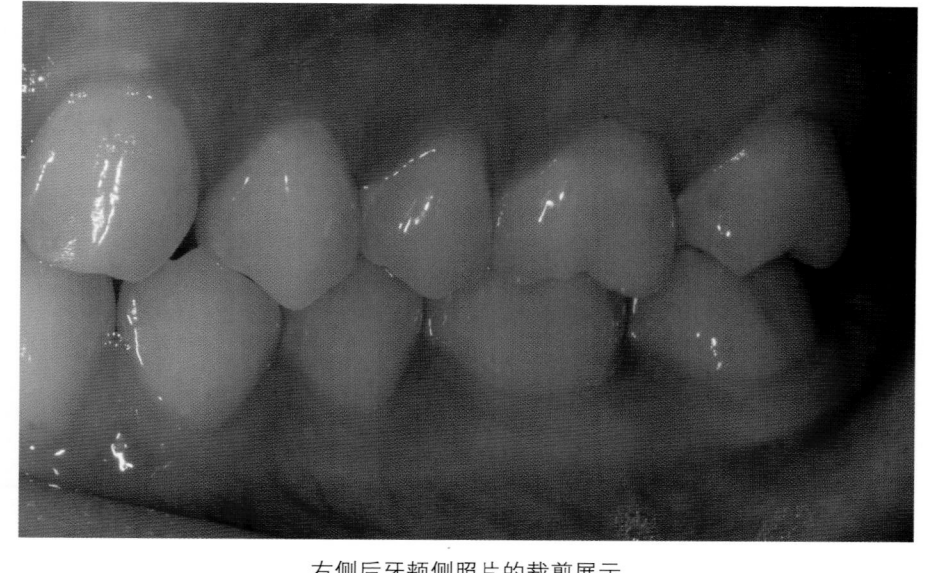

右侧后牙颊侧照片的裁剪展示

Note on Quick Guides

对于快速指南的一些看法

至此，如果你仍在不停地快速翻找书中哪个章节会清楚地列出每一张照片的具体参数设置，那你真的是在浪费时间。我坚信所谓的"快速指南"除了给人误导之外不会带来任何帮助。

如果说真的有什么情况能让"快速指南"起到作用的话，应该是相机、布光以及患者等客观条件一直保持不变的前提下。在使用环形闪光灯和双头闪光灯时，因为工作距离在不停地变近或变远，随之而来的闪光灯强度会令曝光时而过强、时而不足。这时就需要做出相应的相机参数调整。

如果使用的是热靴闪光灯或者影棚闪光灯，灯光的强度会更稳定一些，但是你和被摄主体之间的距离依旧是会发生变化的。为了能够弥补距离变化带来的DOF变化，还是要调整相机的光圈。光圈如果变动了，那曝光也就变化了。

就不提这些"快速指南"在实际工作中可能出现的误导了，至少你也不希望一边读着指南一边给患者拍照。学习和掌握摄影最快的方法只有理解下文中3个参数——光圈、快门速度以及布光的互动关系。

理解自己的极限
Know Your Limits

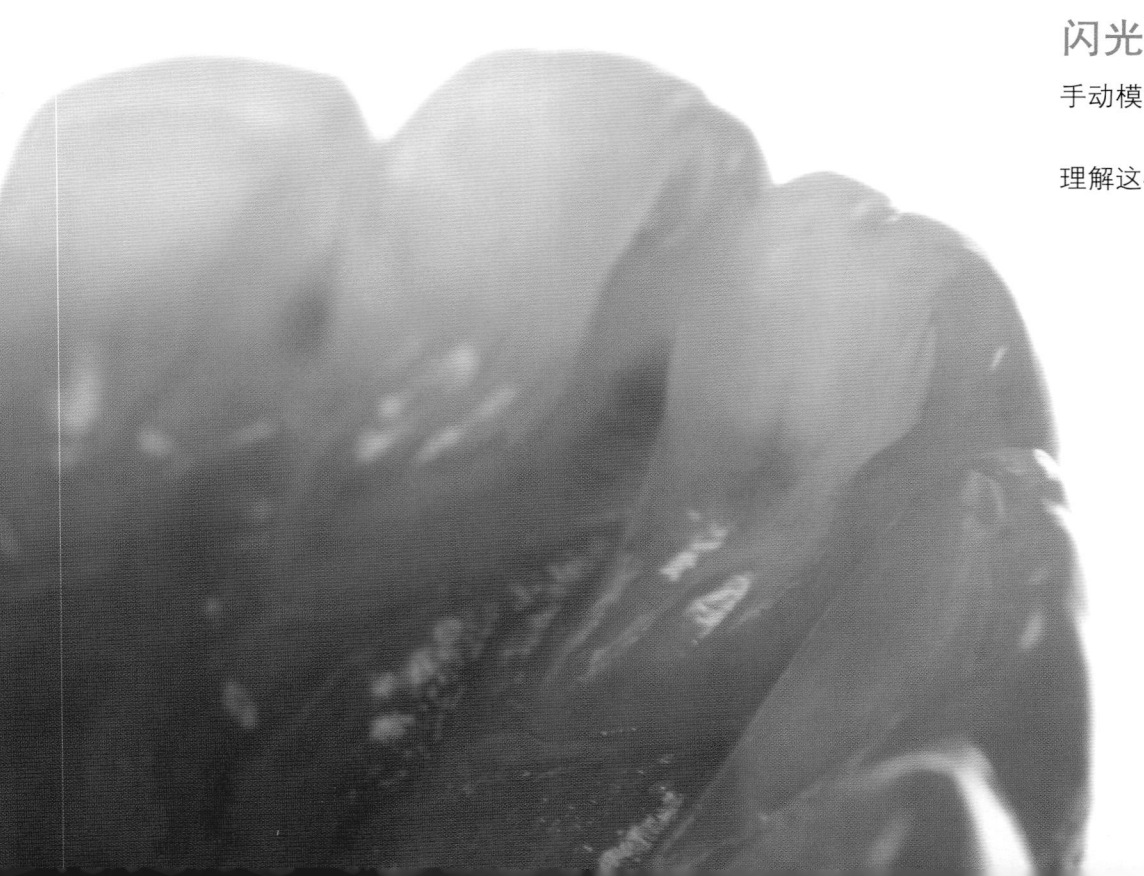

光圈
口内摄影时，f/36 ~ f/22；面相摄影时，f/32 ~ f/16

快门速度
1/250 ~ 1/100秒

ISO
只要能用100就不要升高ISO

闪光灯的设置
手动模式1/1[④]全功率输出

理解这4个参数的可用范围，并根据实际需要做出选择。

注④为译者注，扫描二维码获取视频讲解。

简化流程：总结

The Simple Protocol:

Summary

我来总结一下无论是在面对新患者还是复诊患者时，每天、每次都要拍摄的日常口内照片的流程。每名医生或技师的专科方向不同，一定会有更多的照片角度需要补充，比如说侧方运动的照片。但仔细思考就不难发现，这些都是先前讲过的流程中加一点动作变化而已。

- 先让患者平躺在牙椅上。拍摄者站在患者的12点钟位置
- 相机的设置：光圈f/32，快门速度=1/125秒，ISO=100，闪光灯功率1/1
- 使用直方图作为检查曝光是否恰当的工具
- 拍摄正面和殆面的照片：
  - 4-1　拍摄单独的灰卡照片作为后期白平衡校准的参考
  - 4-2　放松的嘴唇
  - 4-3　轻松的微笑
  - 4-4　使劲的大笑
  - 4-5　使用拉钩拍到完整牙列
  - 4-6　上颌前牙的局部照片，视需求选用黑色背景
  - 4-7　上颌殆面照片
  - 4-8　比色照片
- 拍摄者移动到患者的5点钟[9]位置
  - 拍摄下颌殆面照片
- 调整椅背让患者45°角左右斜躺
  - 拍摄侧方照片

流程完成！

注[9]为译者注，扫描二维码获取视频讲解。

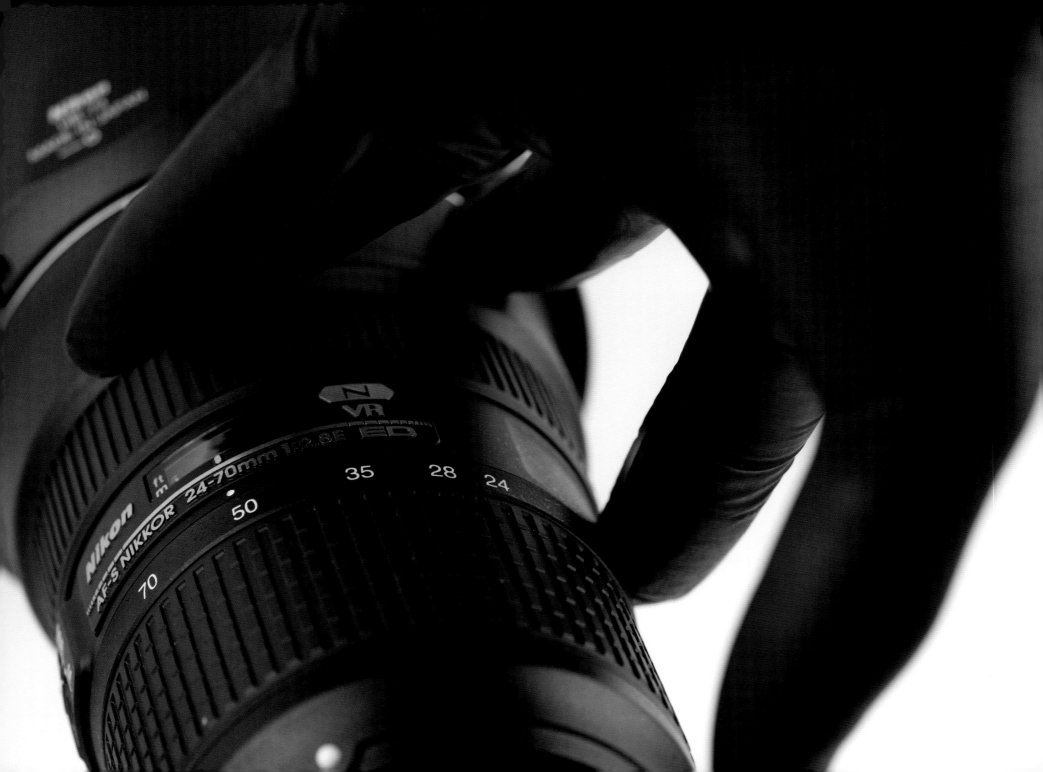

黑色手套
Black Gloves

　　整理一下思路，既然都想要拍摄到极好的牙科摄影作品，那么以下几点都非常关键。先要有强烈的欲望去把摄影这件事做好，适当理解手边器材的基础设置；再像磨练牙科技巧一样坚持不懈。然而，让牙科照片好看的头号秘密其实是——黑手套。

　　我在筹备本书时，为了让照片获得最佳效果，也认真地戴上了黑手套。

5

艺术性牙科摄影
Artistic Dental Photography

让争议来得更猛烈些

　　艺术性牙科摄影在诞生时就伴随着各种反对和争议。在社交平台上有一种古板的声音宣称牙科摄影的唯一目的应该就是记录和病例汇报。在此我向这种单纯只追求构图对称，毫无其他视觉吸引力的摄影方式提出挑战。我的主张是除了日常的口内摄影记录外，牙科摄影应该更多地运用布光、DOF以及构图去讲述整个治疗计划的初心。有些人认为艺术性牙科摄影很荒谬，算不上是特别专业的事情。好吧，我先说说我的假设。我觉得那些骨子里讨厌艺术性牙科摄影的人，内心深处一定也渴望自己能拍出有艺术感的照片，但现实却无情地让他们觉得自己不行。对这些人我想说："阅读本章后你会豁然开朗。"艺术性牙科摄影近在眼前，每个善用它的人都会不断进步、不断迸发灵感。

　　本章将分别就以下几个概念展开：

光泽效果

舞光弄影

颜色科学

胭脂水粉

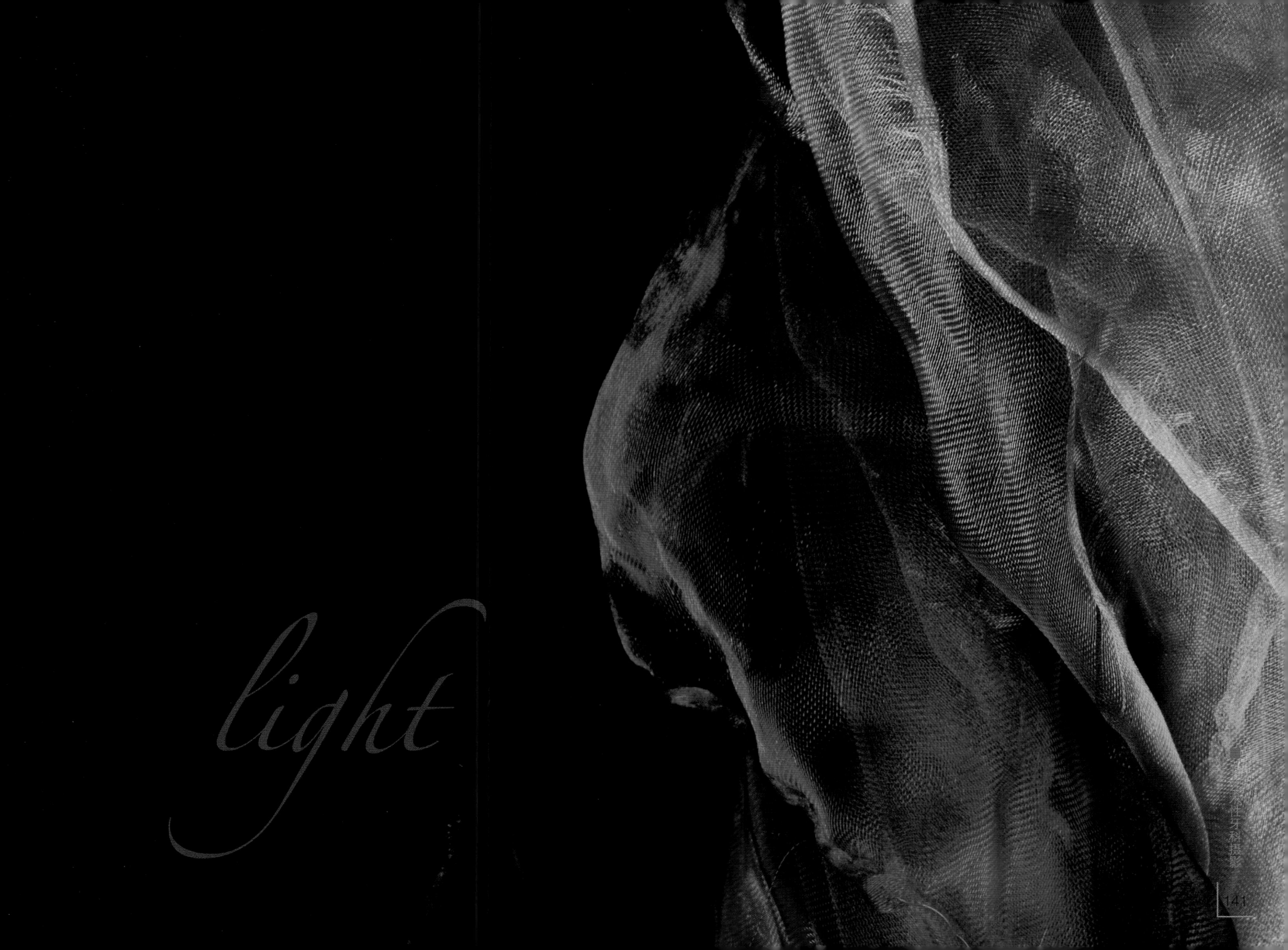

light

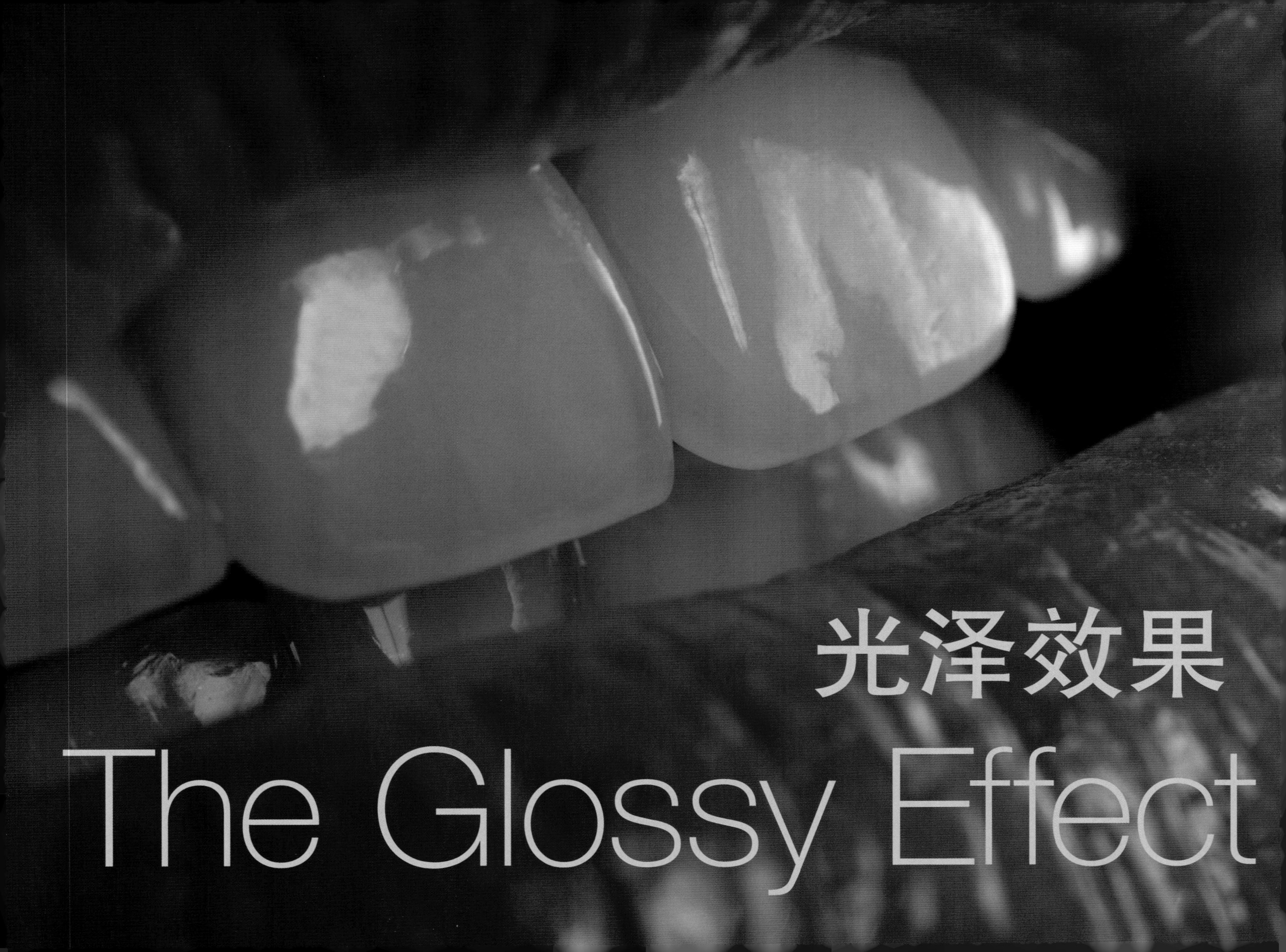

光泽效果

The Glossy Effect

这是一种让照片中的牙齿和牙龈看上去光滑、莹润的布光技巧。这个技巧我已经用了很多年，但如果让我用文字来精确描述它，还是有些困难。有一天，Carlos de Carvalho医生又一次点醒了我。他说道：

"如果想要获得柔和并富有光泽的效果，那么光源面积就应该比拍摄对象大很多。面积越大、效果越好，同时别忘了这种光线一定是经过柔化的弥散光线。当光源的尺寸固定不变后，还可以让光源尽可能靠近拍摄物体，来进一步强化这种效果。"

该怎么做？ 控制距离。

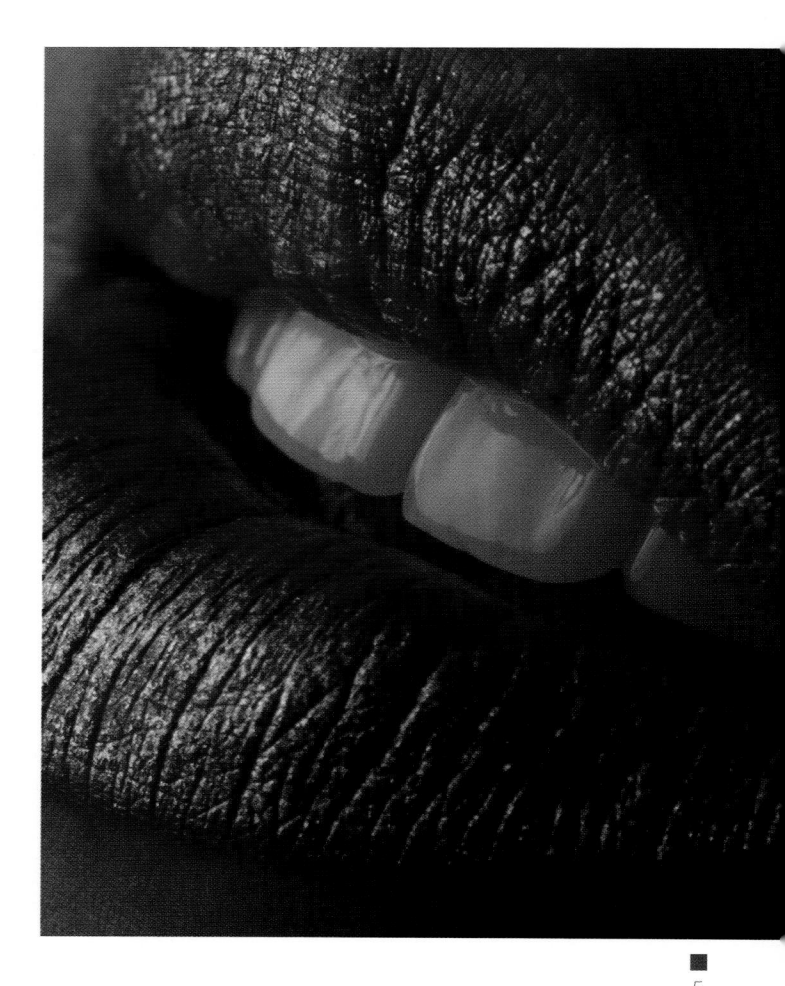

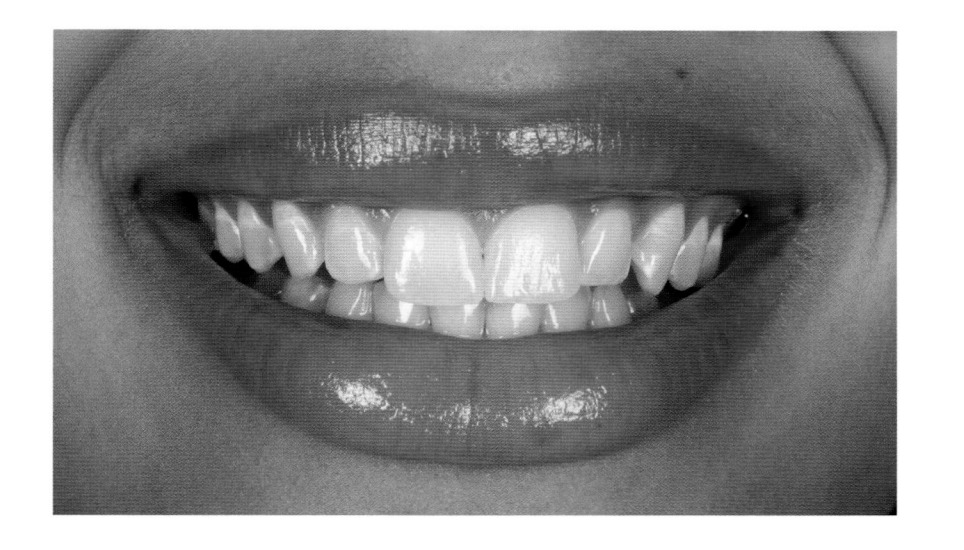

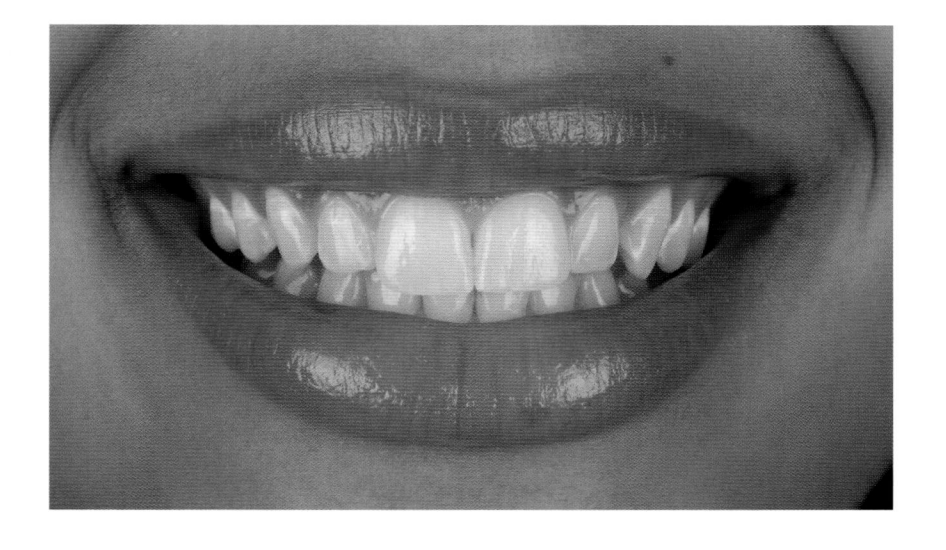

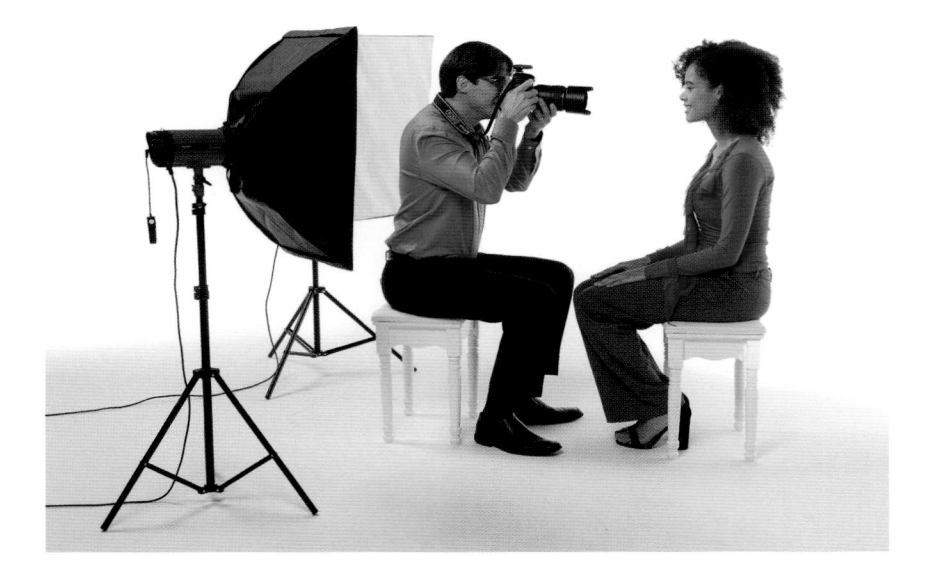

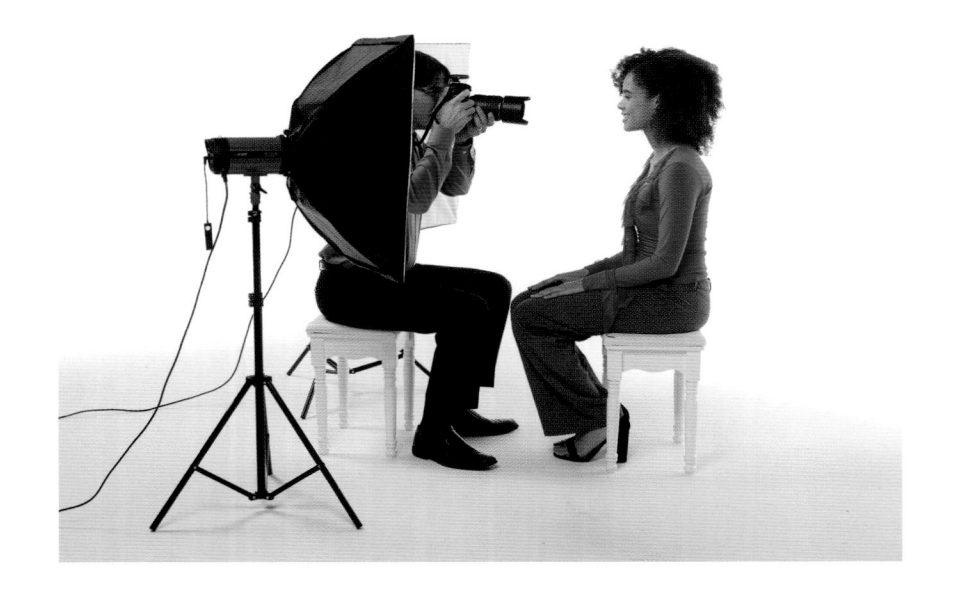

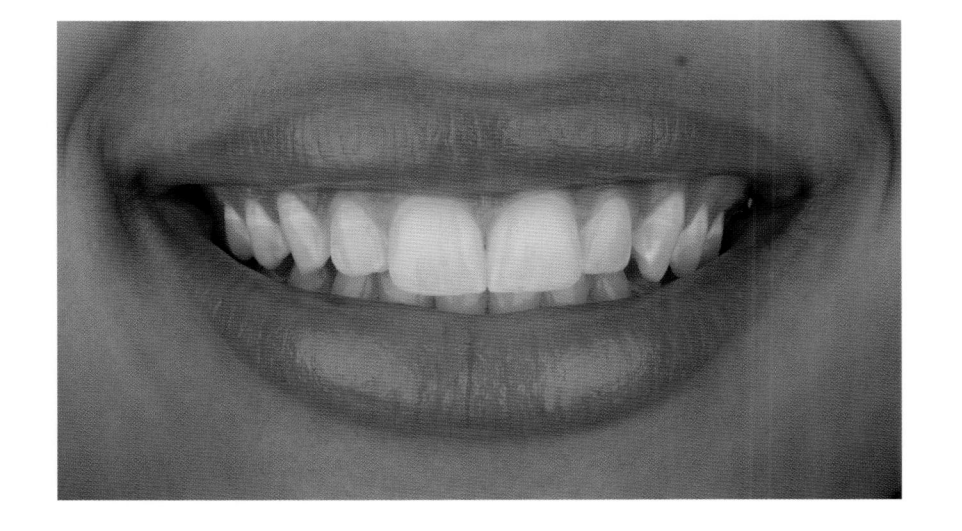

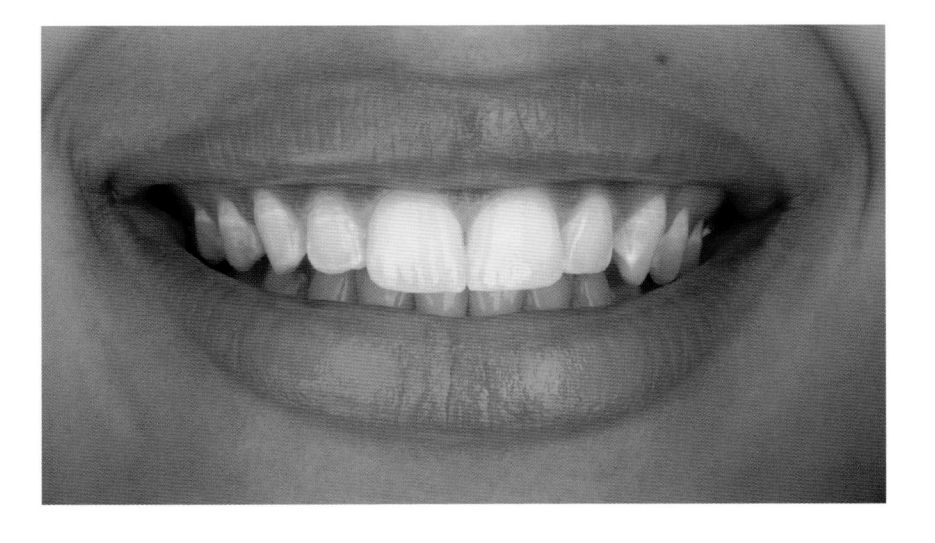

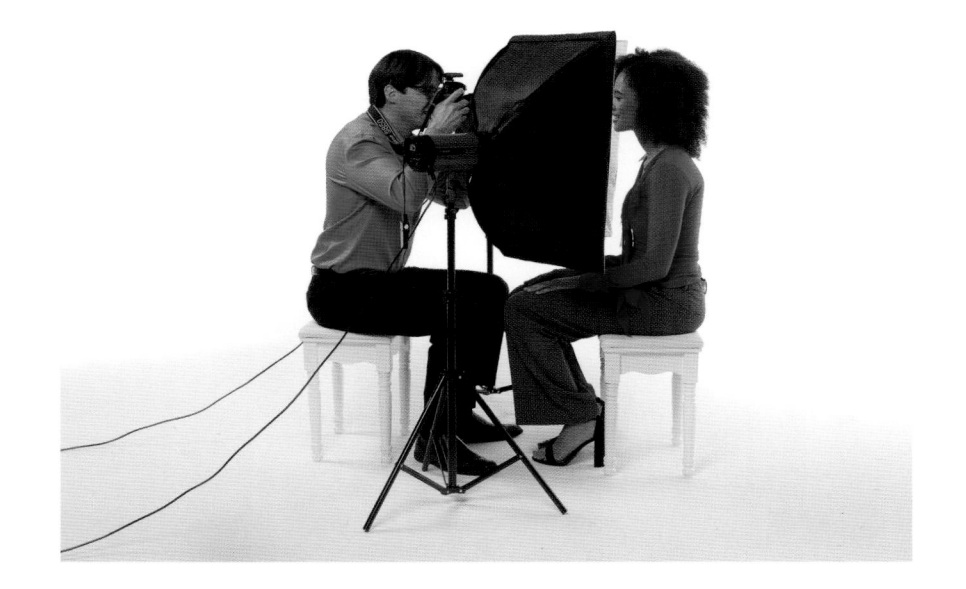

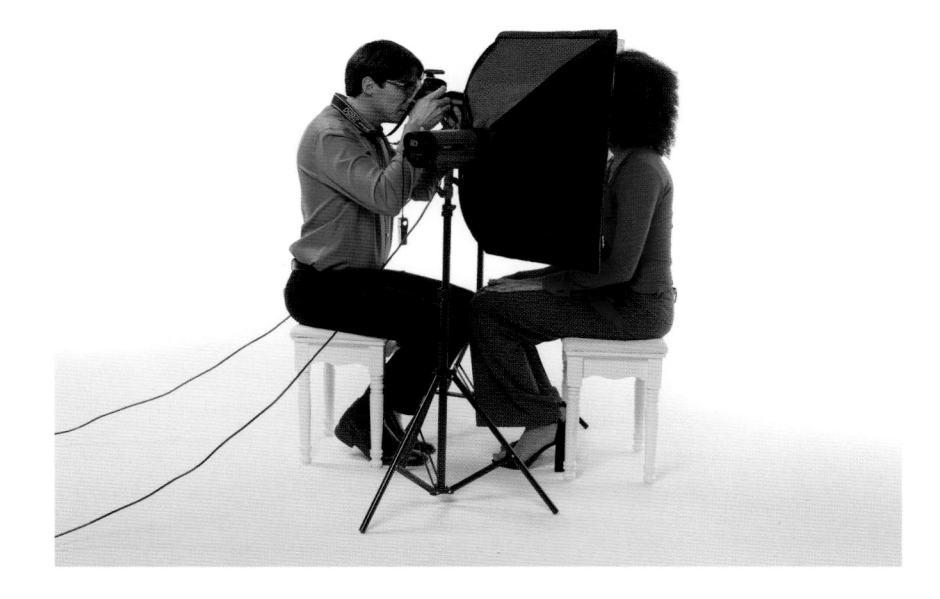

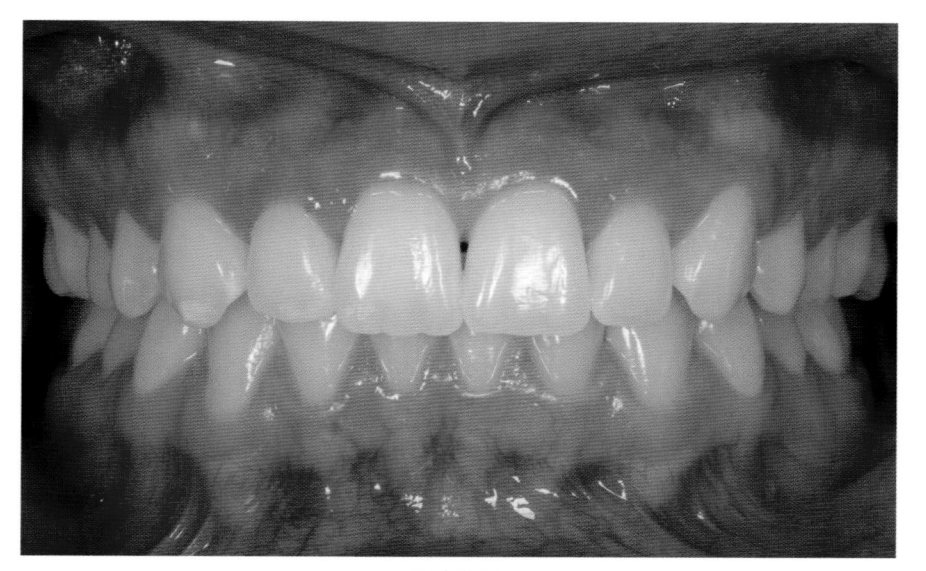

距离较远

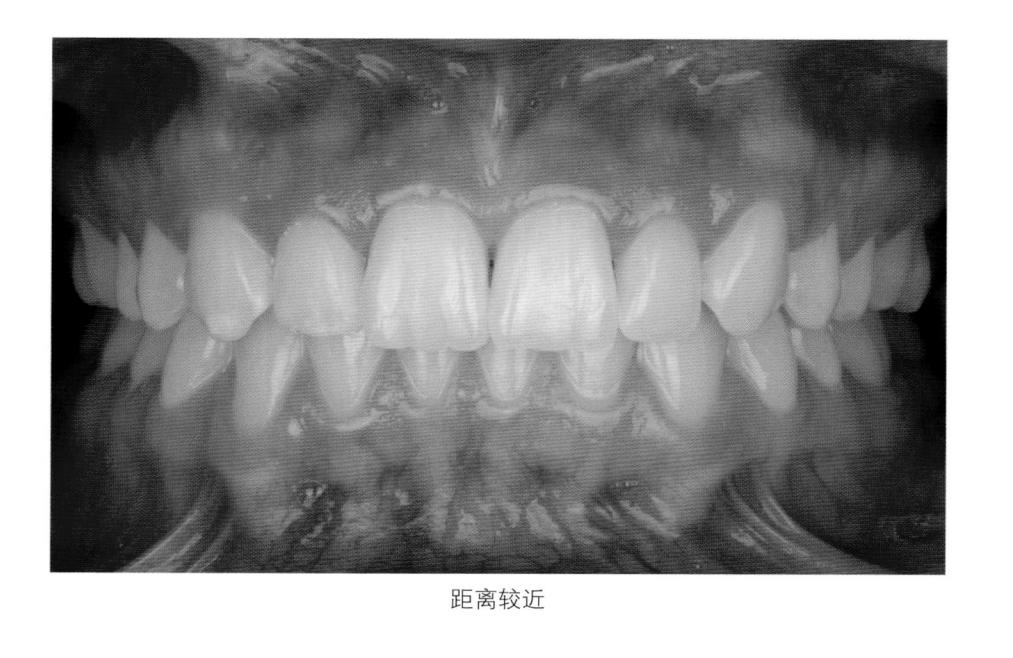

距离较近

单纯调整反光铲/柔光罩与拍摄对象的距离，就能获得完全不同的两种结果。上方示例图中，为了弥补闪光灯靠近之后的曝光增强，我加快了快门速度②并降低了ISO。

注②为译者注，扫描二维码获取视频讲解。

几点值得注意的细节：

- 左图中生硬的白色高光反射区消失
- 所有的表面看上去更柔和、更平滑
- 左右两图拍摄时仅仅调整了距离，单纯的光源拉近距离却引起了色温的变化。色温值似乎降低了（照片更暖），饱和度看起来也增加了

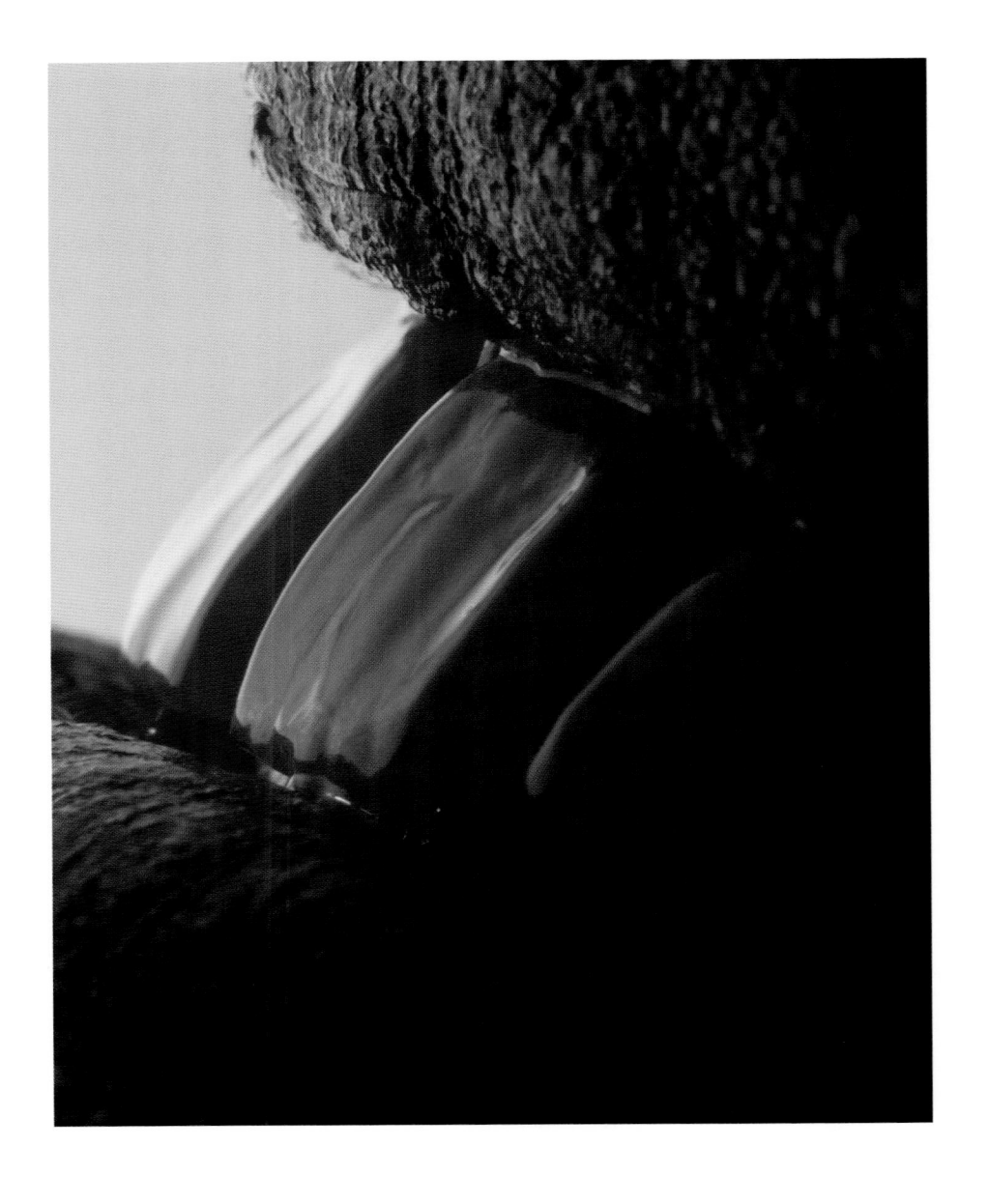

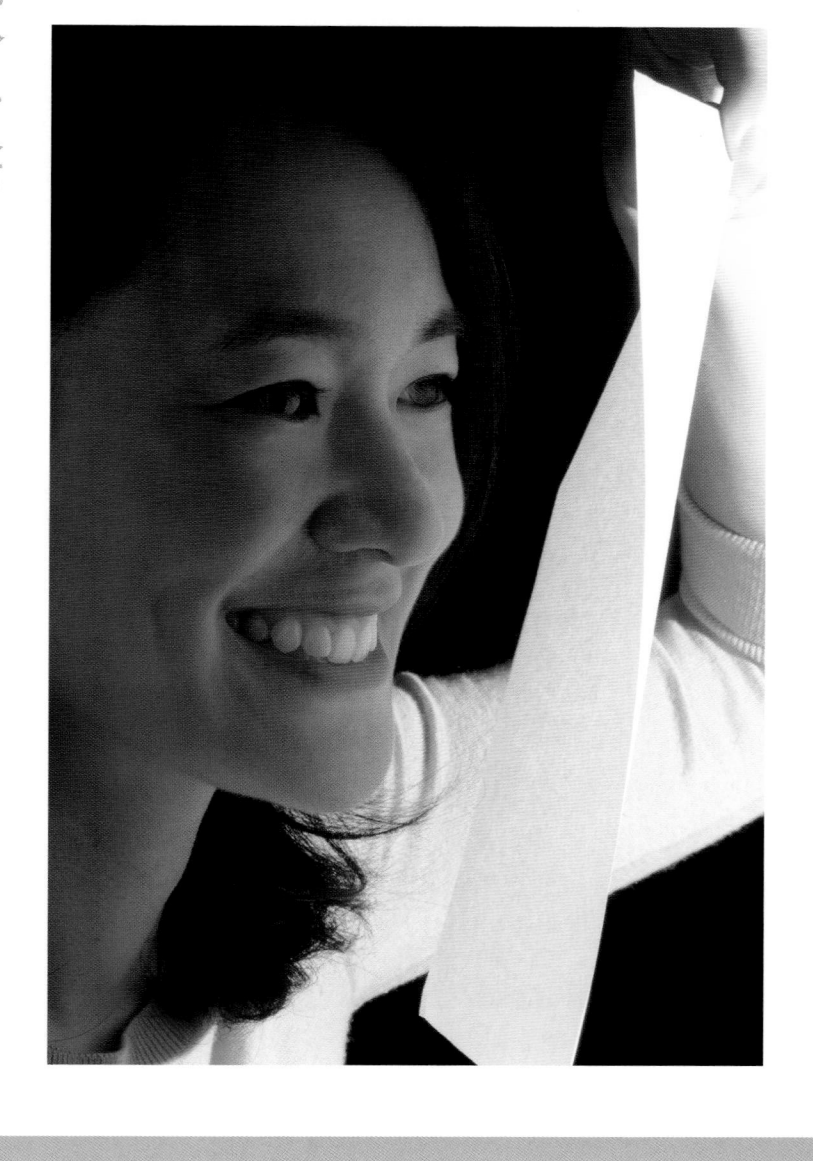

白纸

　　或许你会觉得现在是时候买一些器材了：热靴闪光灯、影棚闪光灯、柔光箱等。只有这样才能获得刚才看到的结果。你错了。现在我来让事情变得更简单一些，毕竟我的初衷就不是让摄影的问题复杂化。目前，最便宜的，而且无疑是最好的反光铲/柔光罩就在你的门诊里——白纸。

　　如左图所示，在拍摄对象面前放一张A4白纸就可以获得第147页中图片的效果，不过请先读完下面这些：

• 餐巾纸[10]是最好的，因为它让更多的光线穿过

• 纸张的尺寸至少能挡住所有的直射光线，建议8.5英寸 × 11英寸（约22cm × 28cm）或更大一些

• 纸张应该尽可能靠近拍摄对象，同时远离光源。纸张越接近光源，获得的光泽效果越差。我解释过要尽量增大光源和拍摄对象的尺寸差异，所以纸张应该尽量靠近拍摄对象（脸、嘴唇或牙齿）。如此设置后，纸张会代替直接发光的闪光灯，成为一个更大、更柔和的光源

注[10]为译者注，扫描二维码获取视频讲解。

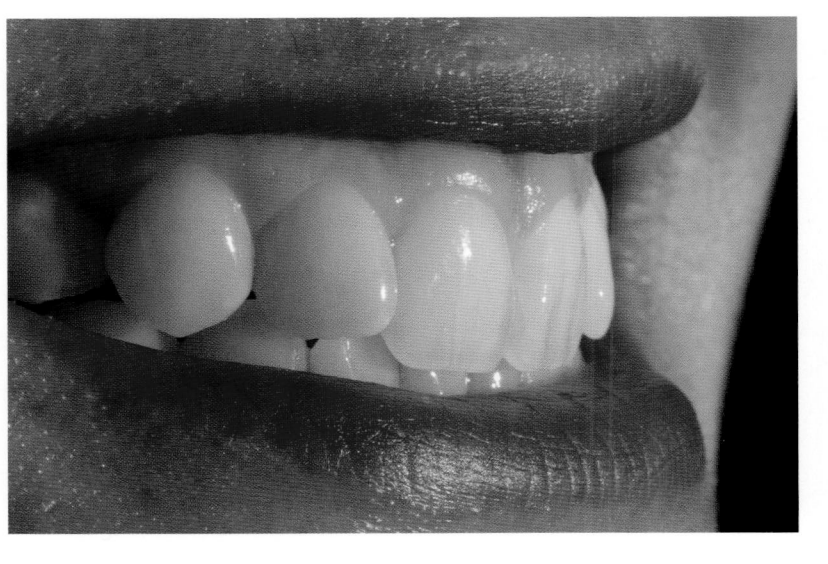

闪光灯直射

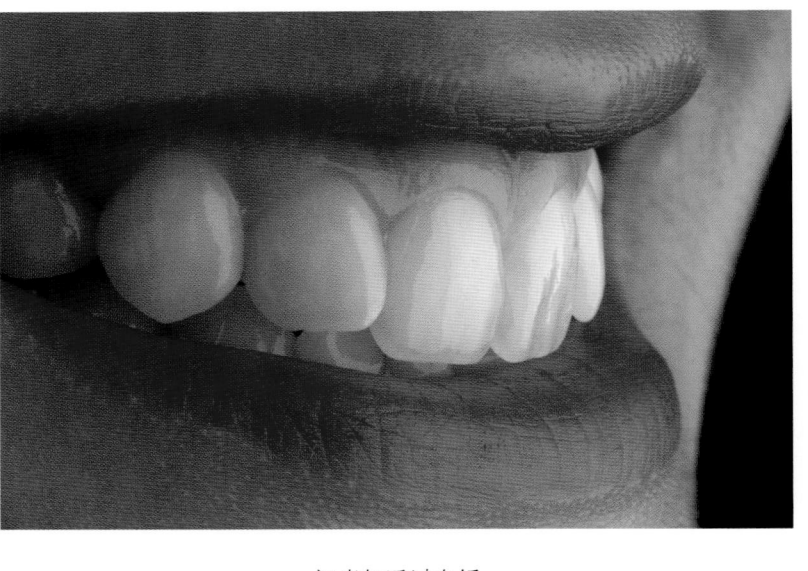

闪光灯透过白纸

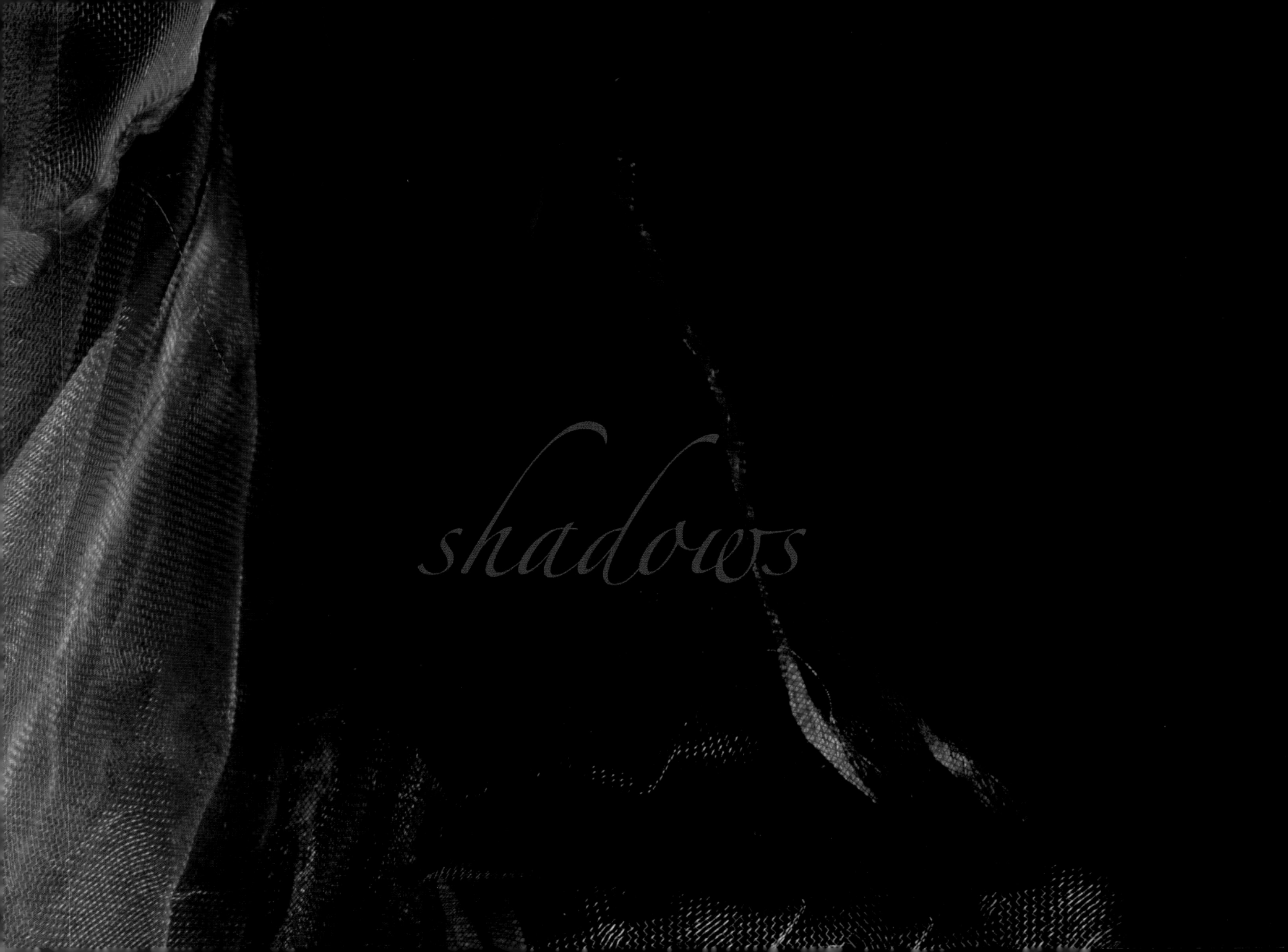

shadows

Chiaroscuro

舞光弄影

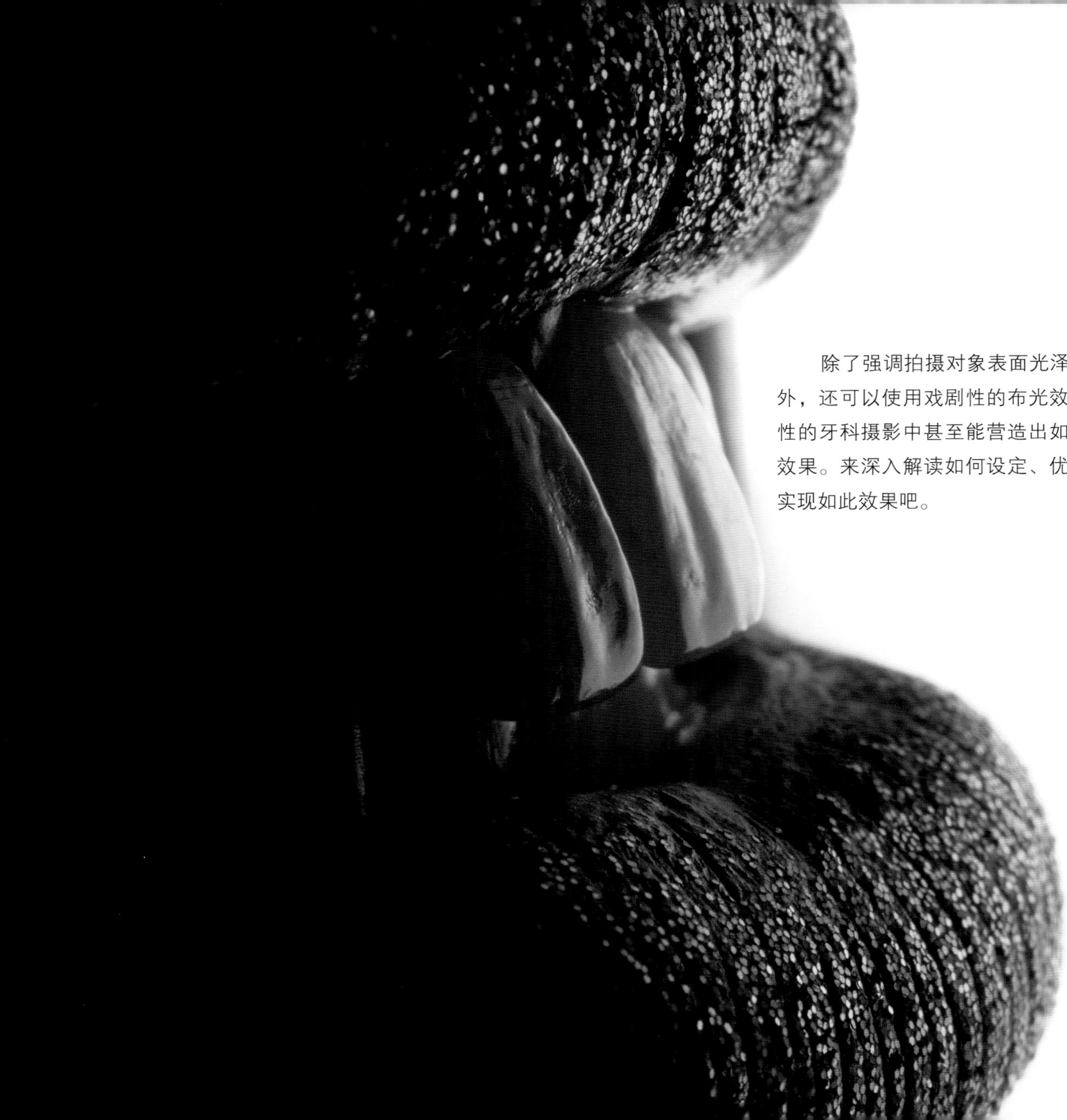

除了强调拍摄对象表面光泽的布光效果外，还可以使用戏剧性的布光效果。在艺术性的牙科摄影中甚至能营造出如此页插图的效果。来深入解读如何设定、优化布光才能实现如此效果吧。

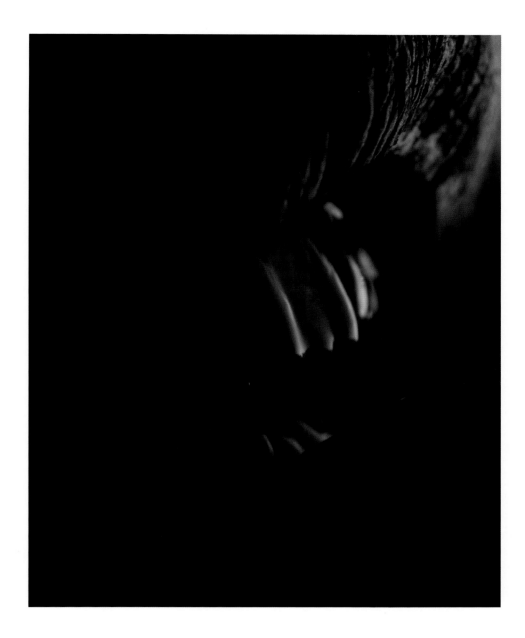

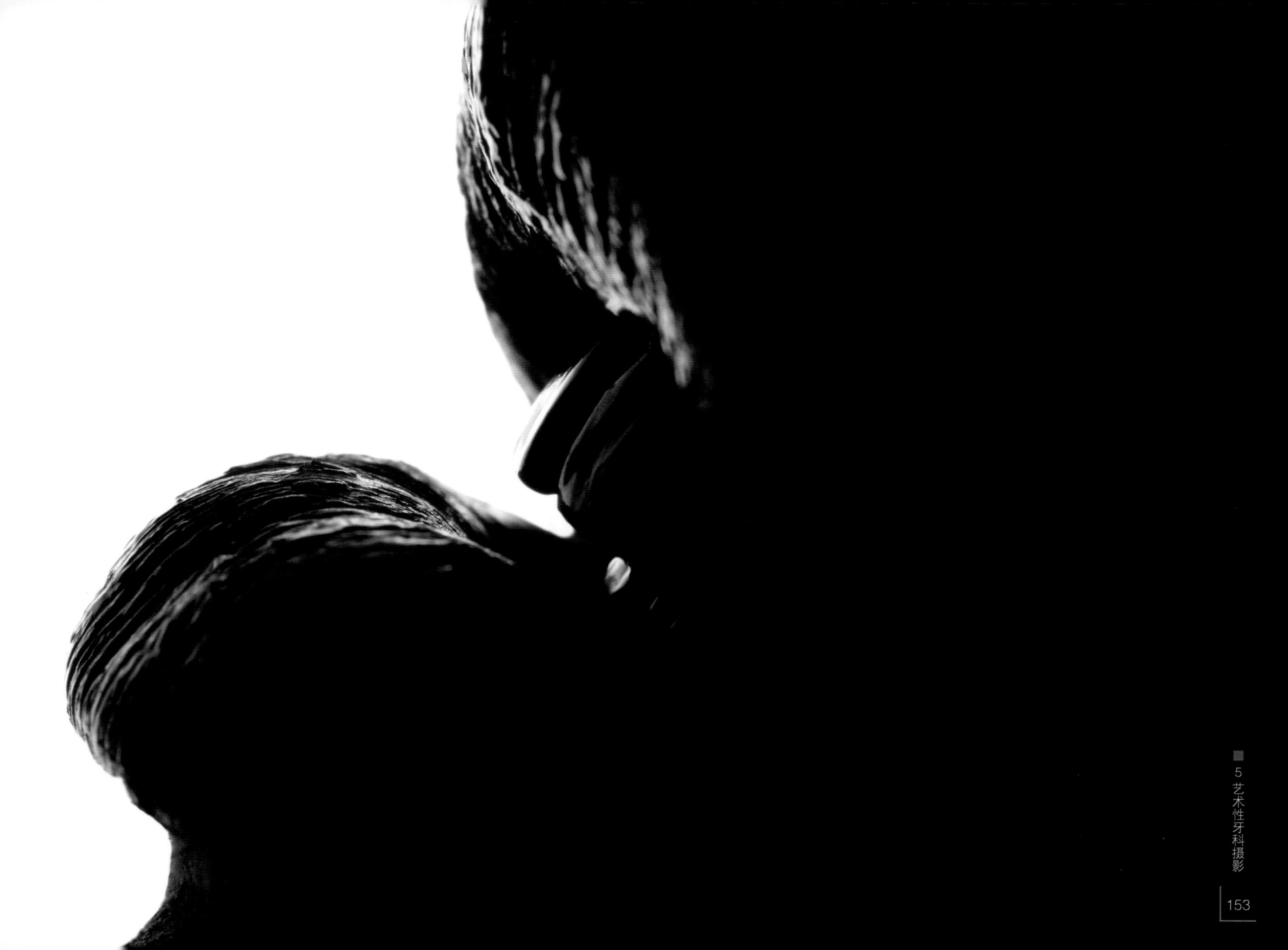

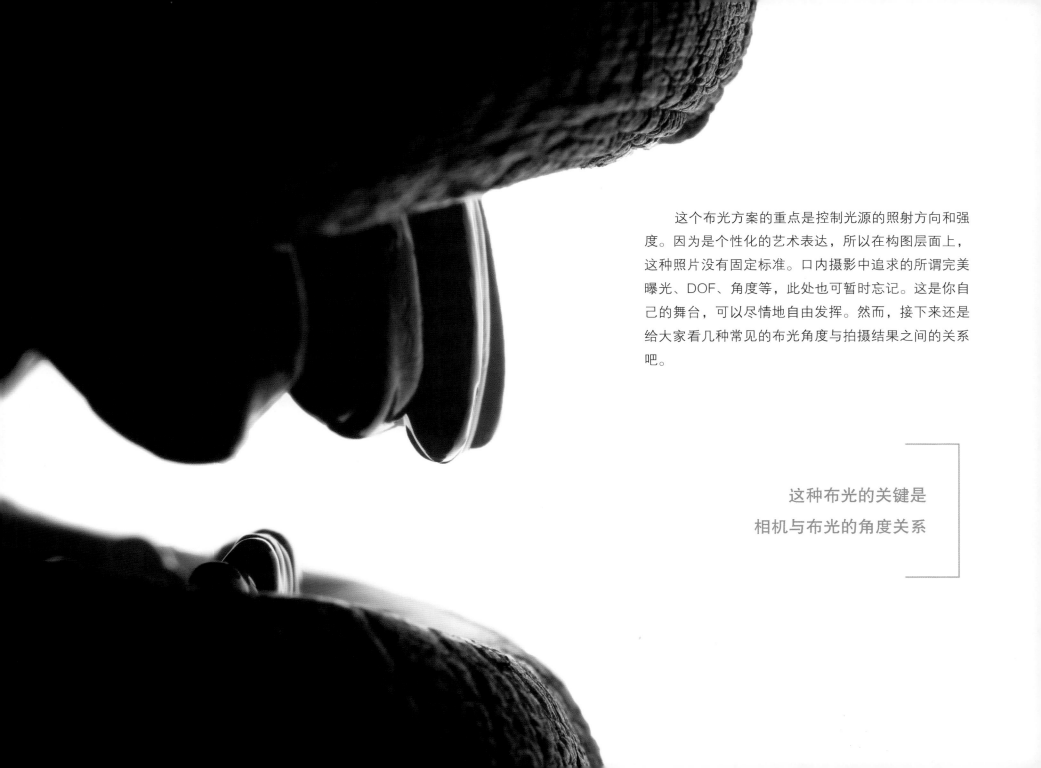

这个布光方案的重点是控制光源的照射方向和强度。因为是个性化的艺术表达，所以在构图层面上，这种照片没有固定标准。口内摄影中追求的所谓完美曝光、DOF、角度等，此处也可暂时忘记。这是你自己的舞台，可以尽情地自由发挥。然而，接下来还是给大家看几种常见的布光角度与拍摄结果之间的关系吧。

这种布光的关键是
相机与布光的角度关系

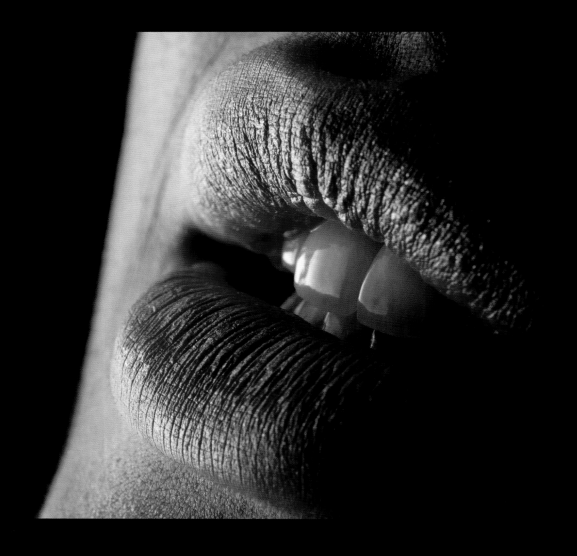

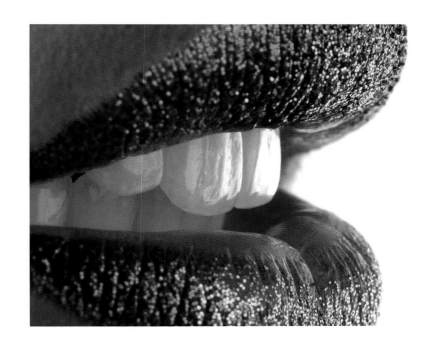

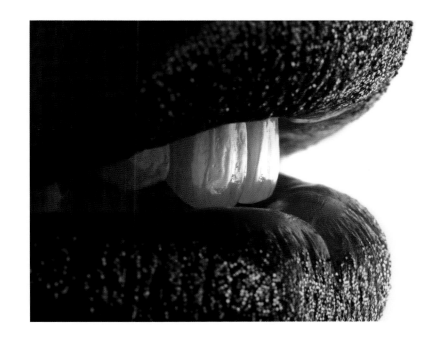

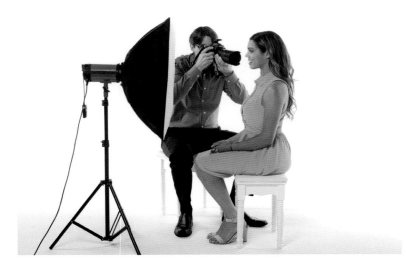

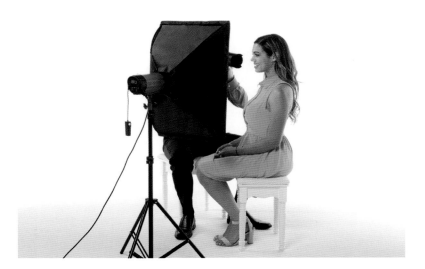

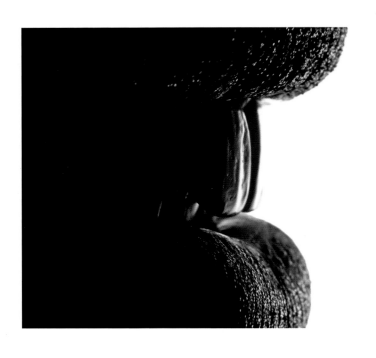

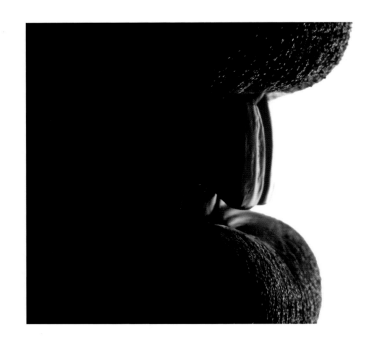

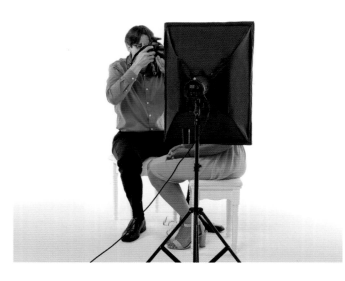

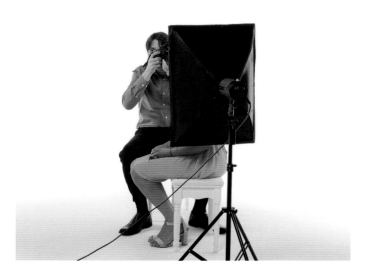

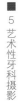

颜色科学
Chromaticity

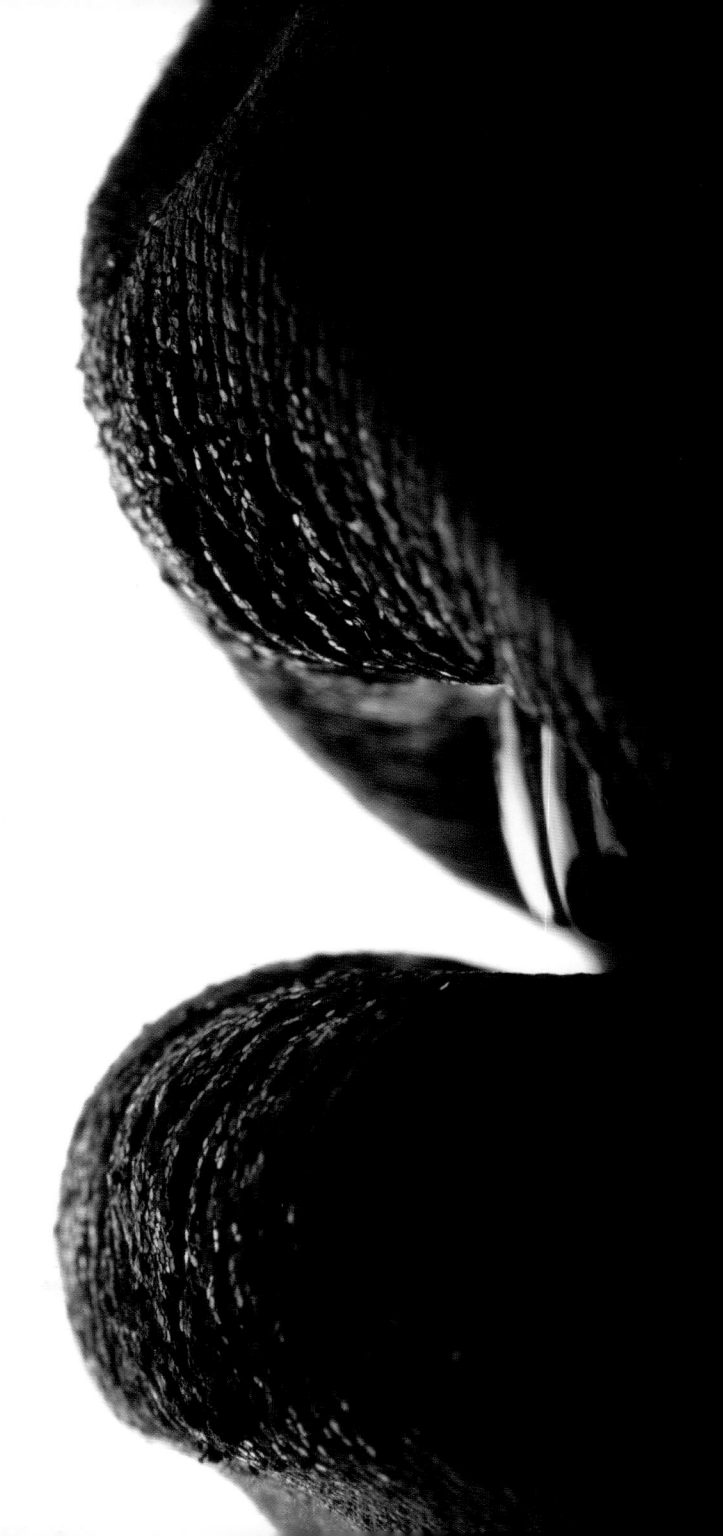

随着相机与光源的夹角逐渐增加，照片中的饱和度逐渐下降。参照第156页和第157页中的4张示范图，一开始柔光箱到患者嘴唇，患者嘴唇到相机的夹角大约是90°，之后该夹角逐渐增大到180°。能观察到以下变化：

- 饱和度从色彩丰富渐变到几乎只有黑白两色
- 对比度越来越强，黑色几乎成为主要的颜色
- 嘴唇细致纹理结构是被这种光影突显的结果

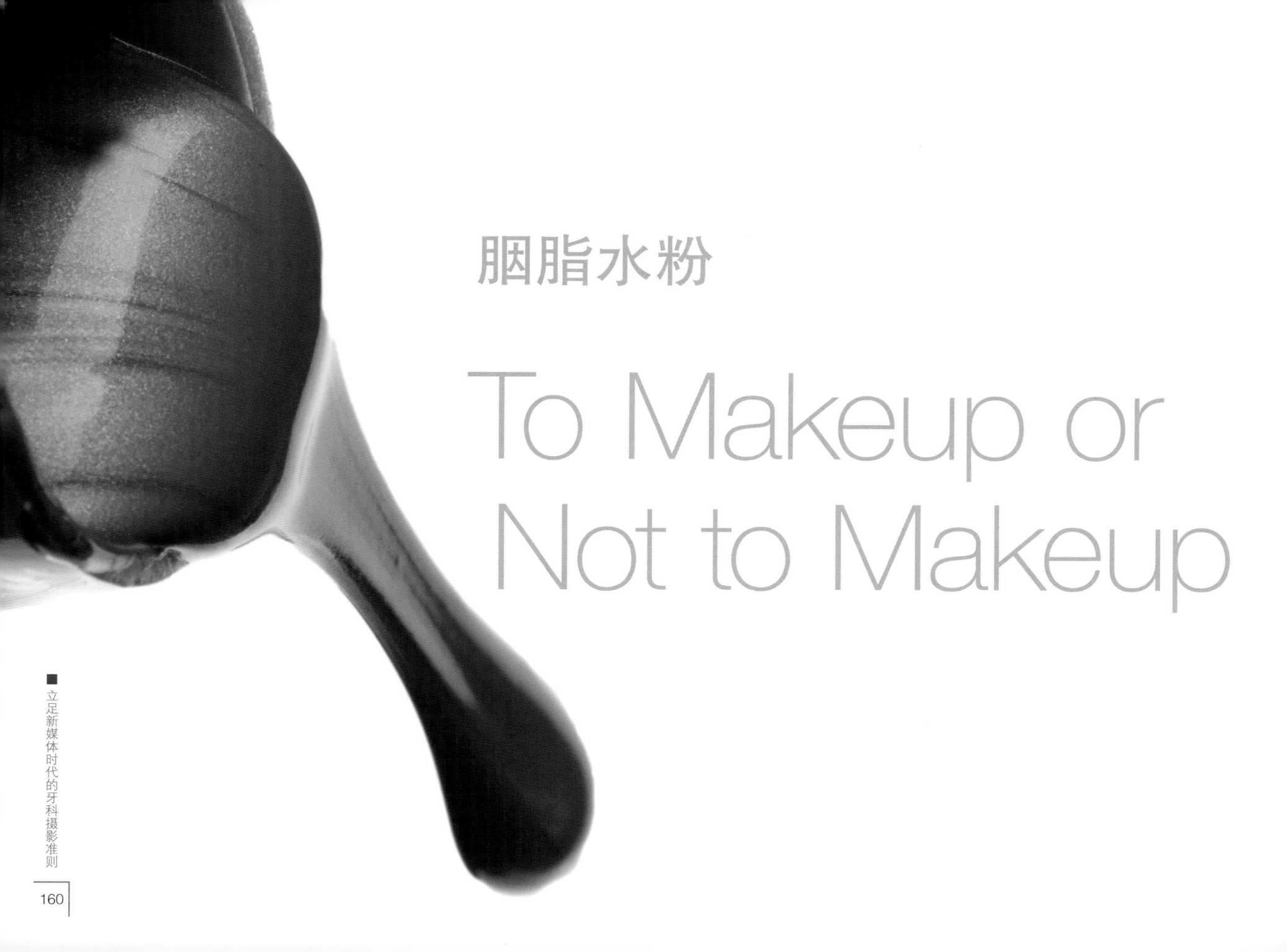

胭脂水粉

To Makeup or Not to Makeup

立足新媒体时代的牙科摄影准则

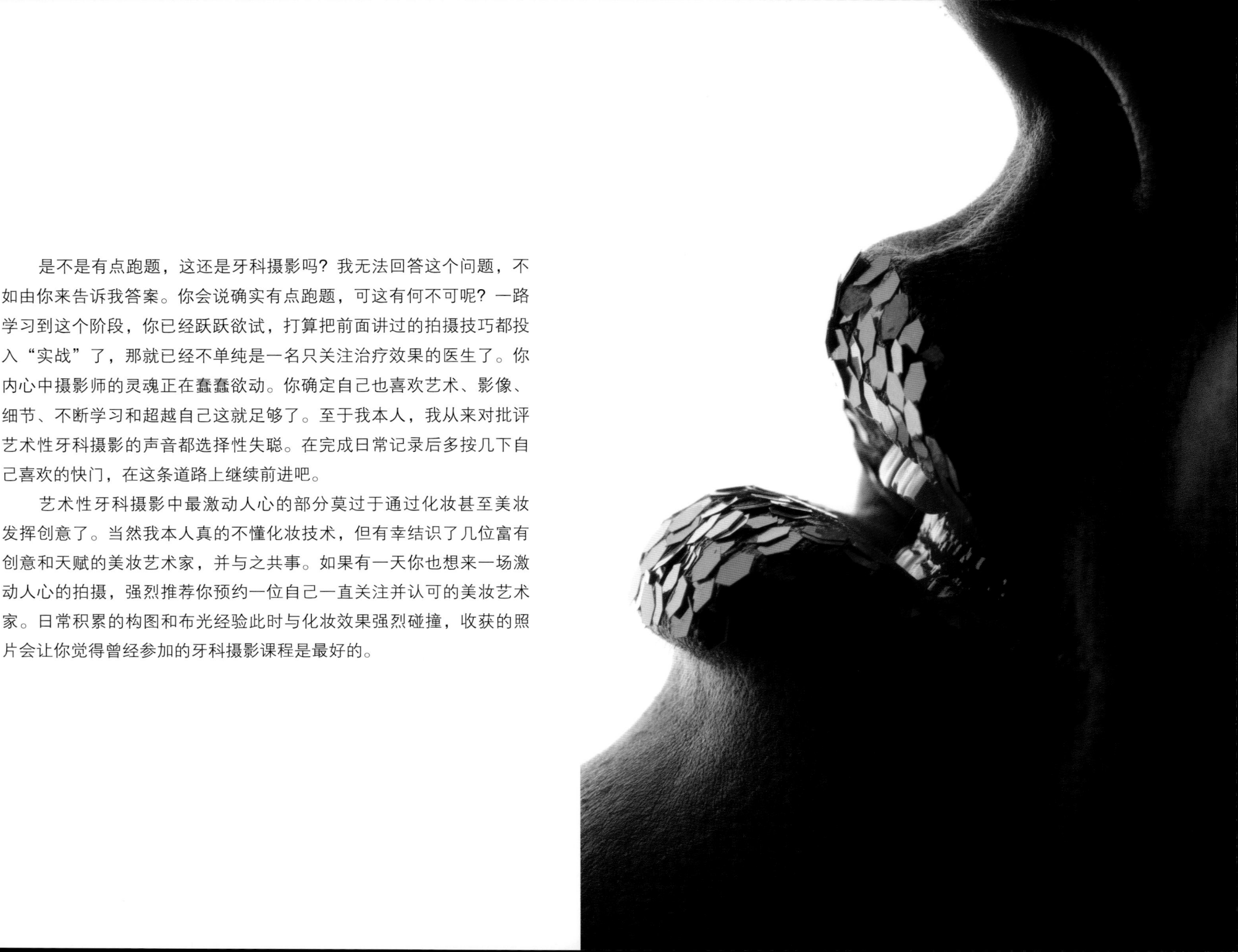

是不是有点跑题，这还是牙科摄影吗？我无法回答这个问题，不如由你来告诉我答案。你会说确实有点跑题，可这有何不可呢？一路学习到这个阶段，你已经跃跃欲试，打算把前面讲过的拍摄技巧都投入"实战"了，那就已经不单纯是一名只关注治疗效果的医生了。你内心中摄影师的灵魂正在蠢蠢欲动。你确定自己也喜欢艺术、影像、细节、不断学习和超越自己这就足够了。至于我本人，我从来对批评艺术性牙科摄影的声音都选择性失聪。在完成日常记录后多按几下自己喜欢的快门，在这条道路上继续前进吧。

艺术性牙科摄影中最激动人心的部分莫过于通过化妆甚至美妆发挥创意了。当然我本人真的不懂化妆技术，但有幸结识了几位富有创意和天赋的美妆艺术家，并与之共事。如果有一天你也想来一场激动人心的拍摄，强烈推荐你预约一位自己一直关注并认可的美妆艺术家。日常积累的构图和布光经验此时与化妆效果强烈碰撞，收获的照片会让你觉得曾经参加的牙科摄影课程是最好的。

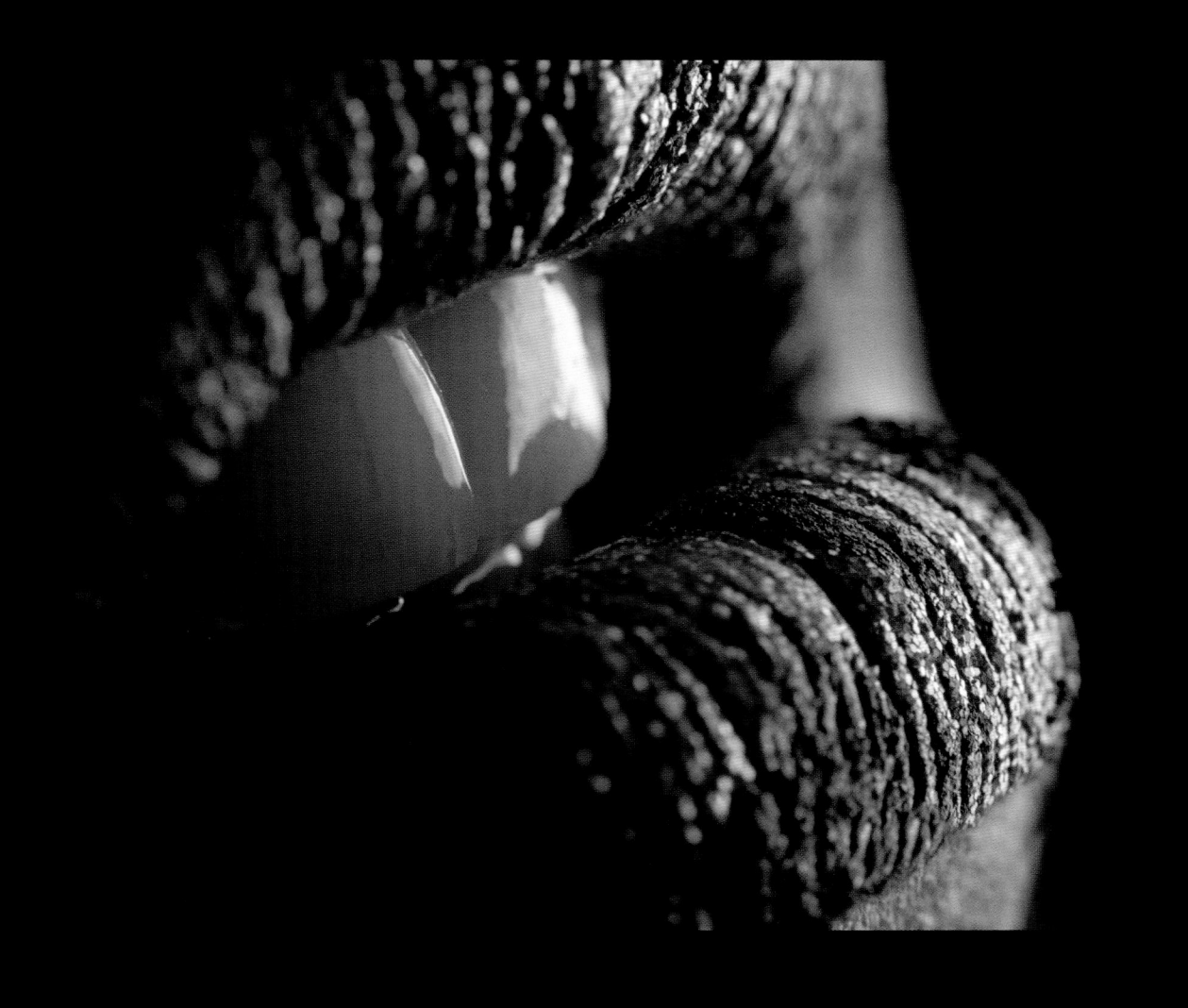

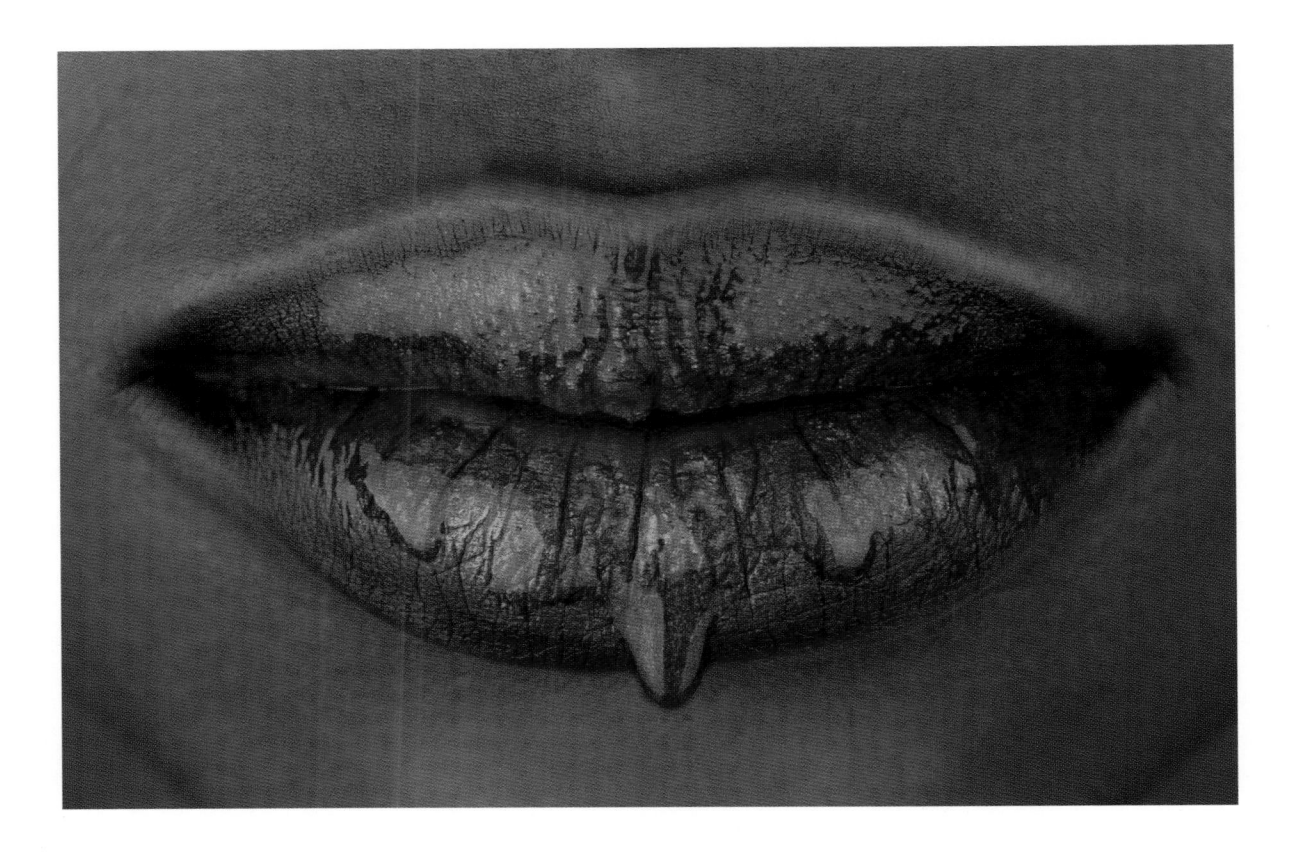

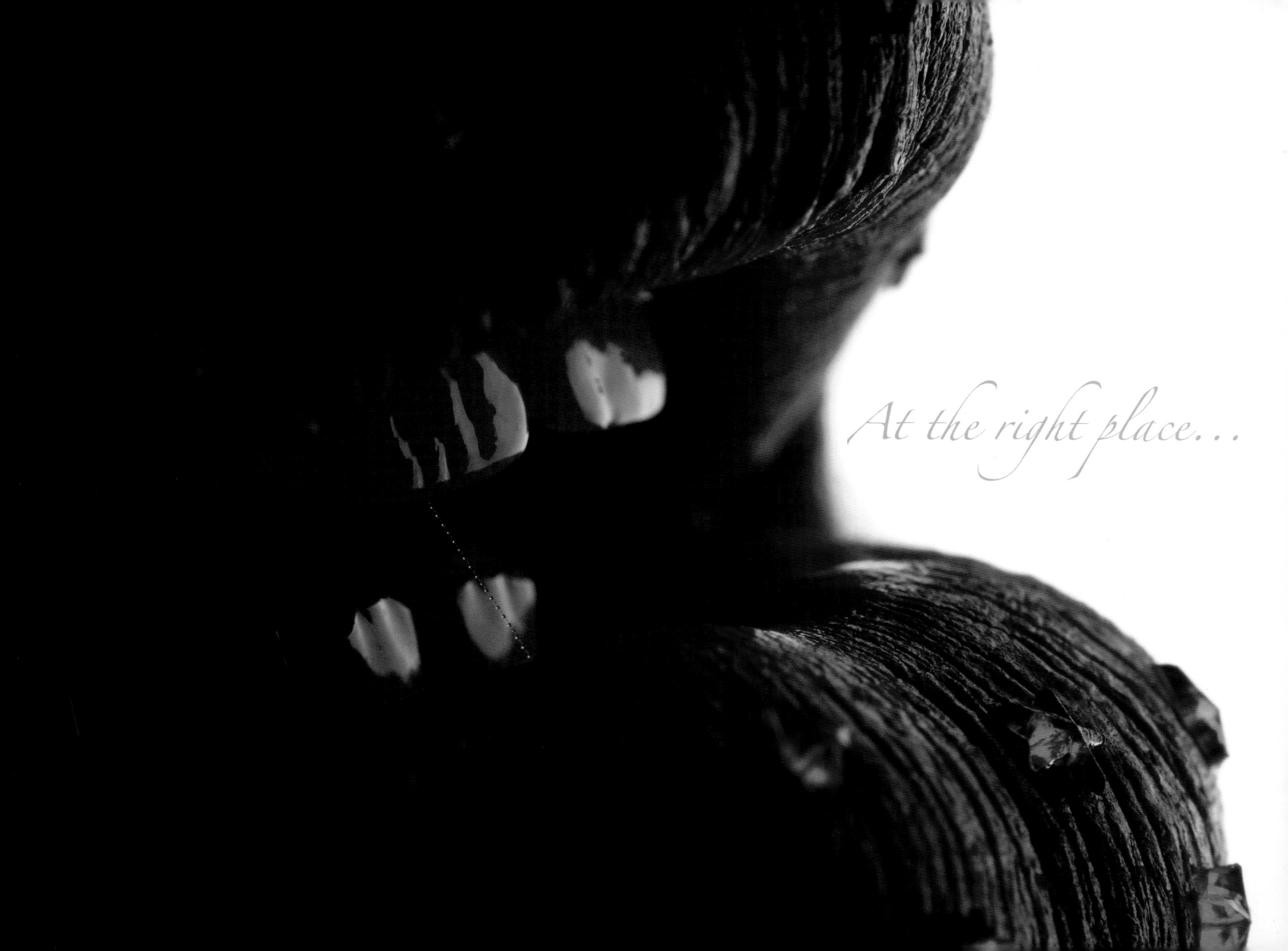

At the right place...

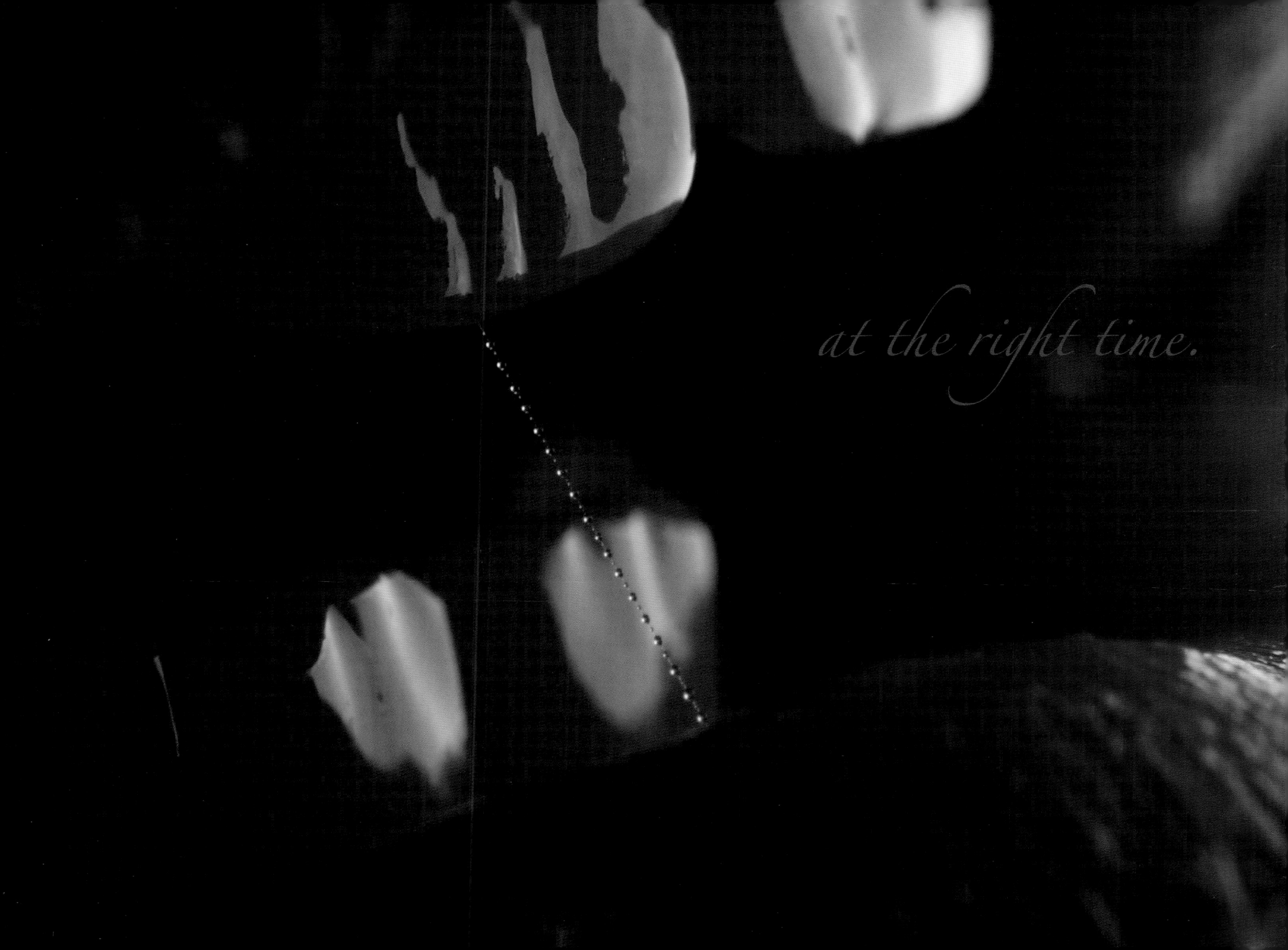

at the right time.

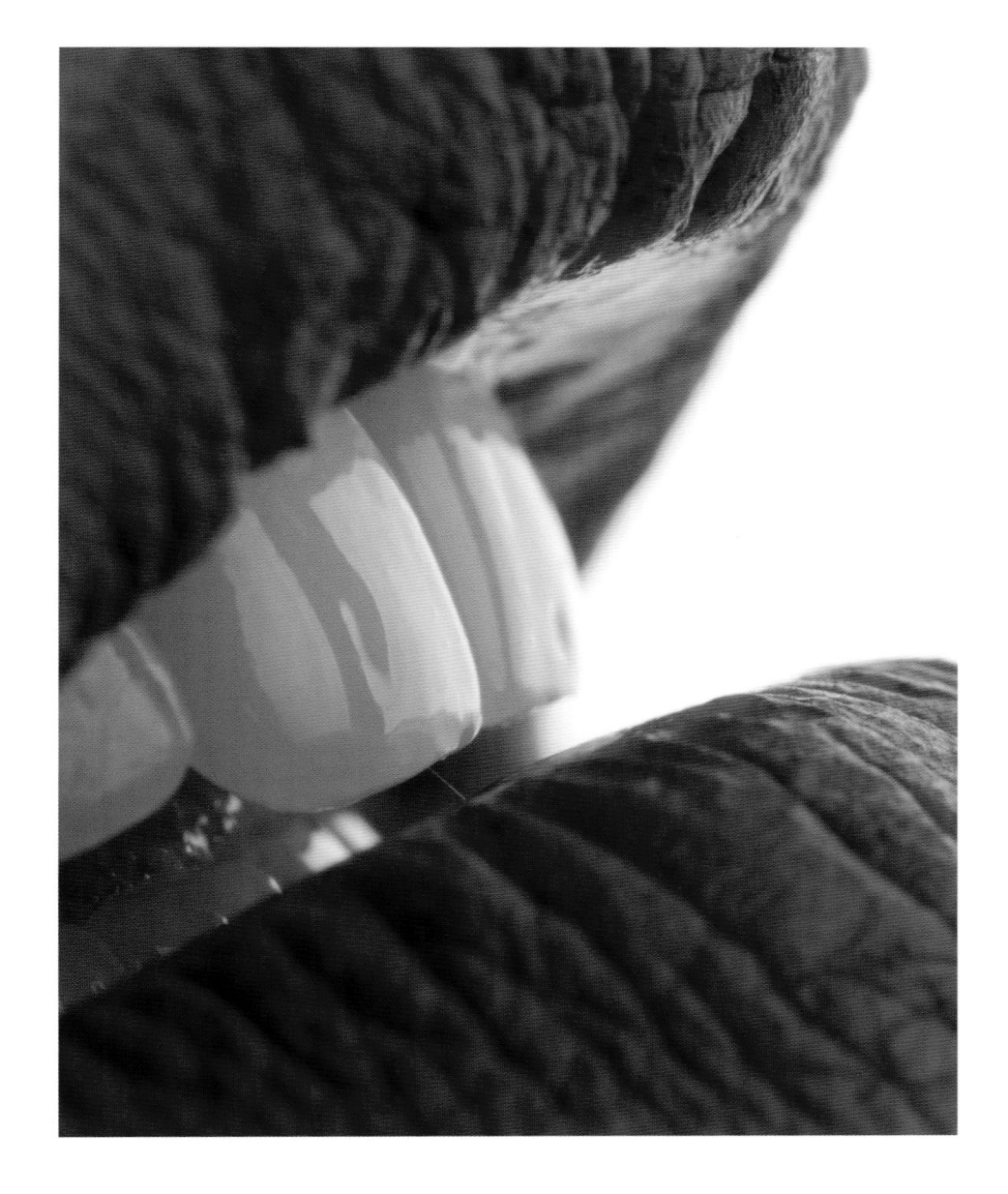

6

医技沟通摄影
Dental Photography and Communication
with the Dental Laboratory

本章由身为技师的我来谈谈如何用照片与加工厂沟通。

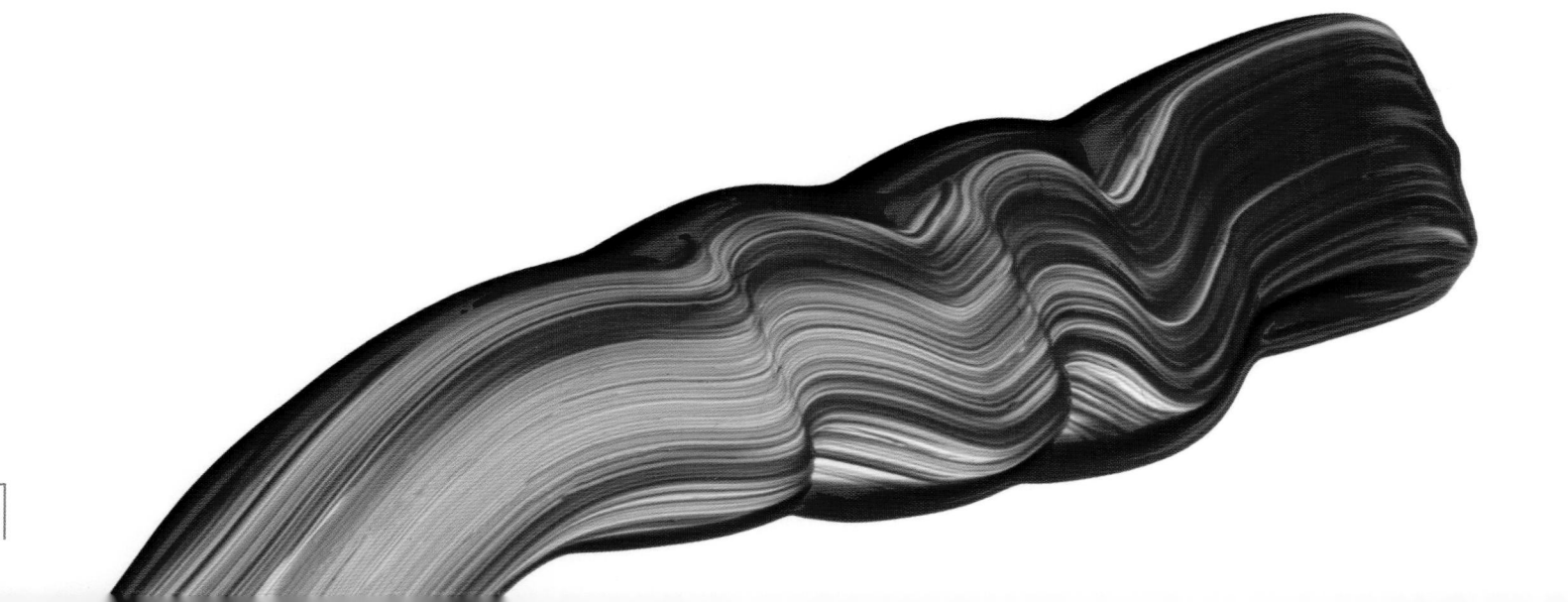

医生与技师的沟通 VS 技师与医生的沟通

牙科门诊与加工厂之间的沟通是合作中的关键，也是合作案例成功的必要前提。这句话我相信你听得耳朵都起茧子了，因为我的耳朵早已听得起满了茧子。不过深入分析这句话会发现，即便不是全部，也是大部分医生认为医生与技师沟通良好。然而，如果从加工厂去深入了解这层关系，得到的回答是异常统一的：与医生之间的沟通基本不存在。为什么会存在反差如此之大的回答？

我相信找到真相的唯一办法就是深入调查。于是我开始不停地打电话联系所有朋友，有医生也有技师，询问他们在沟通中彼此之间的感受。不止于此，我还询问了那些声称与加工厂完美交流的医生具体是如何进行沟通的。询问了那些表达不满的技师，他们具体希望在沟通的哪些方面可以得到改进。综合比对后发现，医生与技师的需求在本质上存在共性。

医生会强调他们在填写技工加工单的时候已经巨细无遗，如果病例特别复杂，甚至还会拿起电话再交代一遍注意事项和希望获得的特殊效果。然而，他们也抱怨了经常会收到无法顺利就位、与邻牙颜色有偏差以及随之而来的反复重做造成的时间浪费问题。这说明医技沟通的问题是普遍存在的。其实医生刚才说的问题中没有一个是能够单纯通过填写加工单或电话口头描述就能得到完美解决的。那么既然文字和语言都无法跨越这个沟通障碍，还有什么办法？

更多的情况下，这些问题的出现并不是因为医生和技师之间连文字和电话沟通都不做，问题的根源是技师拿到的沟通资料本身的质量和可信度有问题。以就位困难这个问题为例，很多技师坦言他们收到的印模质量连及格线都达不到，那最后的精密度出现问题就不足为怪了。

我有幸在成为修复专科医生之前做了10年多的技师。我能听到和听懂各位技师伙伴的心声。作技师时，我也会花数小时去猜印模上原本就不清楚的修复体边缘到底该放在哪里。读到这里，医生可能会想：这都是小概率事件吧！不，你错了。在美国，一半以上的印模质量是达不到及格线的。如果不信，那就查查文献里的数据吧。

固定修复义齿的印模质量调查

2017年，Rau等[**]从数家加工厂抽样分析了1157份印模。由3名修复专科医生分别对所有印模独立评分。结果发现，其中86%的印模至少存在以下严重质量问题中的一项：

- 55%的印模边缘线存在严重错误
- 49.09%的印模灌模后，在终止线上有残留石膏硬组织
- 25.63%的双颌托盘取模过程中，口内天然牙的稳定咬合关系没有取到
- 25.06%的印模存在托盘挤压软组织的痕迹
- 24.38%的印模在边缘线上有气泡

我想问两个非常重要的问题：如果连送往加工厂的印模质量都不达标，那又怎能期待收到的修复体可以准确就位？目前的状态算不算所谓的医技沟通顺畅？第一个提问将心比心就会有答案，但第二个提问才触及问题的核心。全世界的技师都知道即便他们真的拿起电话实话实说模型没有取好，也只是亡羊补牢罢了。更别提作为乙方，加工厂并不希望失去医生宝贵的订单。

有时，技师因为真诚地反馈电话，反而还会收到来自诊所的拒绝甚至投诉。通话也得不到一个重取的印模，这才是残酷的现实，医技之间的互信互助荡然无存。技师没有机会和动力在关键问题上提出技师端的建议。正因为在传统医技沟通的环节上医生是强势的一方，如果能少许改进一些沟通方式，让技师能够对工作配合中的方方面面提出更有建设性的建议才好。长期的合作的关系中，医生应该定期询问加工厂目前配合中有什么细节会降低合作病例治疗的质量。只要肯问、只要肯听取反馈，结果一定会更好。这么做势必会修正诊所端的部分治疗流程，但如果真正意识到沟通的重要性，就会欣然接受这些改变。

等一下，你问我印模质量和牙科摄影之间有什么关系？请继续阅读。

[**]Rau CT, Olafsson VG, Delgado AJ, Ritter AV, Donovan TE. The quality of fixed prosthodontic impressions: An assessment of crown and bridge impressions received at commercial laboratories. J Am Dent Assoc 2017;148:654‑660.

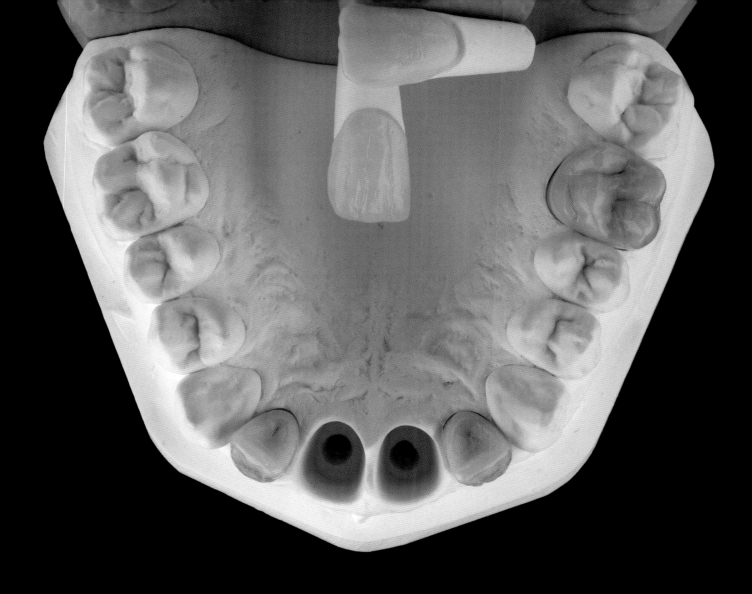

如果在比色的沟通上出了问题，
严肃一点说，算不算渎职？

Does Shade Communication Failure
Amount to Malpractice?

戴牙时发现与邻牙有色差是困扰医生和技师之间的一大问题。比色无疑是一门大学问。而且比色和医技沟通都是日常工作中无法回避的重要环节。牙科诊所的医生应该竭尽所能地向加工厂提供尽可能周全的资料。加工厂则负责请经验丰富、心灵手巧的匠人把收到的准确的临床信息升华为一件"艺术品"。

那种医生只需要在技工单上写上"A2"，然后就等着加工厂发回一颗色彩完全匹配邻牙的修复体的时代，已经结束了。近年来涌现出越来越多价廉物美的牙科摄影装备以及各种类型的牙科摄影课程，牙科诊所如果还不认真考虑通过训练来改进比色传递流程，是说不过去的。在这些年的环球牙科摄影课程上，我不断听到来自医生的困惑："我真的没有时间去拍照片。"或者"我的助手完全不会使用DSLR相机，所以我们在用'傻瓜'相机拍临床照片。"甚至更糟的"我觉得用手机拍就可以了。"

听完这些借口（请注意我把它们都归类为借口），我想说的是，

这恐怕就是渎职行为吧！我是不是把话说重了？听我解释。作为医生，我把自己视为医疗服务的提供者，那么对于每一位患者我都会十二分用心，并且尊重他们对我服务的选择。治疗过程中为患者提供无微不至的服务体验仅仅是用心的初级表现，细致服务甚至可以通过标准化方式执行。但更进一步呢？在我的信念里，我希望从修复体的固位型设计开始，到适合患者的修复材料的选择、理想的边缘封闭、颜色的匹配，在每一道工序上都能够竭尽全力。牙科专业上的精益求精自然不用赘述，在比色和医技沟通环节上投入适当的精力和训练也应该成为临床工作的日常。如果明知有这样的努力方向却放任不管，牺牲原本可能获得的更好的治疗效果，这不算渎职算什么？别自欺欺人了，你的患者值得获得更好的治疗效果。

下面我开始详细讲解我的比色方法以及如何使用照片成果与加工厂沟通需求。当然我也会多分享一些实战技巧。

比色&照片取色

Shade Evaluation and Photographic Acquisition

比色是一门科学，但是，大多数医生甚至还没有完全理解它的完整概念：明度、色相、饱和度、半透明性、乳光性、内染色、表面纹理、形态、体积感等。上述概念与之后的修复体色彩还原密切相关。这还仅仅是在谈牙齿。接下来在环境因素中还需要考虑照明条件、光线色温、牙齿周围结构及其颜色、着装颜色、化妆，甚至皮肤色调等。听上去没完没了，总之要用照片记录的方式把所有的有效信息都传递给加工厂。只有临床医生先做好信息的采集，技师最终才有可能做出医生梦寐以求的效果来。这个采集任务听上去还挺吓人的，不是吗？

毋庸置疑，美学区修复的颜色还原是医技沟通的焦点。如果目前为止，对加工厂反馈的美学修复"艺术品"一直不满意的话，先问问自己以下几个问题：加工厂本身是否具备制作你设计的修复体的硬件条件？加工厂里是否有才华横溢、创造力拔群的技师能具体落实你的修复设计？你愿意花多少钱和时间来达成更高的效果预期？

大多数人其实都知道答案。这时候如果你还想着捂紧钱袋而不是为了患者的治疗质量多下一份苦工，那我无话可说。此外，优秀的作品离不开顶尖的技师，他们与临床医生一样致力于终生学习，只为了让修复体的仿生效果更上一层楼。找到他们并且做好沟通，就可以期待所有的付出都会得到回报。所以，找到并且一直和这样志同道合的伙伴一起进步吧。

　　道理讲完了，来看看具体要怎么用照片传递颜色吧。放心，本书不会对色彩科学刨根问底，我只想和大家分享实用的临床技巧。所以，下面要说的仅仅涵盖与捕捉、传递颜色密切相关的考虑因素，能做好医技沟通就足够了。

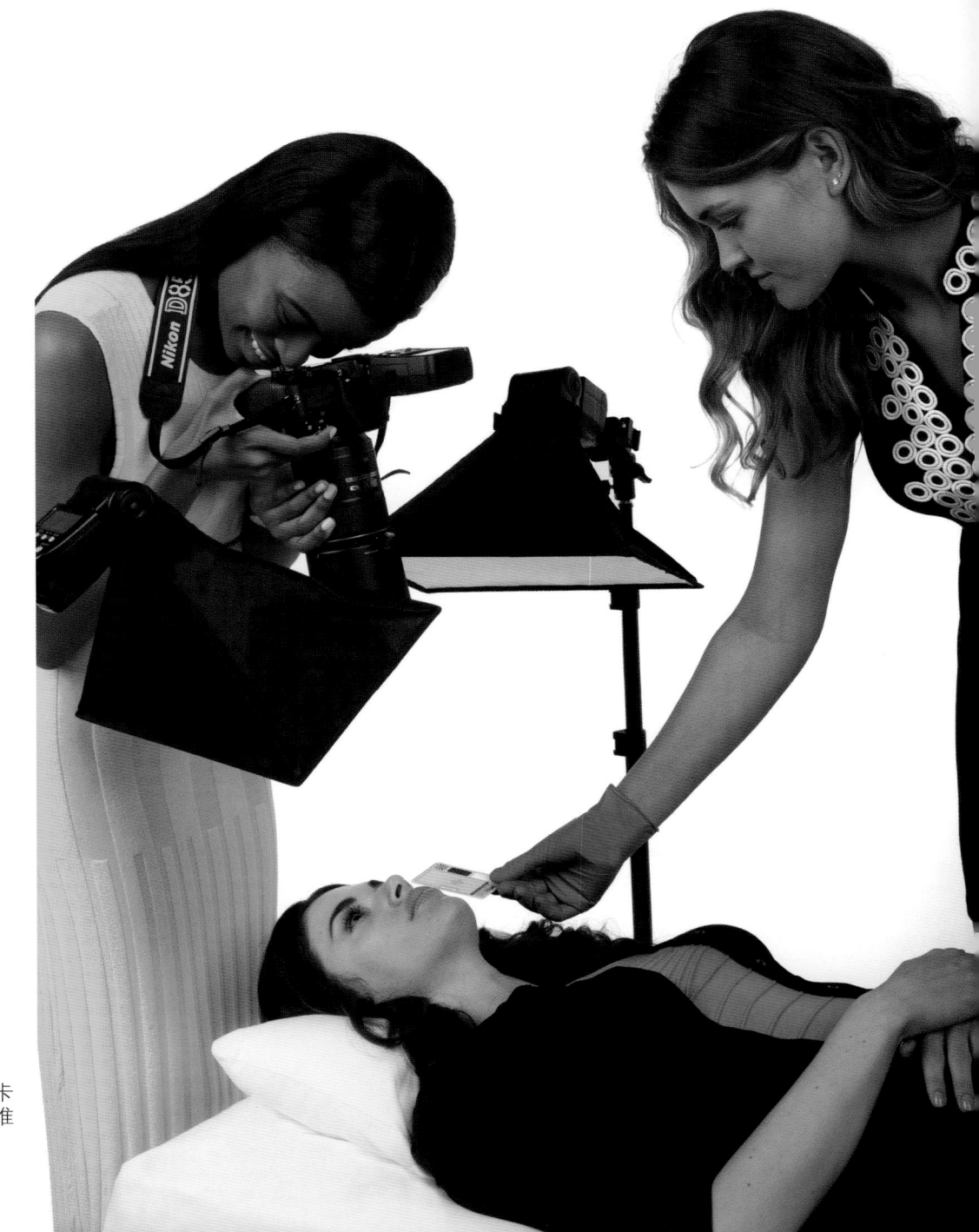

使用中性灰卡
做白平衡校准

牙齿比色摄影时的考量因素

布光与白平衡

拍摄比色照片时所用光线的属性和色温都至关重要。前面提到过查明闪光灯的色温值是重要且必要的。其中一种找到色温值的方案是在自定义K值的白平衡模式下拍摄一组K值逐渐变化的照片，每一张都包含标准中性灰卡。举例说明拍摄的几张照片分别设定在4000K、5000K与6000K。然后打开Photoshop，逐一测量每张照片中标准灰卡的红、绿、蓝RGB三色通道读数。当色温设定准确时，理论上灰卡的RGB三色通道读数是相同的。假设目前6000K的照片中RGB数值最平均、最接近，那么再来一组5800K、5900K、6000K、6100K的测试。再次回到Photoshop中读数。两次测试③下来会发现尽可能接近你的光源色温的相机K值设定。我自己的热靴闪光灯搭配柔光罩时色温是6950K，如果直接照射的话色温则是6500K，但说明书上赫然写着"色温是5500K"！我再也不相信除自己测试之外的结果了。自从我找对光源的色温值后，在后期中的颜色校准环节几乎是不存在的。

上面说的这个步骤并不是说测试过一次灰卡就可以丢掉了，就算通过测试并且找到了当前光源设置下的K值。当光源的设置条件保持完全不变时，确实可以用固定的K值拍摄很多张颜色稳定的照片，直到开始更换布光或拍摄设备为止。我在实践中依然会在每次调整灯光后，拍摄含有灰卡的照片并依据灰卡后期调整照片，最后再发送给合作的技师。

理想状态下使用的光源也应该是经过校准的光源，有些地方把这类光源叫作日光色光源，如果以K值描述的话色温应该通常为5000K或6500K。价格与寻常的不同色温的光源也差不多。使用校准过的光源将极大地提升你在比色时的判断力，拍摄结果中也不会带有不必要的颜色偏差。

使用柔光罩多少会改变一些光源的色温。但柔光罩在比色时是必需的，它能够消除特别硬的反光。反光过硬意味着反光区域是纯白色看不到任何颜色变化或细节。

诊室的墙壁、家具，甚至患者的衣着颜色，都会对结果产生影响。室内照明包括闪光灯在家具、衣物上的反射光都会混合到最终的光线色温中。举个例子，如果室内墙面是绿色的，家具都是深棕色的，患者涂着鲜红色的口红，上述干扰因素都会影响光线，导致照片无法准确描绘牙齿内在的个性化颜色特征。

注③为译者注，扫描二维码获取视频讲解。

比色

一般都习惯使用比色片进行比色，但是大多数人都没做对。这些年来我一直在努力让比色流程更完善，把所有可控制的因素都做了整理。但是每次当我觉得自己已经做得十分科学并准确无误时，突然又会想到还有没控制到位的细节。推倒重来，一遍一遍地完善自己的比色流程。从本质上说，方法总是在实践中不断进步和完善的。如果你和我一样用比色板上的比色片比色，以下几点你一定要注意。

用肉眼观察的时间一定要少于7秒，对，7秒，不能更多了。超时的话，眼睛便开始适应色片之间的颜色差异，判断的敏锐度会直线下降。这时需要找一面灰色的墙面或者标准灰卡休息一下视觉，再回来继续观察7秒，进一步确认你的颜色选择。做减法，每次拿掉一个最不相似的色片。

优先考虑明度的选择，然后在相同的明度组里选择更接近的饱和度。使用VITA线性3-D Master比色板可以让这个流程大大加速。它有明度选择步骤板，专门设计用来找出牙齿的明度分组，之后在对应组内找出饱和度最相近的。现在我每天都用这个工具，结果非常稳定，可重复。

我还会用VITA Easyshade系统比色仪作为上述流程的补充。以前那种一口气拿起所有比色片的日子结束了，一步一步下来得到的结果是几个颜色相近的色片。现在我会先用VITA Easyshade系统判定色号，再把对应色号的色片拿到患者口内做二次确认。比色仪的读数还是值得参考的，误差在一个色号范围内。这个方法很科学，不但节约了时间，而且让我把最敏锐的观察力留在最后2~3个色片的确认上。我还是很推荐这个设备的，你投入的每一分钱都会有回报。

需注意在比色时不要使用黑色背景板，尽量用口腔自然的颜色作为背景，黑色背景板会同时降低牙齿和比色片的明度。因为比色片有金属杆作为底衬，有些医生推荐将色号选亮一个色标作为补偿。我个人不做这样的补偿，但工作中也并不反对这样的补偿方式。

最后，一定要使用与修复材料瓷粉同一系统的比色片。问清楚你的加工厂伙伴使用的具体是什么瓷粉，然后找到对应生产商的比色板。如果你用的是品牌A的比色片，但你的加工厂用的瓷粉却是品牌B的，你觉得获得稳定颜色还原的概率有多大？

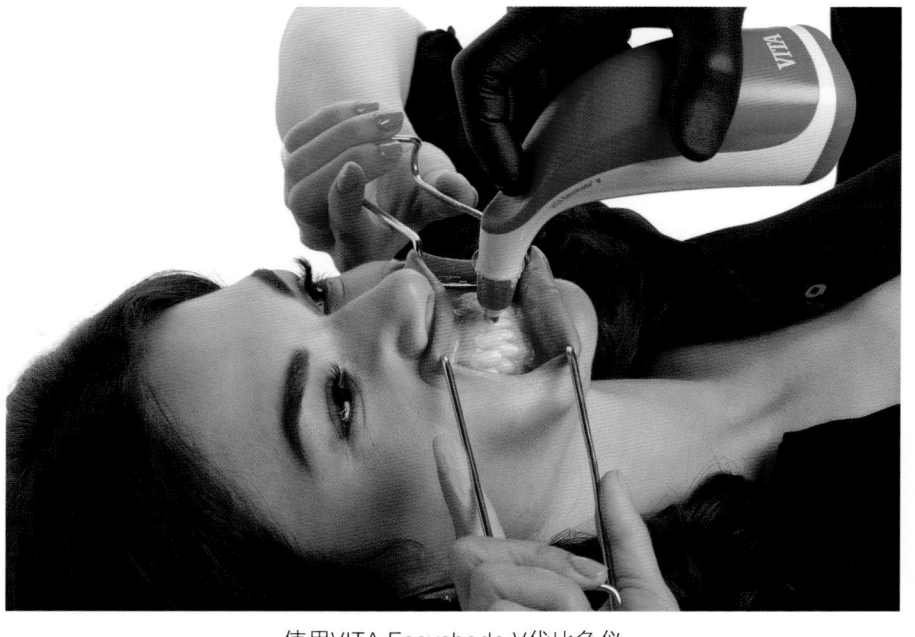

使用VITA Easyshade V代比色仪

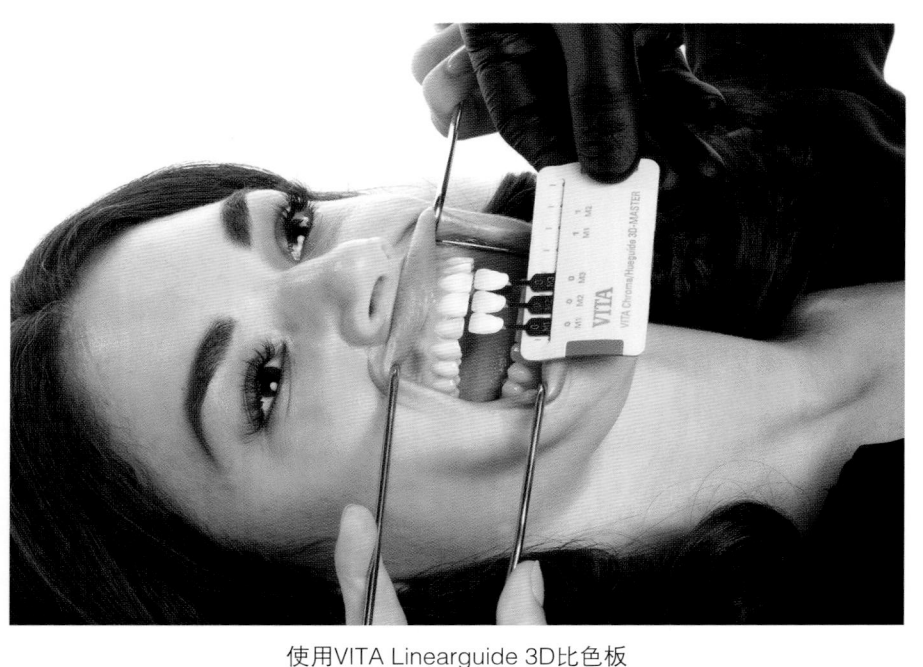

使用VITA Linearguide 3D比色板

偏振光

我觉得在摄影装备里，偏振光系统是必须要有的。我已经使用了几年，效果的提升是显而易见的。原理上这与比色照片传递颜色是相通的。当与技术相当的堆瓷技师共同完成作品时，给出的信息越详尽，对方反馈的结果就越生动。

所以，偏振光摄影归根结底还是提供信息。使用后，牙齿表面所有的反光都会被消除。消除后，会发现饱和度的变化更加强烈。就像曝光恰当的照片能提供明度信息一样，一张拍得恰当的偏振光照片能提供大量的颜色信息。

从偏振光照片中得到的不仅仅是饱和度信息，还有一系列牙齿的特征信息。细微的隐裂、白色斑块、脱矿、透明度以及乳光效果都会在反光彻底消除后更加清晰地展现出来。因此，在前牙修复案例的颜色信息传递中，偏振光照片是应该被考虑包含在内的。

市面上有很多的偏振光系统，我用的是PhotoMed公司的Polar Eyes偏振镜。它有专门为环形闪光灯设计的型号。

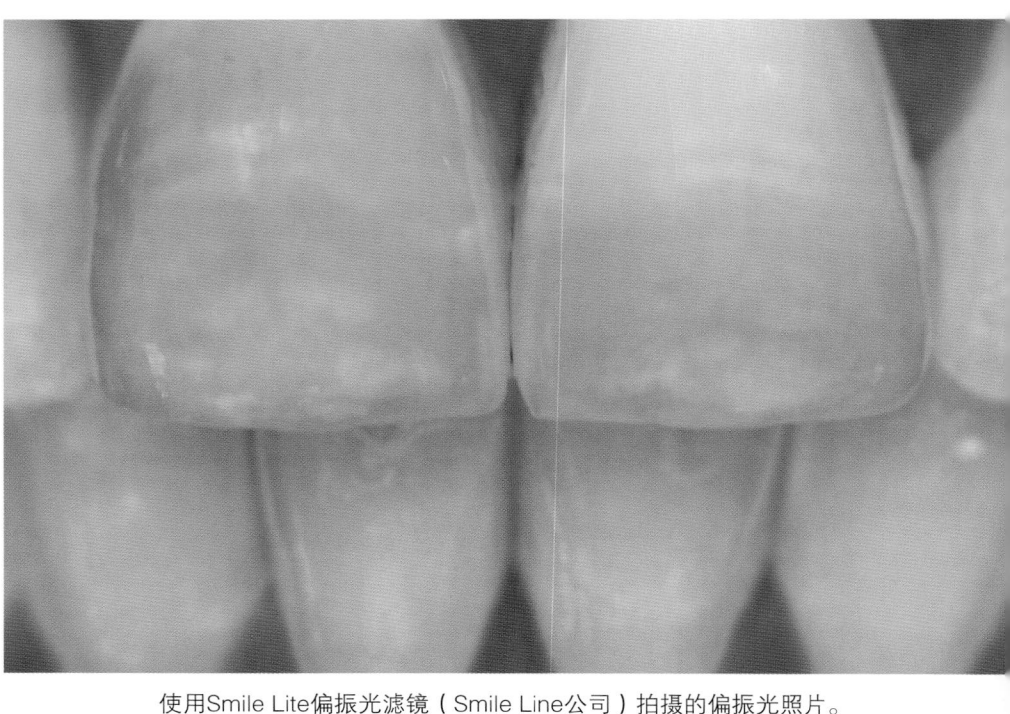

使用Smile Lite偏振光滤镜（Smile Line公司）拍摄的偏振光照片。
注意高饱和区域、钙化、半透明，以及不透光性等特征。

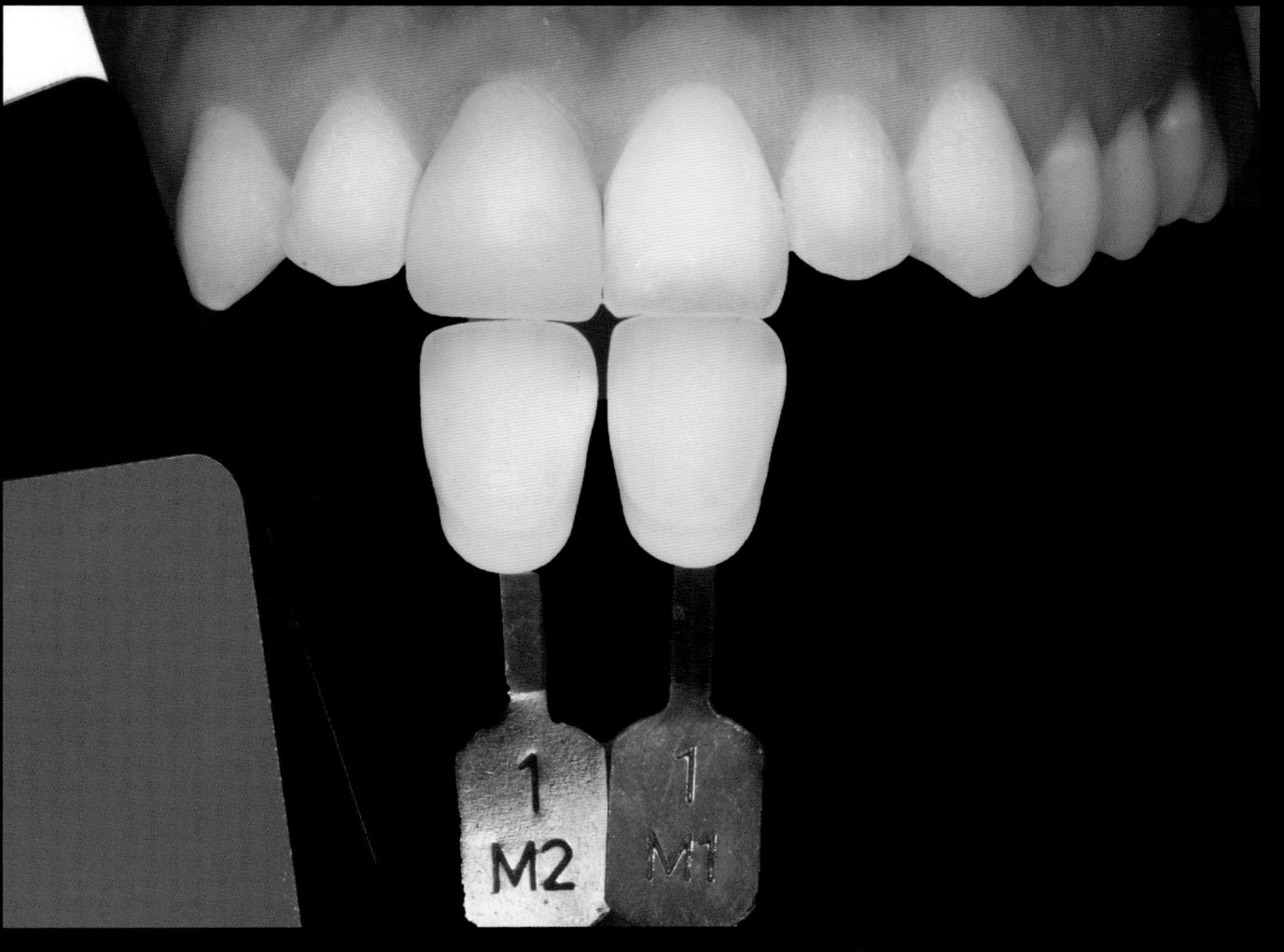

偏振光摄影时搭配灰卡，后期还可以做白平衡校准。

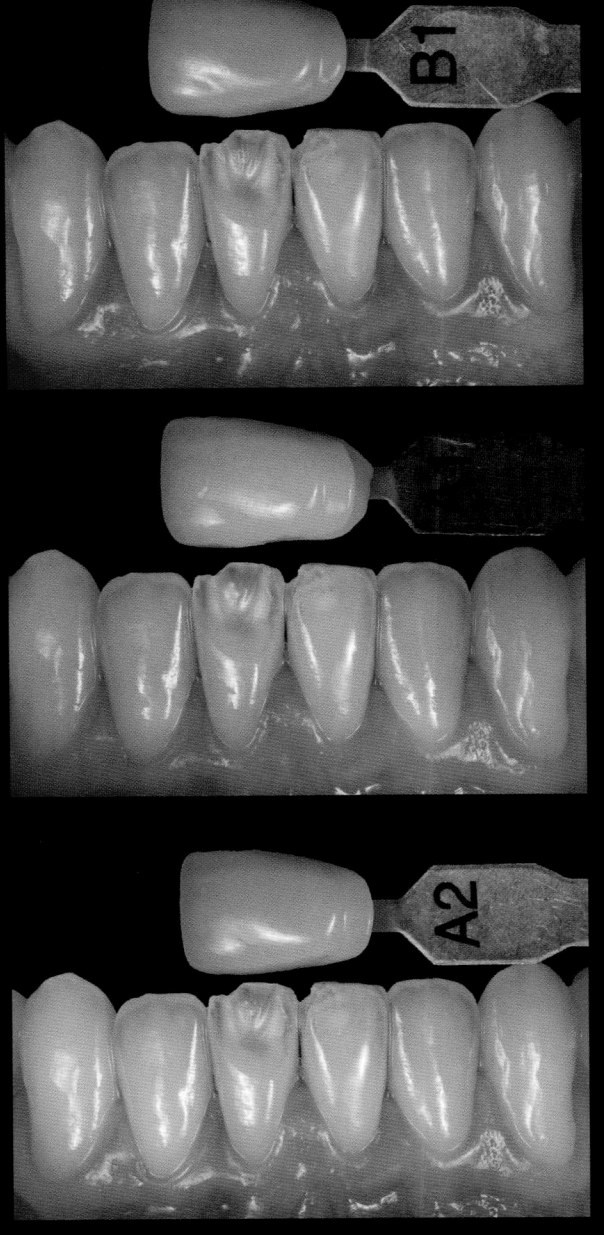

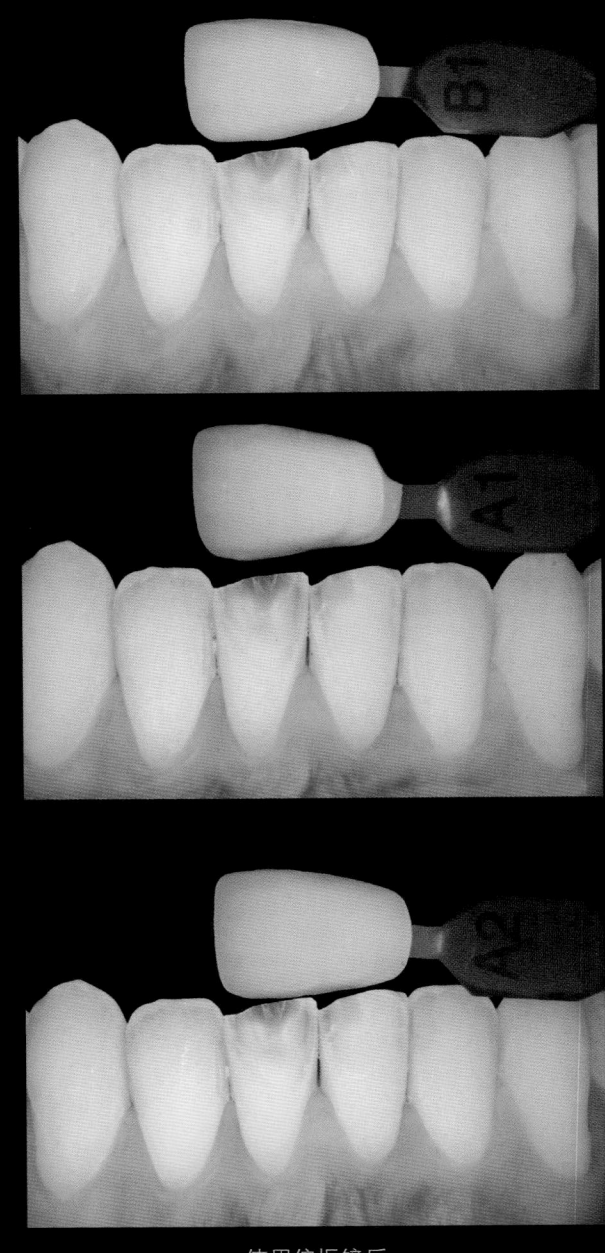

未使用偏振镜 使用偏振镜后

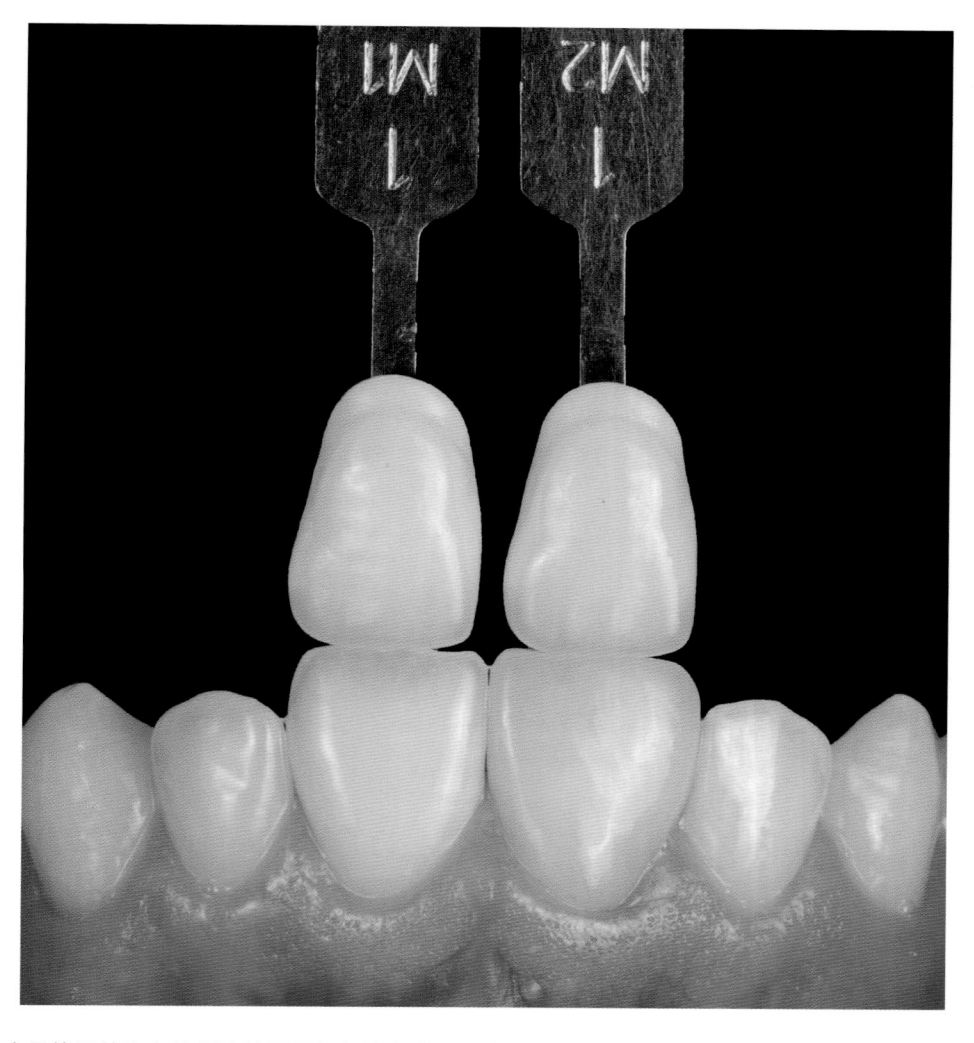

在最接近的比色片侧边放置同组但饱和度深一个色号的比色片，有利于技师的饱和度还原。

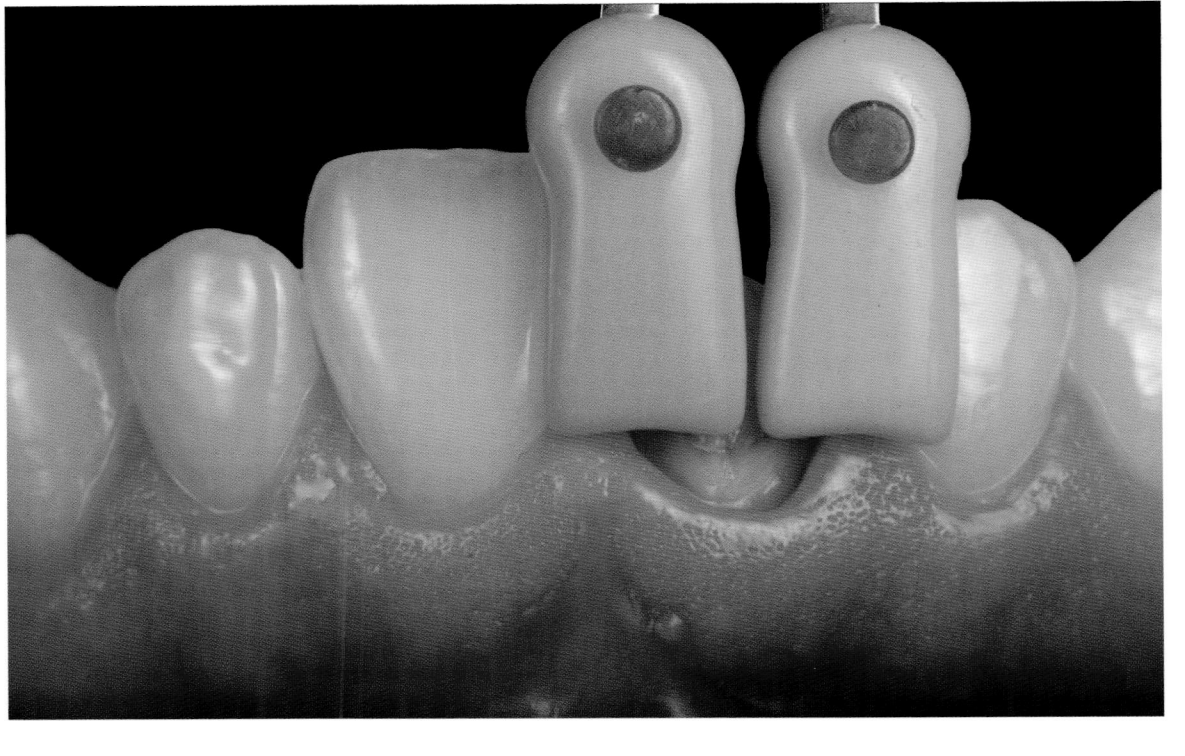

基牙代型比色⑪在全瓷修复日益普及的今天变得不可或缺。

注⑪为译者注，扫描二维码获取视频讲解。

7

牙科技工摄影
Dental Laboratory Photography

便宜又易上手的
牙科技工室布光

Simple and Inexpensive
Setup for Dental Laboratories

- 可折叠的静物柔光箱
- 3个热靴闪光灯
- 1个触发/控制器
- 3套带有闪光灯底座的三脚架
- 2个柔光罩或反光伞
- 一大块反射面在表面的镜子
- 1套16~24节充电电池和大容量充电器

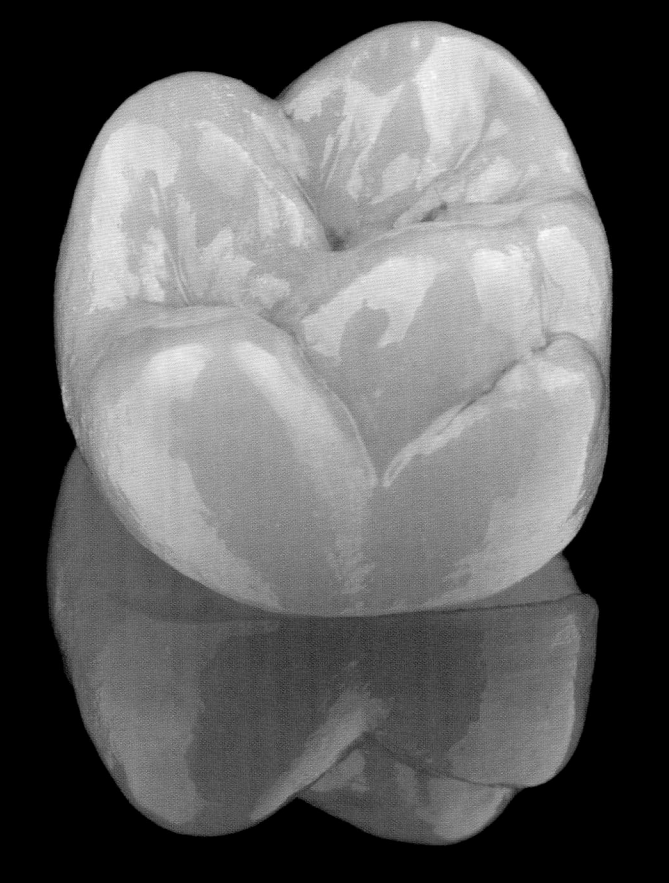

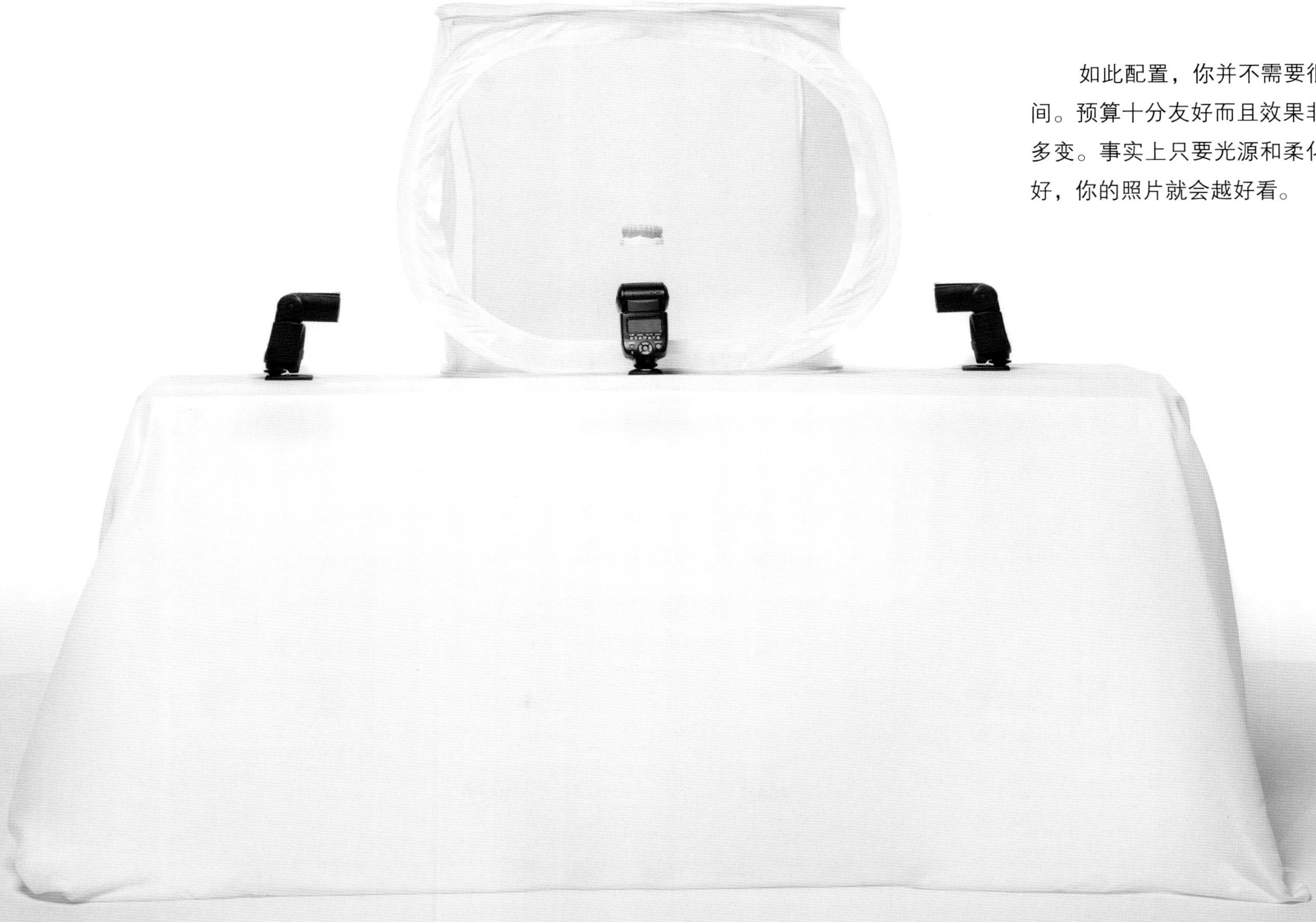

如此配置，你并不需要很多的空间。预算十分友好而且效果非常灵活多变。事实上只要光源和柔化效果越好，你的照片就会越好看。

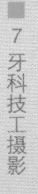

使用热靴闪光灯会有更长的电池续航时间（相比环形闪光灯和双头闪光灯），更灵活的移动力（相比影棚闪光灯）。静物柔光箱本身就是个柔光装置，能提供许多的可能性，但并不能满足未来的所有需要。

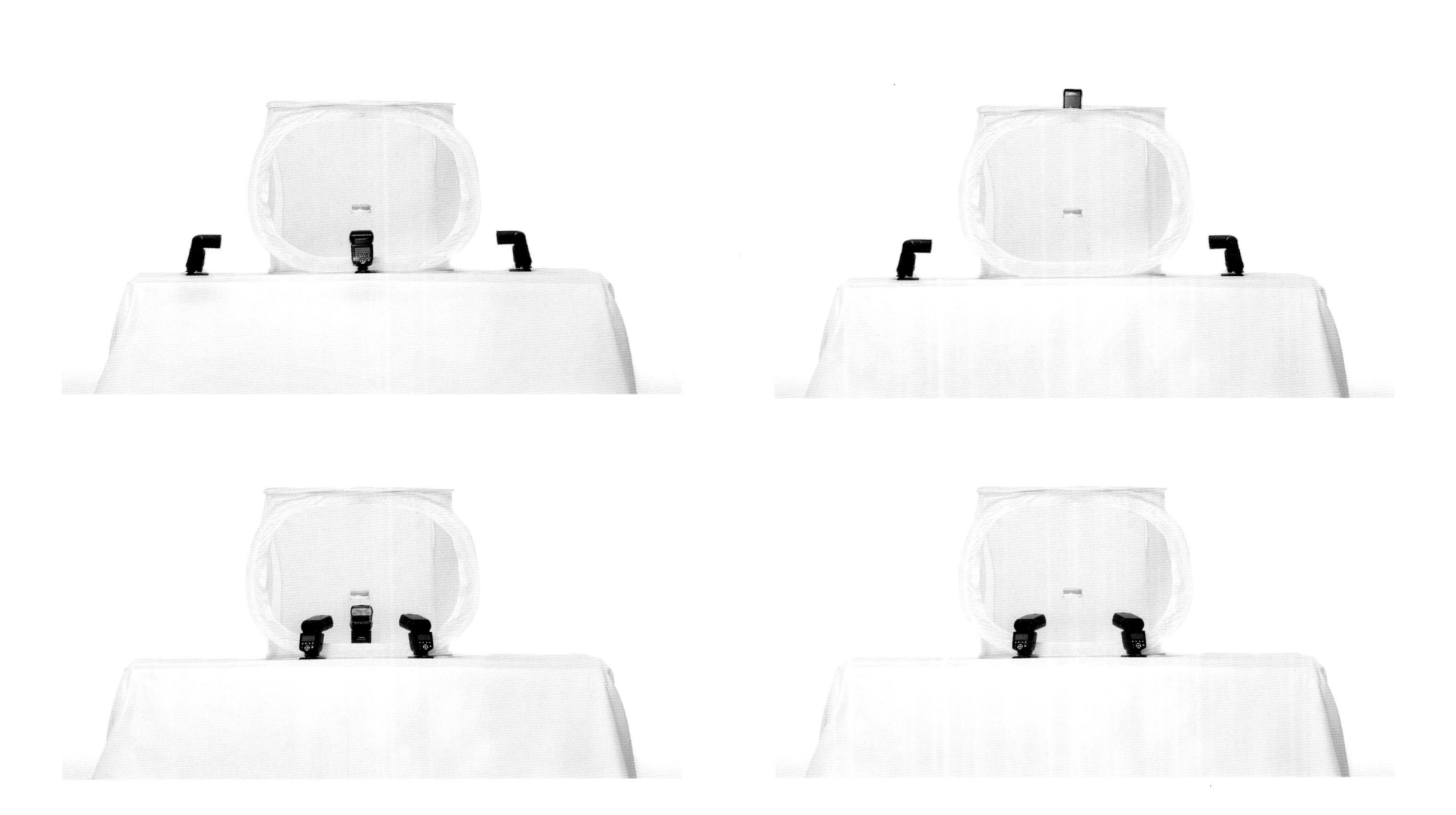

热靴闪光灯不加柔光罩

光源在前

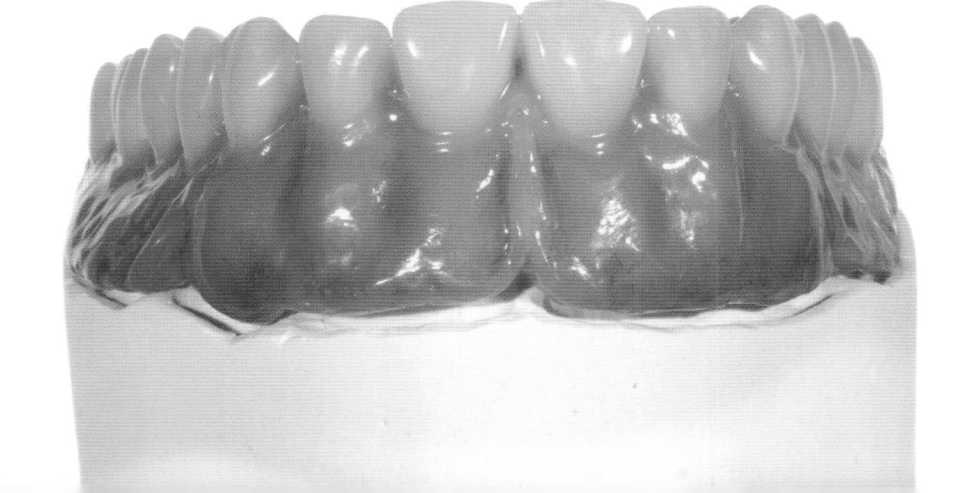

光源在侧

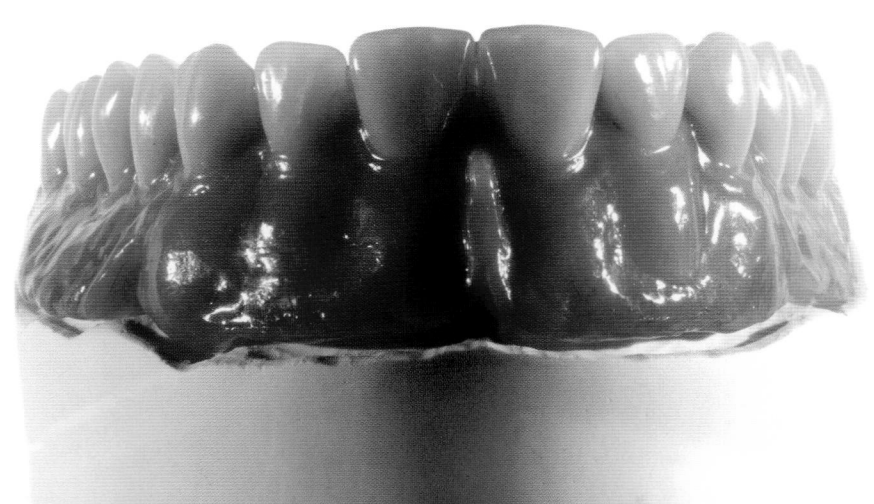

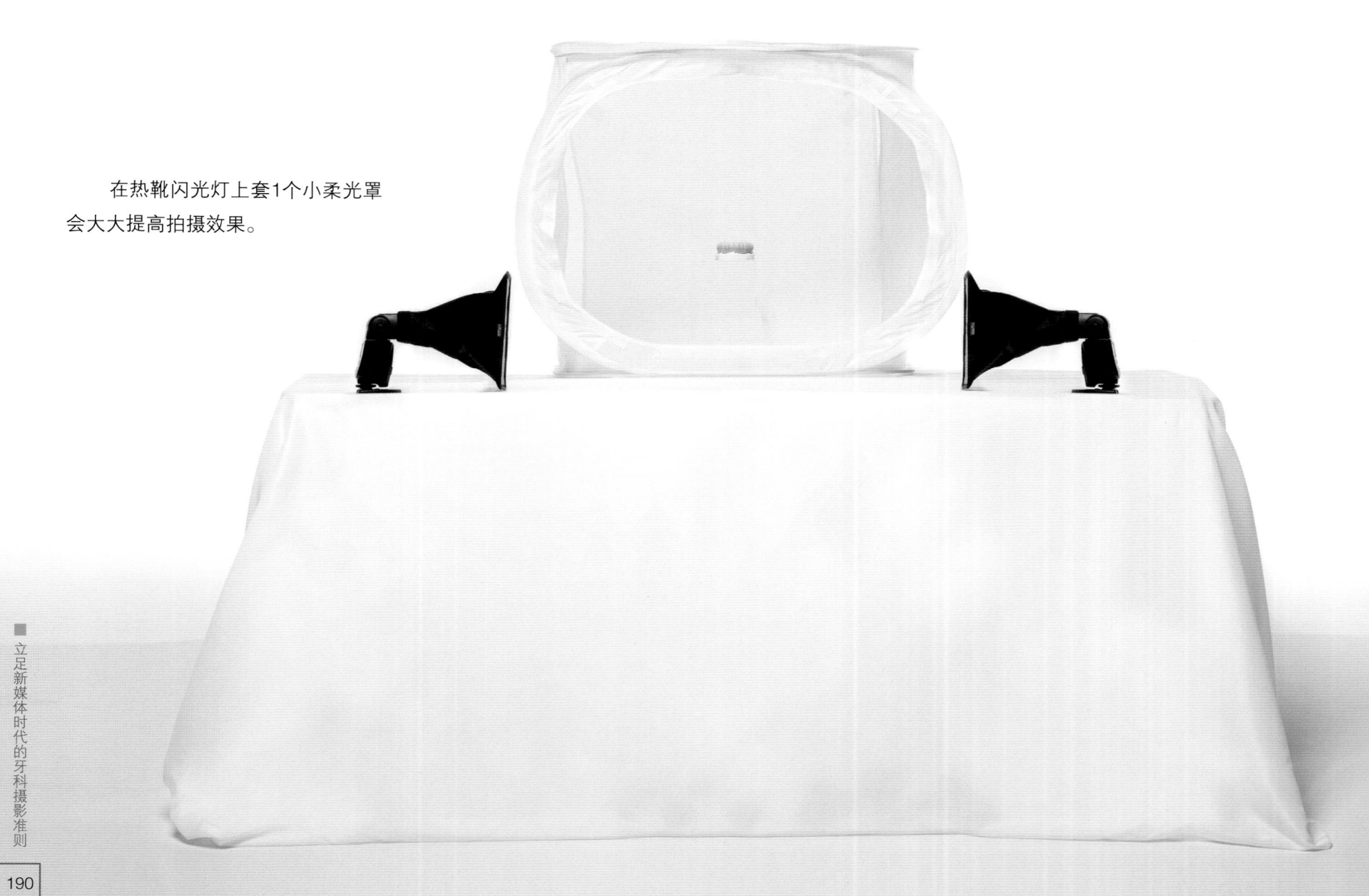

在热靴闪光灯上套1个小柔光罩
会大大提高拍摄效果。

热靴闪光灯配合柔光罩

光源在前

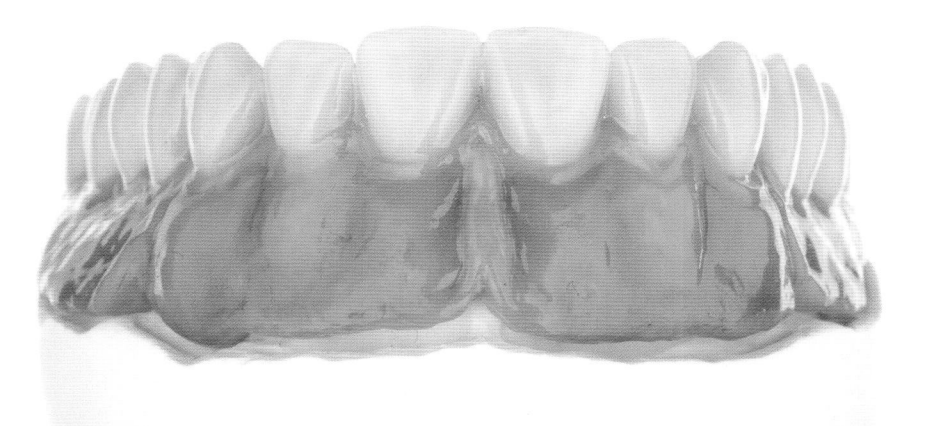

光源在侧

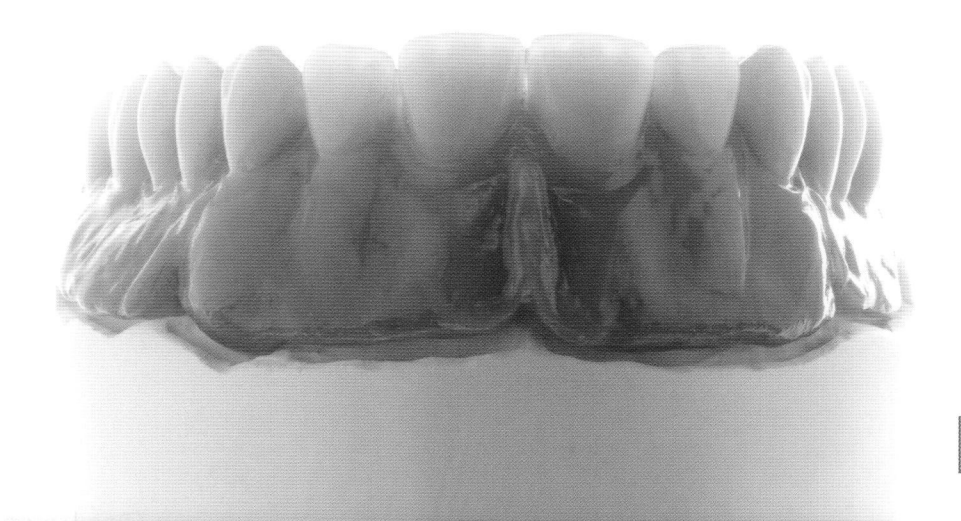

尼康SB-R200即R1C1双头闪光灯也可以用。但是，电池续航能力和每次拍摄之间的回电等待时间却差强人意。

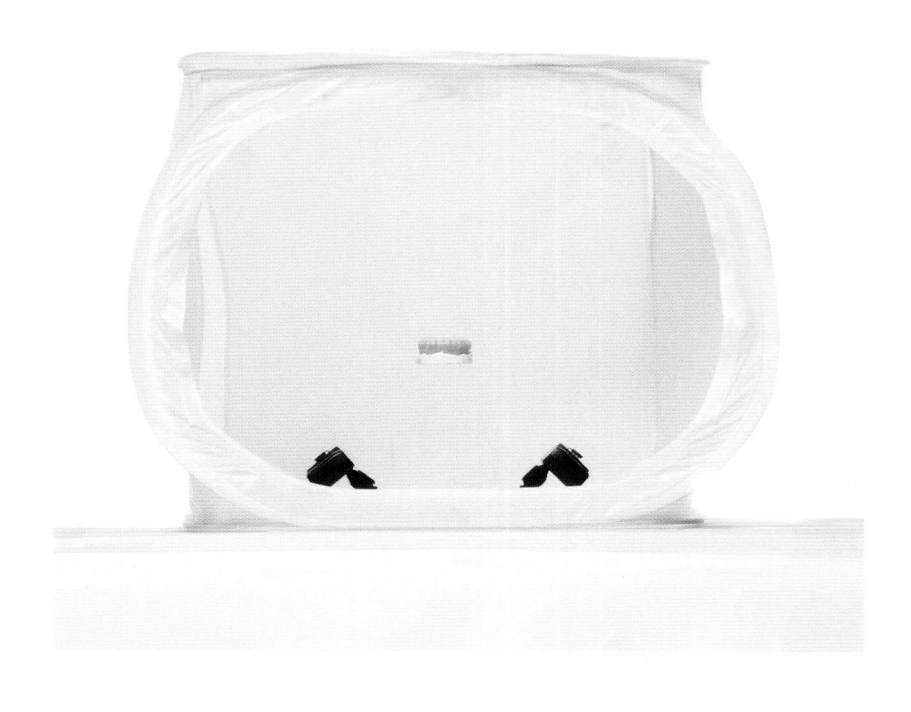

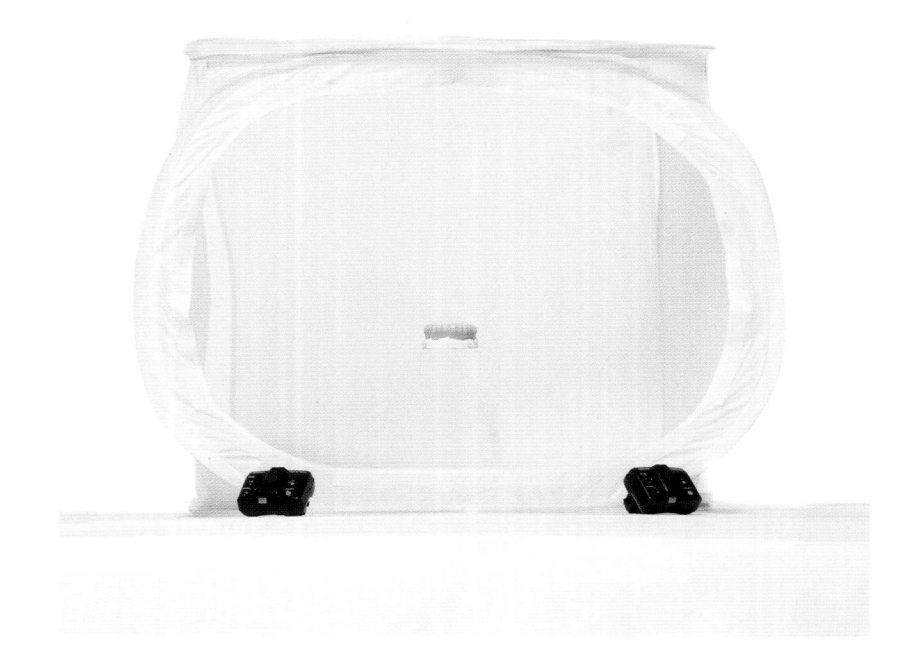

SB-R200双头闪光灯确实也可以搭配反光铲，提供比裸灯直射更好的效果，反光铲的成本不高，效果也不错。

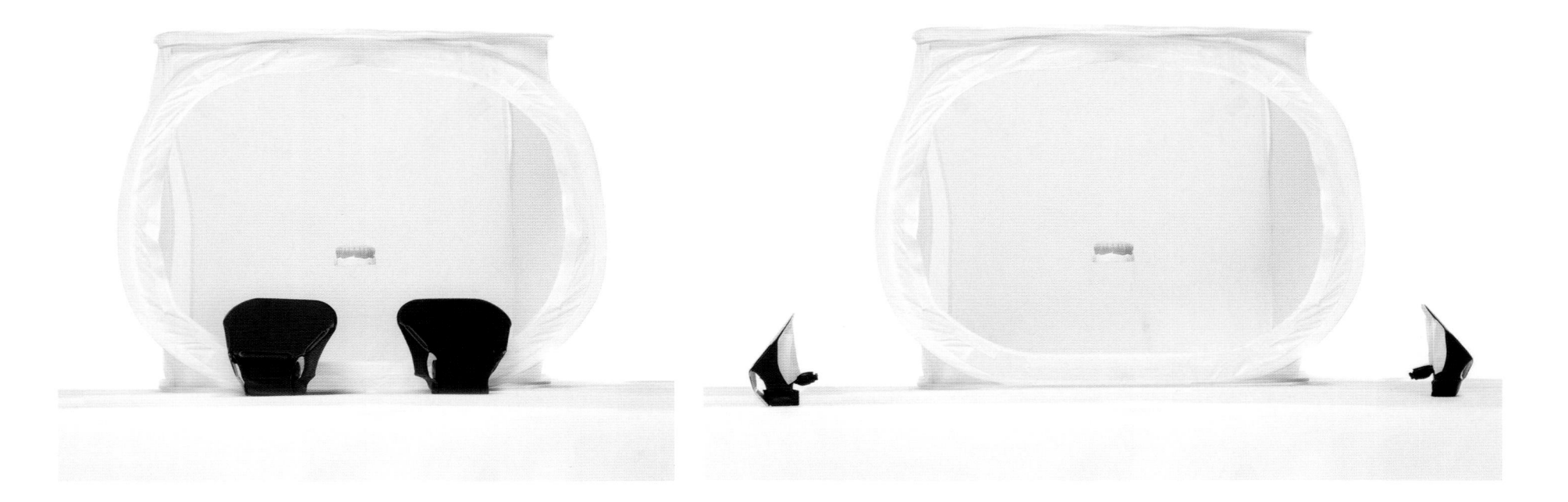

双头闪光灯不加柔光罩

光源在前

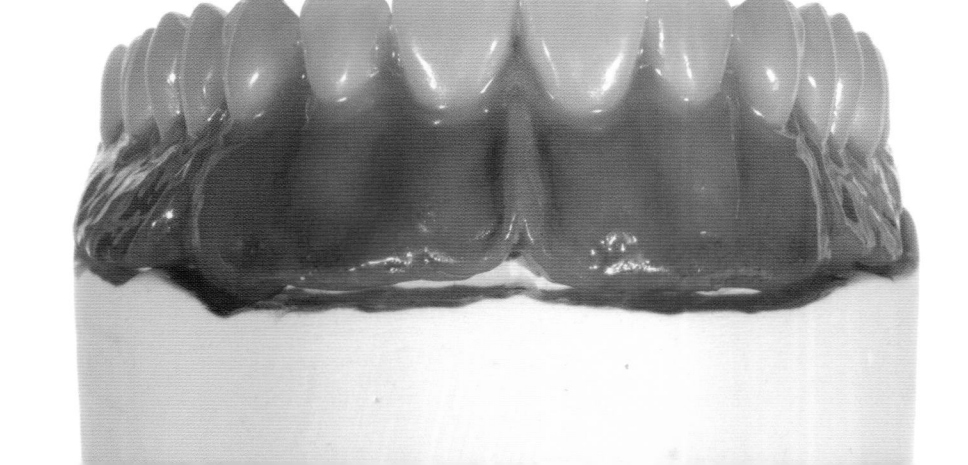

如果有想法且确实诊室空间支持的话，影棚闪光灯可以给出最好的
效果，甚至连静物柔光箱都不需要了。

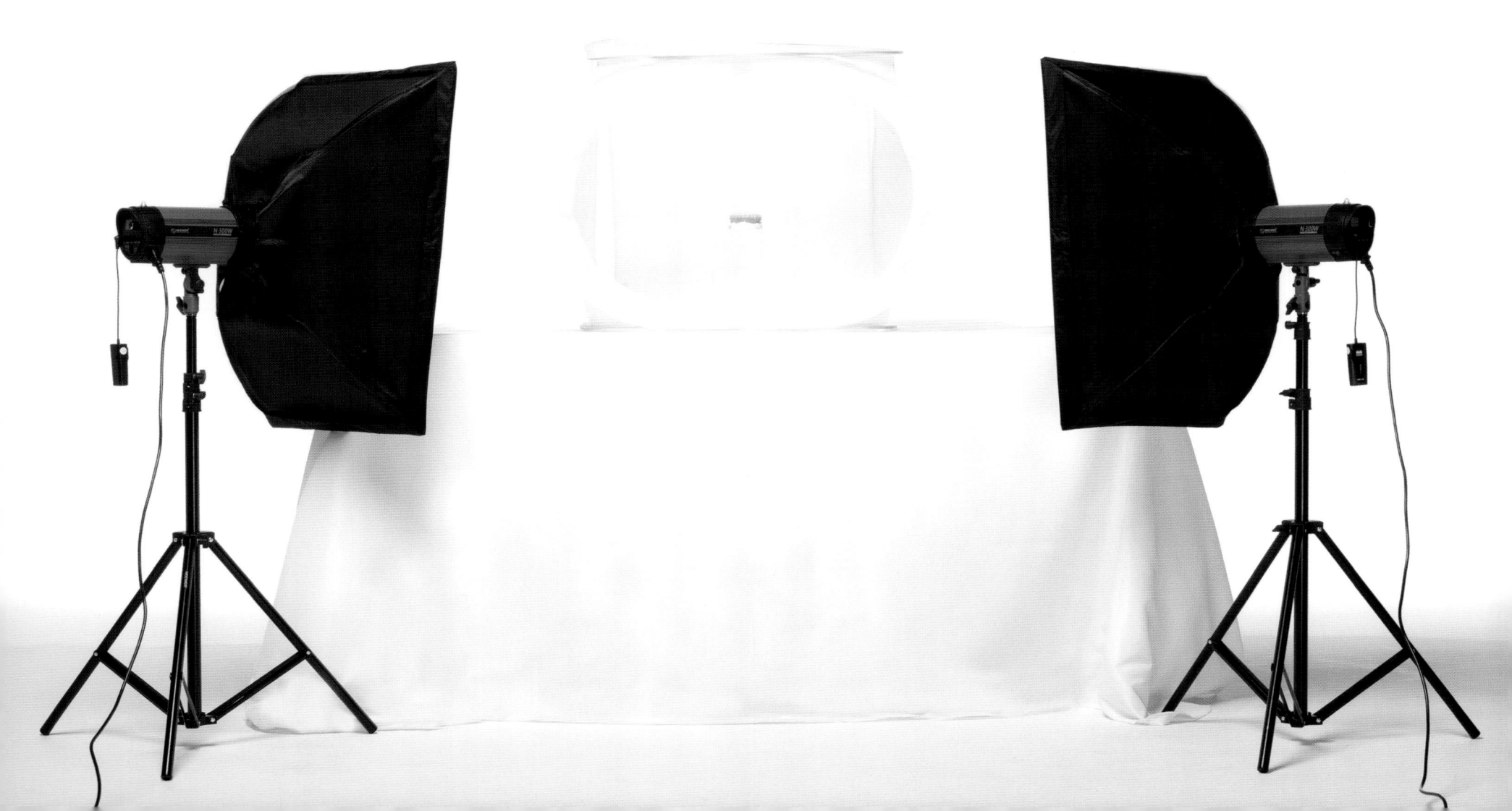

影棚闪光灯配合柔光箱

光源在前

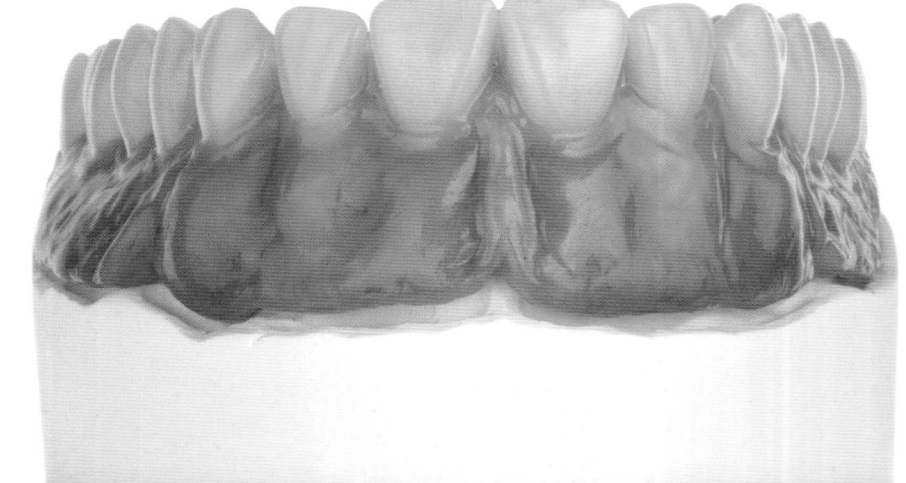

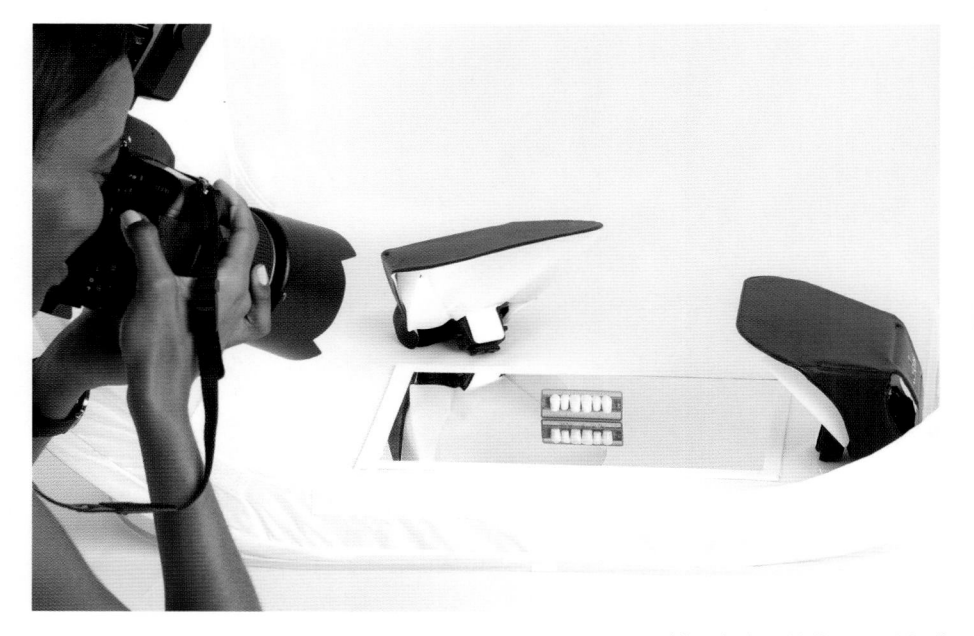 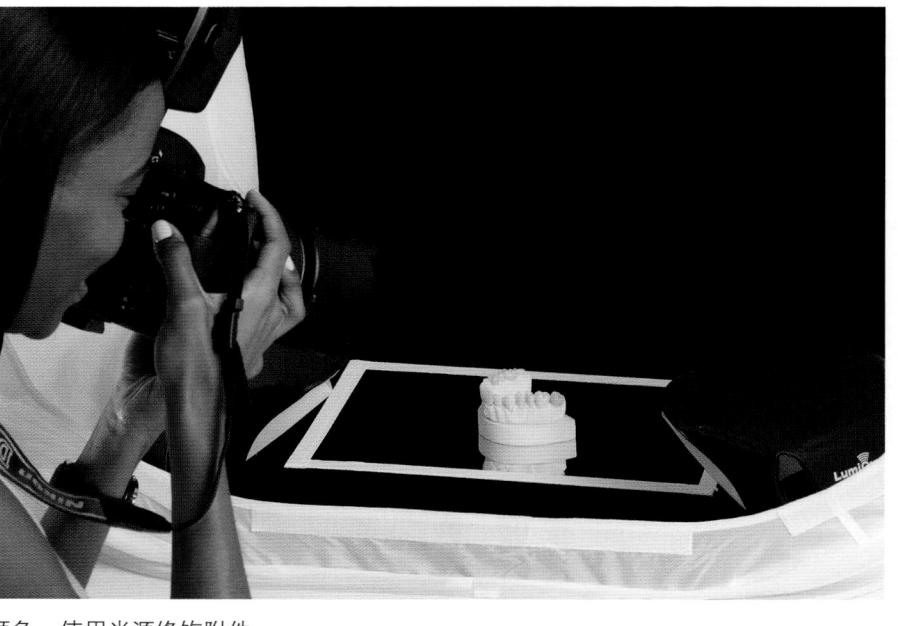

反射面在表面的镜子，选择背景颜色，使用光源修饰附件。

拍摄各种小物件

Photographing Small Elements

拍摄小物件时需要掌握的技巧反而更多。我在反复拍摄中总能获得新的灵感。稍后我将分享这些技巧，省去各位试错的时间，照做便能获得梦寐以求的效果。

只选用微距镜头

前面介绍过只有微距专用镜头能够提供1∶1的放大倍率，这一特征在拍摄小物件的时候显得尤为重要。

纯色背景比如纯黑色或纯白色具有干净明快的风格，当然如果你喜欢其他颜色也无妨。

减少画面中分散注意力的元素

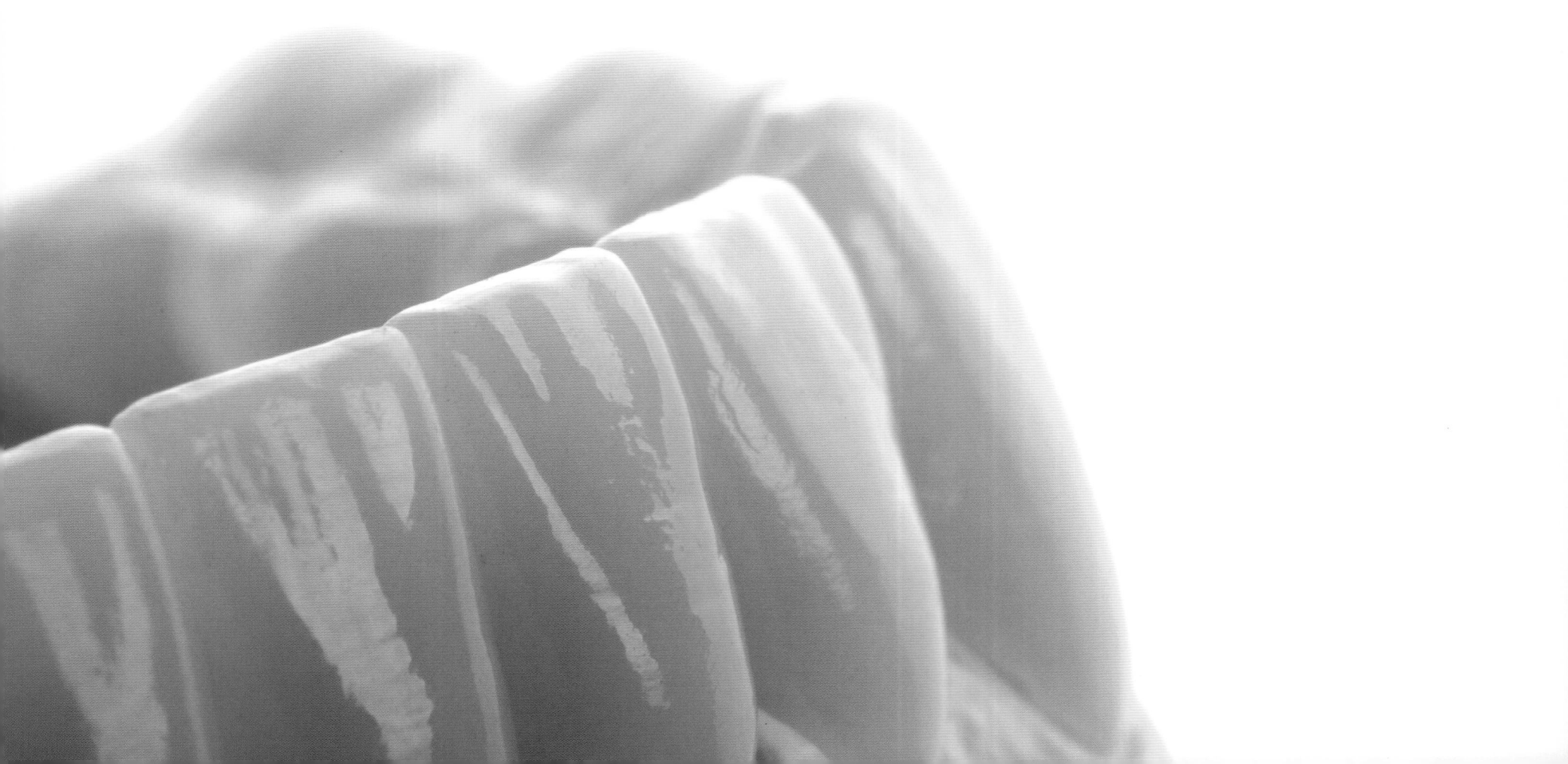

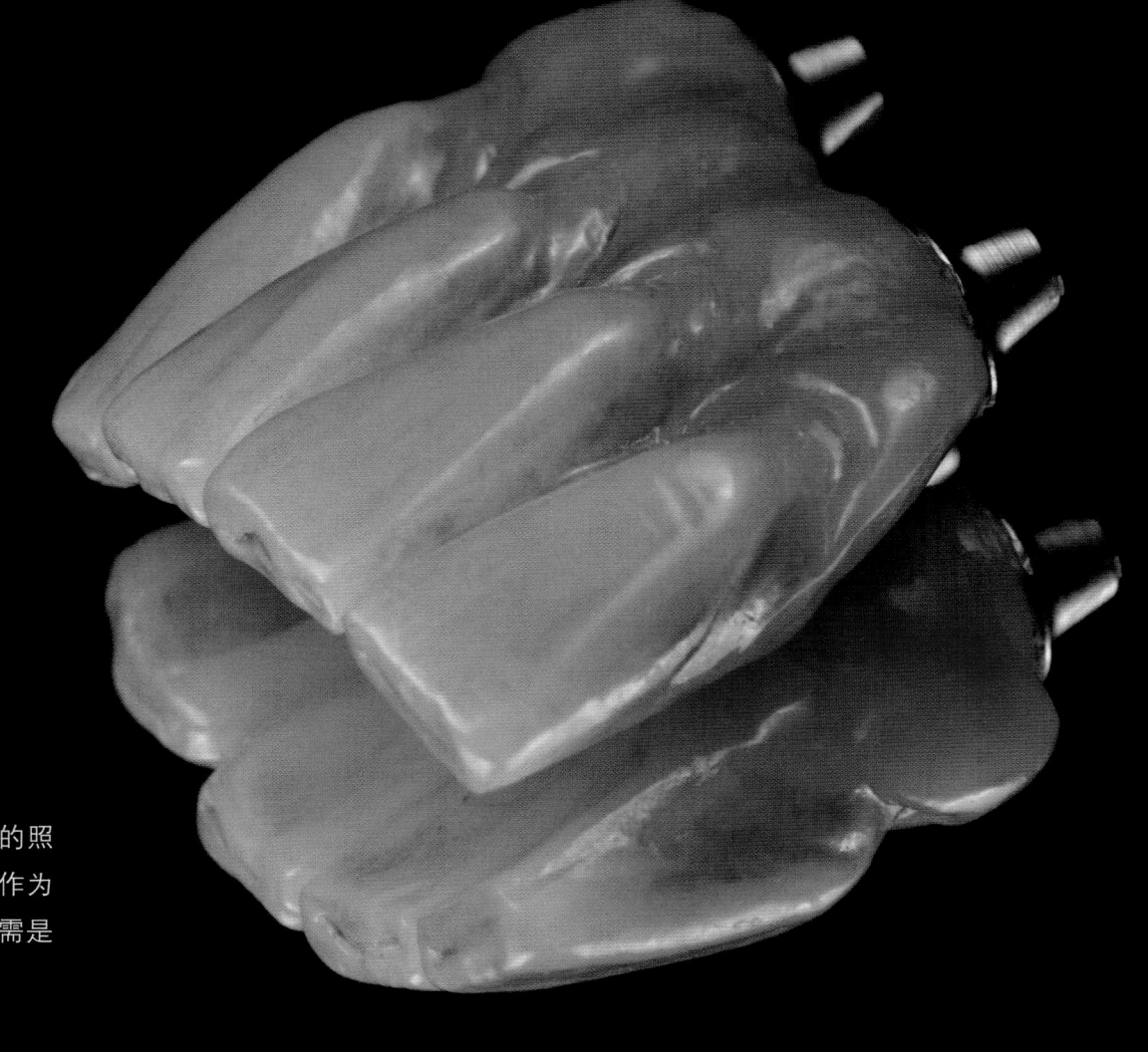

坚持使用直方图来做曝光评估

　　很多情况下相机背屏上显示的照片会比拷贝到电脑上的照片显得曝光强一些、亮一些。因此，使用且只相信直方图作为客观的评估工具，便能在相机背屏回放时就确认曝光与所需是否一致。

关注你的光圈设置

　　技工室静物摄影时经常离拍摄对象很近。此时要牢记：与拍摄对象的距离越近、DOF越小。对焦平面前后很短距离内的物体就会开始变得模糊。如果需要这种视线锁定的效果，也无妨。如果先从20英寸（约50.8cm）距离上拍摄，觉得DOF充足，靠近再拍摄，就会遇到DOF变小的问题。靠得越近，DOF的减小就越明显。

关注对焦点

    关注对焦点的原因与光圈、DOF相关。在微距摄影中，总是离拍摄对象很近，那DOF自然就会很小。因此，如何选择对焦点就是一个考验，选择上的细微偏差会导致最终结果与预期相去甚远。

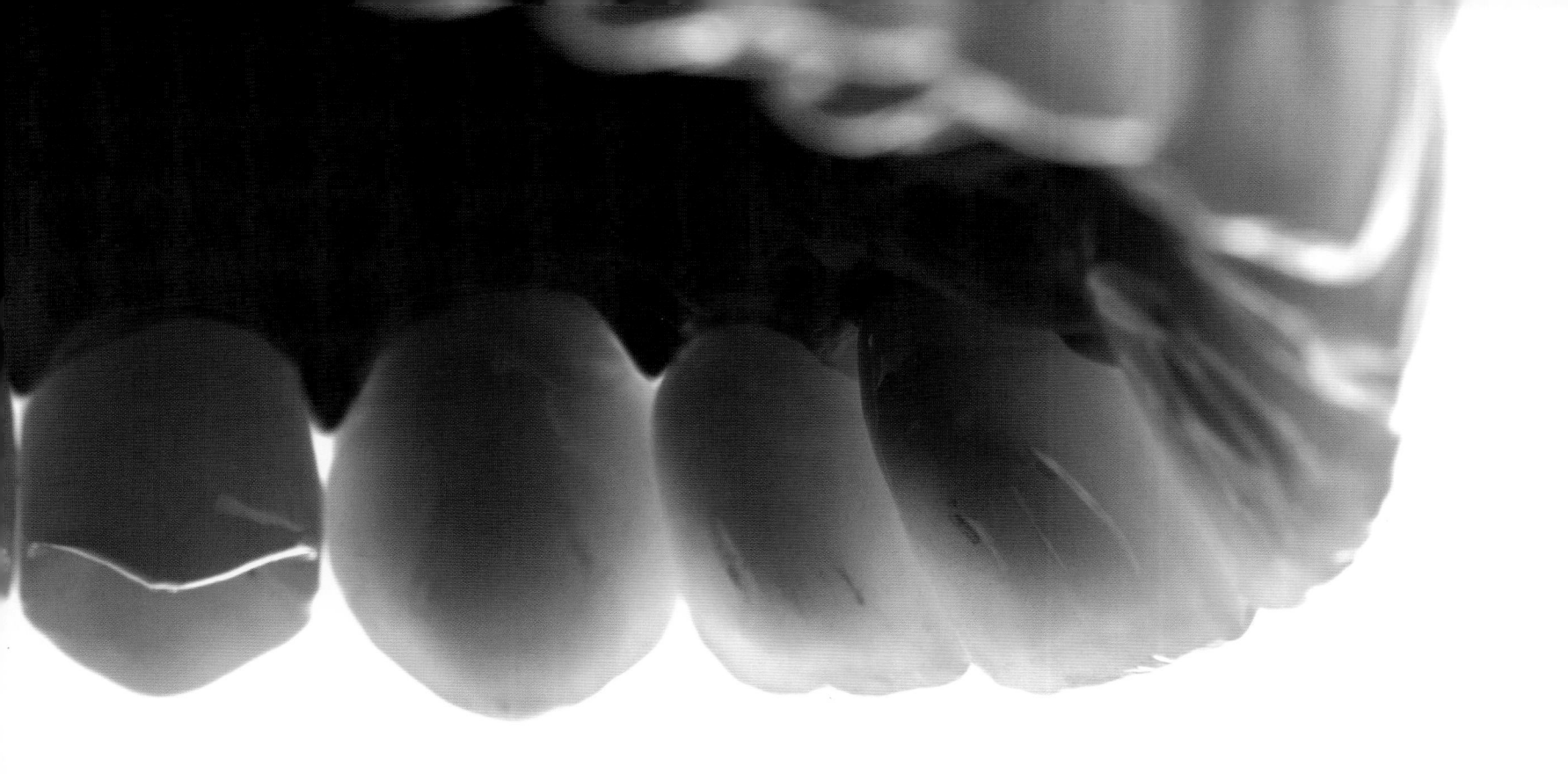

建议使用单点和连续^⑫自动对焦功能

　　当DOF非常窄小时，得到准确的对焦点就变得更加困难。细小的相机移动都会使拍摄对象超出合焦范围。使用连续自动对焦，相机将针对对焦区域连续自动对焦或能补偿相机的前后细微运动。

　　还可尝试在微距中使用相机的单点对焦功能。使用单点对焦时，相机会针对对焦点瞄准的区域进行对焦，使该区域清晰呈现。

注⑫为译者注，扫描二维码获取视频讲解。

当然可以手动对焦，请参考以下建议

　　手动对焦的最佳应用场景是做1：1甚至特殊情况下更大放大倍率摄影的时候。这时候不应该旋转镜头上的对焦环，而是选择特定的放大倍率后，前后移动相机直到拍摄对象在取景器中显得最清晰。使用特定的放大倍率前后移动对焦时，假设其他所有的条件特别是角度都保持不变时，可以提供大致相同的工作距离。换句话说，不同时期拍摄的照片的构图范围看上去会很统一。

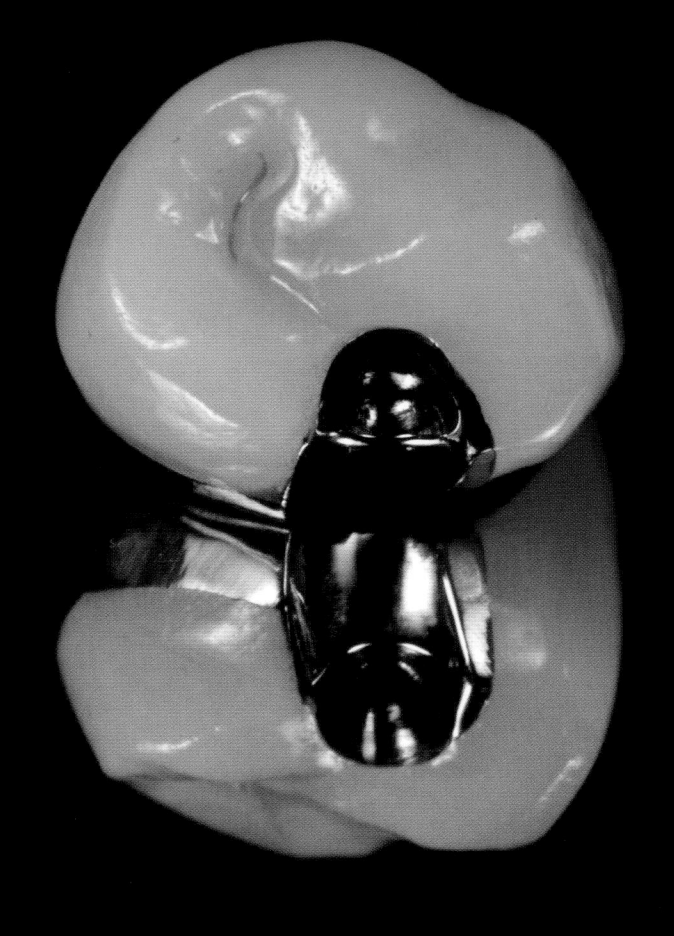
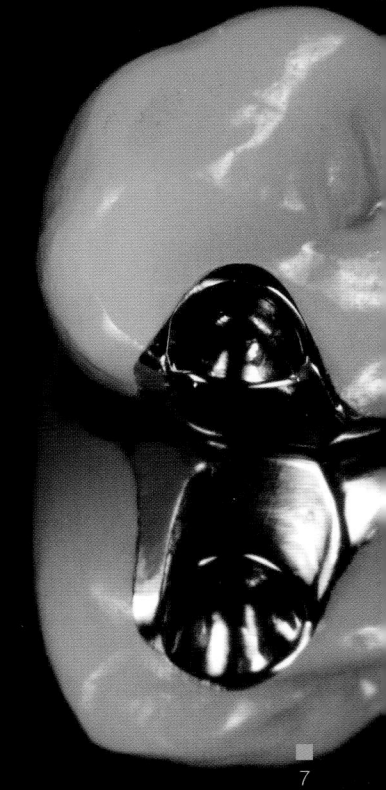

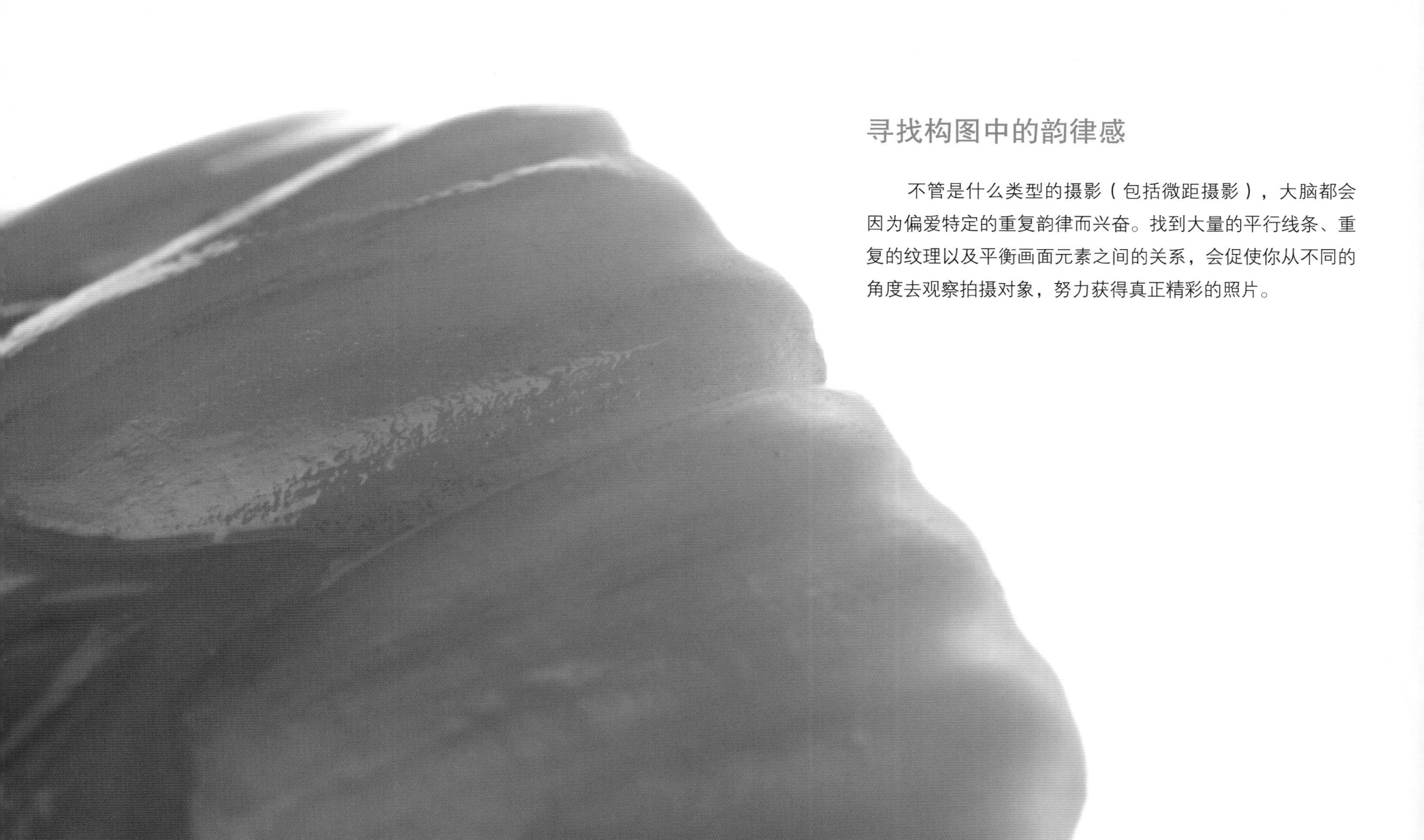

寻找构图中的韵律感

不管是什么类型的摄影（包括微距摄影），大脑都会因为偏爱特定的重复韵律而兴奋。找到大量的平行线条、重复的纹理以及平衡画面元素之间的关系，会促使你从不同的角度去观察拍摄对象，努力获得真正精彩的照片。

反光镜一定要选反射面在表面的

反射面在表面的镜子才是加工厂技师的"真朋友"。不仅因为拍照时会需要，还因为只有这样的镜子反射的画面才令人赏心悦目。一定要细心呵护你的"朋友"。放在镜子表面的拍摄对象都可能会无情地划伤它。而且这类镜子价格都不便宜，所以好好爱护它和你的钱包。

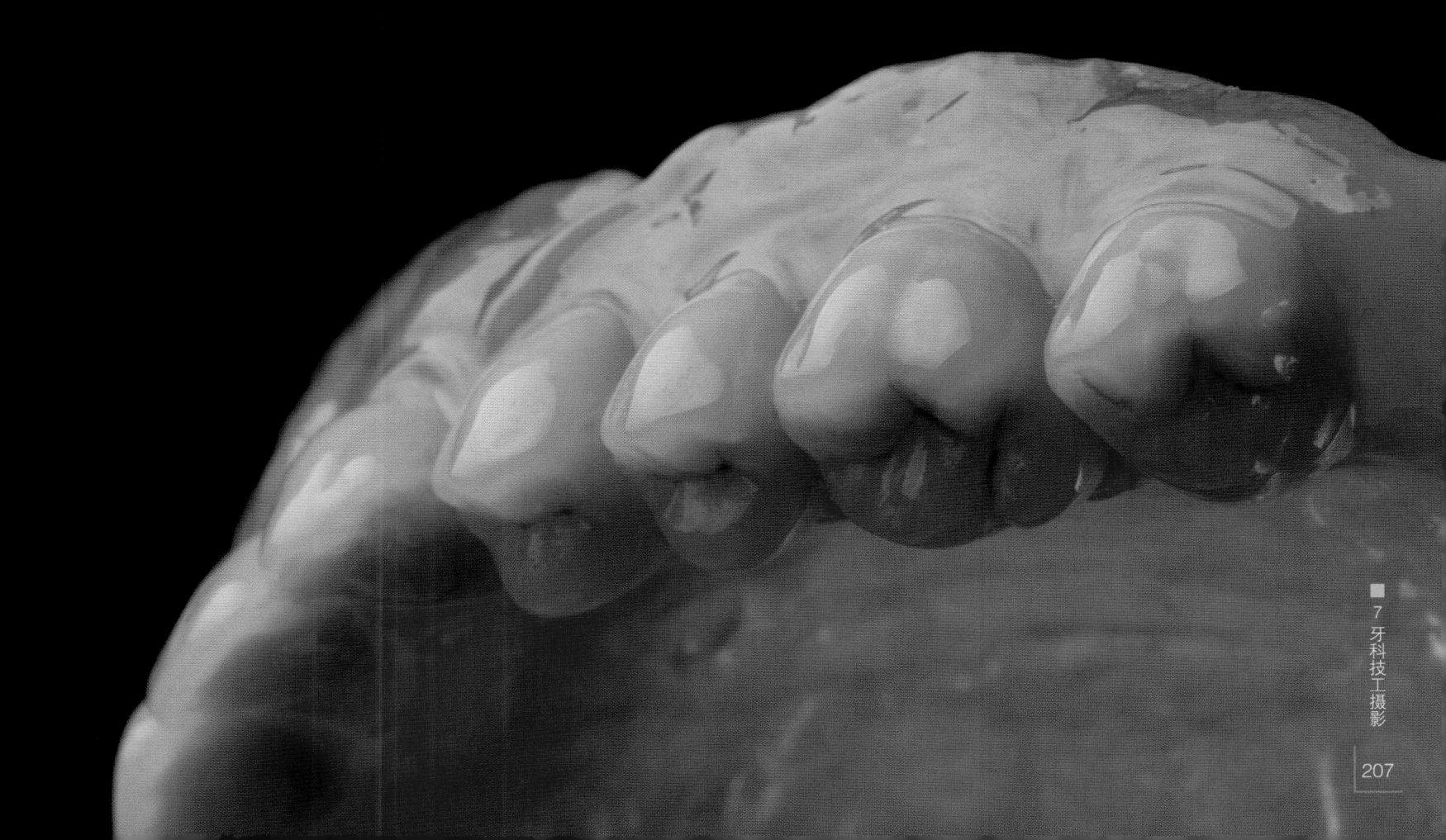

背景选择也是构图的考虑因素之一

经典的纯黑色背景是肯定要拍的。因为纯黑色能让被摄主体强烈地凸显出来，容我再造一个词"更黑的黑色"。纯白色背景及其衍生形式让你在构图时又多一分控制力。同时在光线的运用上，纯白色背景也为纯黑色背景固有的效果做出了补充和变化。举个例子，纯白色背景可以作为反射面将光线投回到拍摄对象上。这么做会让光线更均匀地散开，拍摄结果柔和、不生硬。还可以直接使用白色光源，比如柔光箱或热靴闪光灯搭配一张白纸作为纯白色背景。一旦掌握了这种直射的弥散布光的效果，创作灵感就会喷涌而出。纯白色背景的布光角度和功率设置需要反复揣摩，但结果一定会让你觉得所有的努力都是值得的。

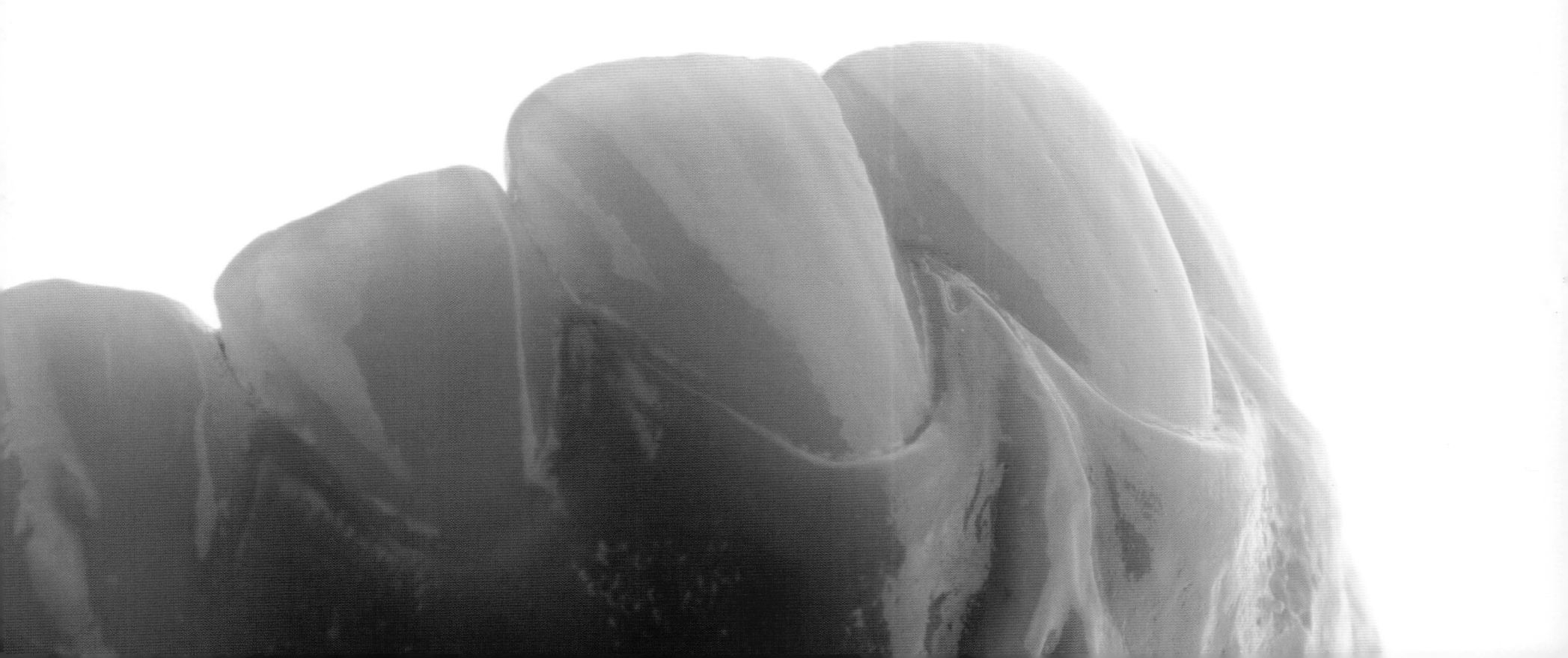

捕捉表面的细节纹理是沟通情绪与创造力的有力工具

　　我想指出的第一个错误莫过于相信越靠近拍摄主体越能拍到更多的细节和纹理。这只在很少的特定场景下适用，但如果就只会在这几种特定场景下拍摄，创作就太过单一。拍摄细节纹理需要控制拍摄主体的摆放角度、材质，光线本身的特质和光源的强度等。光源永远是摄影的核心元素，在表面纹理的拍摄中毫无例外也很重要。

　　需要根据与拍摄对象的角度关系，揣摩如何布置光线的角度。以环形闪光灯为例，如果与环形闪光灯一样，照射角度与镜头几乎是平行的，就不用期待在结果中能看到表面纹理。既然如此，慢慢增加光线与镜头的夹角，在这一连续变化的过程中早晚都会找到合适的角度并且拍到想要的纹理。

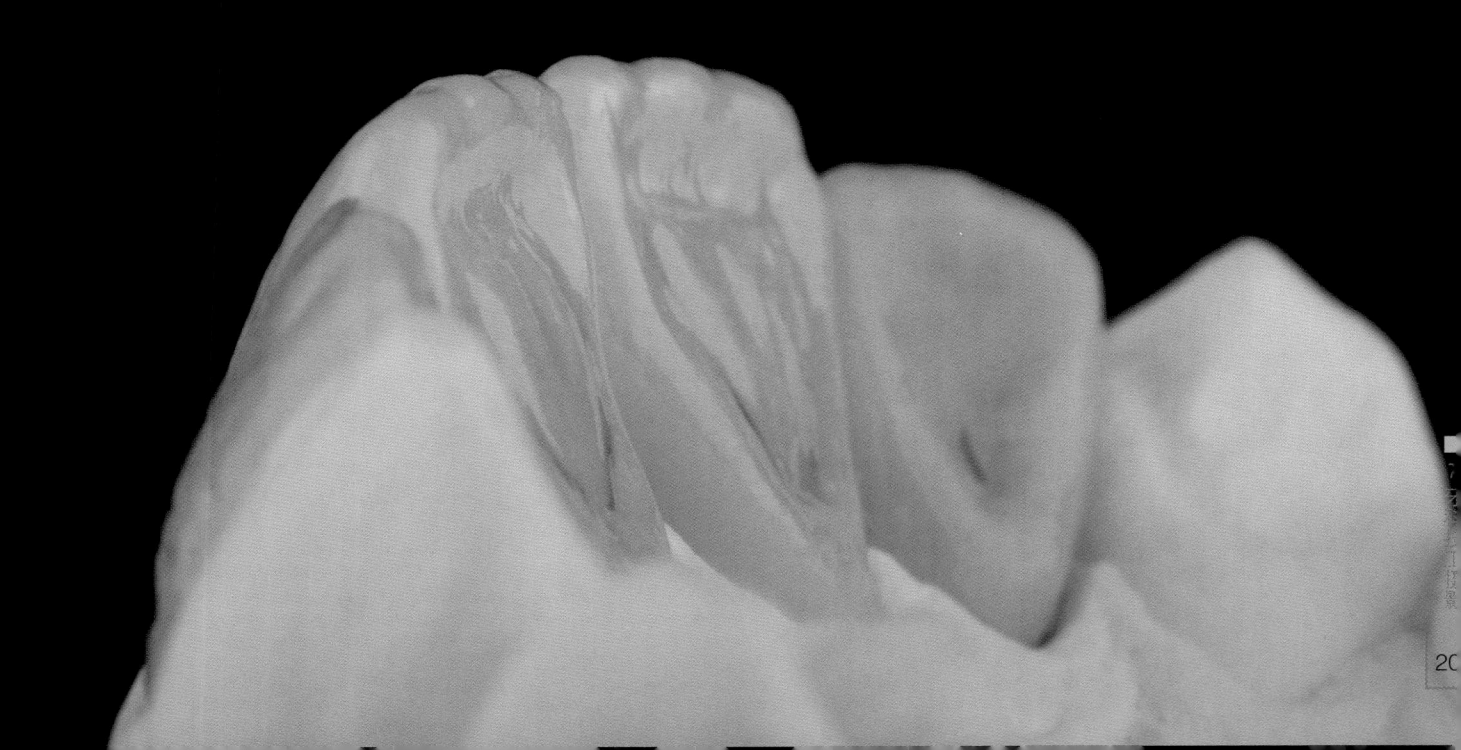

大胆拥抱颜色

　　颜色是众多能使想象力迸发的事物之一。如果能准确地记录颜色，会给作品锦上添花。当然，如果适当做一些去色的技法也会呈现意想不到的效果，至少我个人是这么认为的，就算说的是去色，但主角还是颜色。单纯堆砌颜色并不意味着会得到更好的作品效果，而且也没有任何定律规定该怎么做或不该怎么做。在社交平台上会发现不同的文化背景下，人们对什么是美有着完全不同的定义。这种差异并不能说谁对谁错，因此在构思摄影作品时不要束手束脚。重点是如果受众评价对你来说很关键的话，在创作的构思阶段也要站在受众角度进行思考。

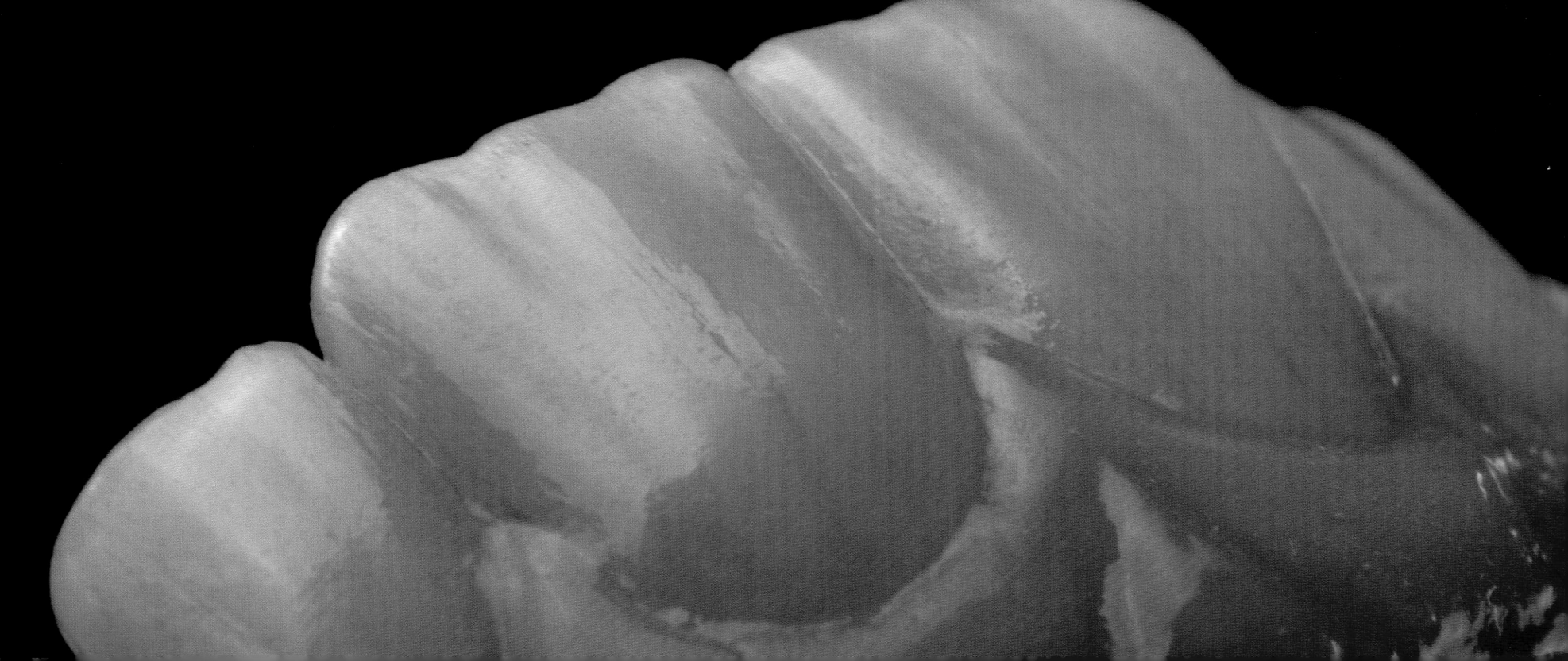

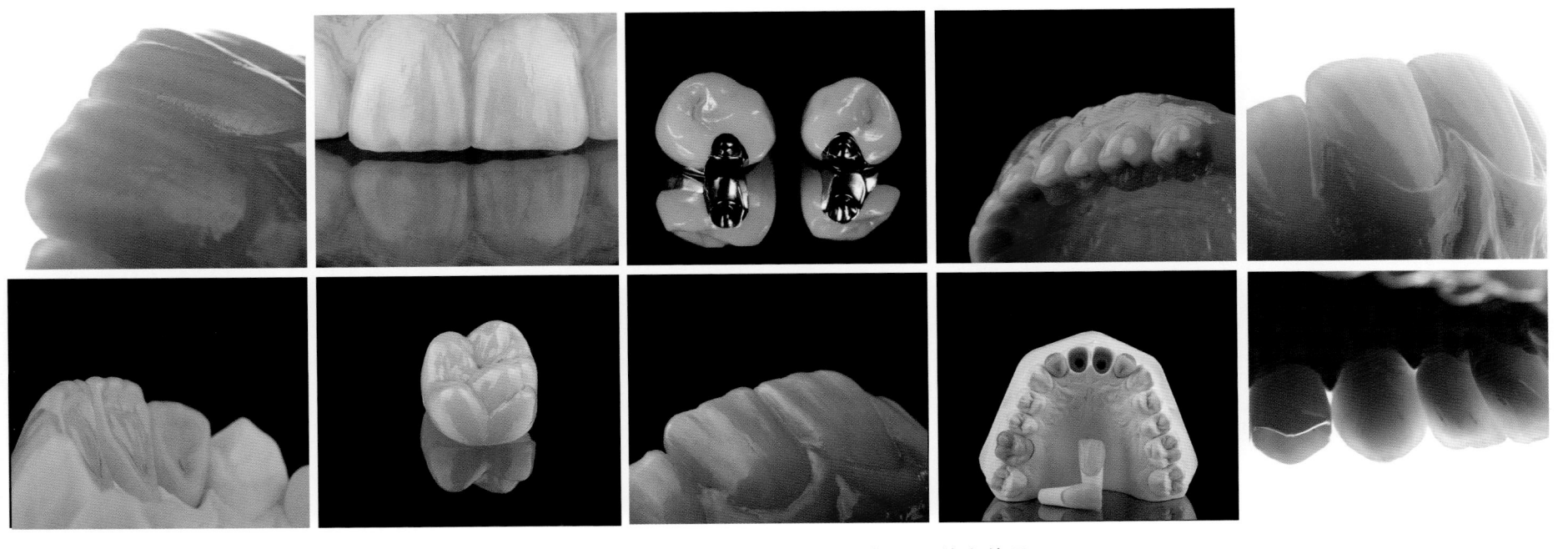

谨此感谢TPD Carlos A.Ortiz以及Ibiza加工厂的全体员工。
没有你们这些富有天赋的技师的奉献，患者或许很难获得高质量的治疗。

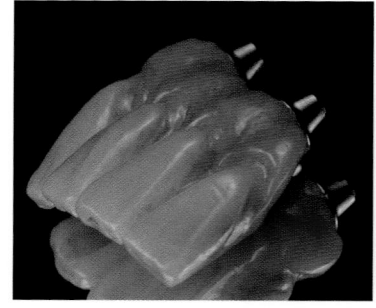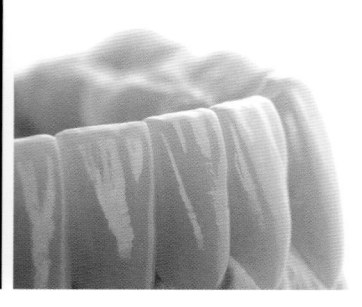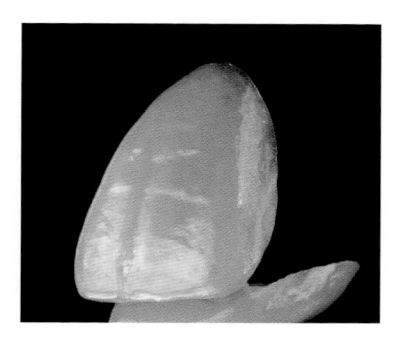

谨此感谢Justin McElroy以及Midwest Dental Arts工作室全体员工对完美效果的承诺。

書房